四川省骨科医院医学文库

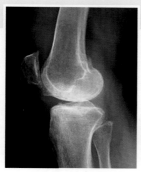

XIGU GUANJIEYAN
ZHONGXIYI FANGZHI

膝骨关节炎中西医防治

主编 梁 翼 沈 海

四川科学技术出版社

图书在版编目（CIP）数据

膝骨关节炎中西医防治 / 梁翼, 沈海主编. -- 成都:
四川科学技术出版社, 2022.12
（四川省骨科医院医学文库 / 沈海主编）
ISBN 978-7-5727-0821-3

Ⅰ.①膝… Ⅱ.①梁… ②沈… Ⅲ.①膝关节—关节
炎—中西医结合—防治 Ⅳ.①R684.3

中国版本图书馆CIP数据核字(2022)第251052号

四川省骨科医院医学文库

膝骨关节炎中西医防治

主 编 梁 翼 沈 海

出 品 人　程佳月
责任编辑　刘　娟
封面设计　郑　楠
版式设计　杨璐璐
责任校对　罗　丽
责任出版　欧晓春
出版发行　四川科学技术出版社
地　　址　四川省成都市锦江区三色路238号新华之星A座
　　　　　邮政编码：610023　传真：028-86361756
成品尺寸　168mm×236mm
印　　张　16.5　字　数　330千　插　页　4
印　　刷　成都市金雅迪彩色印刷有限公司
版　　次　2022年12月第1版
印　　次　2023年9月第1次印刷
定　　价　158.00元
ISBN 978-7-5727-0821-3

前 言

　　膝关节是人类功能最重要、结构最复杂的关节之一，亦是最容易发生损伤的关节，因膝关节疾患到骨科就诊患者最多，膝骨关节炎是老年人最常见的骨科疾病。据统计，在我国 65 岁以上人群中超过半数者罹患膝骨关节炎，在 45 岁以上人群中症状性膝骨关节炎的患病率高达 8.1%。膝关节疼痛作为膝骨关节炎最主要的症状，严重影响患者的生活质量，甚至间接增加心血管事件的发生率及患者全因死亡率。对于老年人来说，做好膝骨关节炎的防治显得尤为重要，这样不仅能提高老年人的生活质量，还能降低人工膝关节置换率，有效地减少经济和社会的负担。四川省骨科医院作为我国第一所中医三甲骨科医院及体育医院，秉承郑氏伤科治伤理念，面对庞大膝骨关节炎患者群及其就诊需求，集全院之力，编写了这本《膝骨关节炎中西医防治》。

　　《膝骨关节炎中西医防治》以膝骨关节炎的中西医诊治为主线，全面、系统地介绍了膝骨关节炎的病因、发病机制、诊断进展、治疗及康复、预防等内容。本书的编写参考了国内外最新研究成果，内容简明扼要、重点突出，符合临床实际需要，反映了骨科中西医诊治前沿进展，具有较强的实用性和针对性。

　　《膝骨关节炎中西医防治》共二十三章，主要内容包括膝骨关节炎的历史沿革，膝骨关节炎的流行病学，膝关节结构解剖及功能解剖，膝关节运动生物力学，膝骨关节炎的病因，膝骨关节炎的危险因素、发病机制及病理表现，膝骨关节炎的临床表现，膝骨关节炎的分级、分期及分型，膝骨关节炎的中西医结合病证分型，膝骨关节炎的辅助检查，膝骨关节炎的诊断及分级评估，膝骨关节炎的相关鉴别诊断，膝骨关节炎的治疗原则和策略，膝骨关节炎的分级治疗（阶梯治疗），膝骨关节炎的非药物治疗原则及药物治疗原则，膝骨关节炎的外科手术治疗原则，膝骨关节炎的微创手术治疗，膝骨关节炎的截骨矫形，膝骨关节炎的膝关节置换术，膝骨关节炎的疗效评估及常用方法，膝骨关节炎的运动处方及膝骨关节炎的预防等内容。

　　随着膝骨关节药物治疗学及关节外科技术的快速发展，膝骨关节炎药物及外科治疗内容不断更新，本书难免存在不足之处，在此恳请读者不吝指正。

编 者

2022 年 5 月

目 录

第 **1** 章 膝骨关节炎的历史沿革

第一节 中医对于膝骨关节炎的认识

膝骨关节炎（KOA）是一种常见的骨关节退行性疾患，中医无相同病名，属中医"骨痹""历节病""膝肿痛"等范畴，目前多以"膝痹"为标准中医病名。膝痹是以膝部疼痛，或伴有沉重、酸软、肿胀、骨鸣、屈伸不利等为主要表现的风湿病。膝痹为肢体痹之一，是风湿病的三级痹证。

一、膝痹的病名

古代文献中关于膝痹的论述颇多，多以症状出现于各论著之中，如早于《黄帝内经》（以下简称《内经》）的《阴阳十一脉灸经》中就有"膝外廉痛"描述。《内经》论述本病有"膝伸不屈""坐而膝痛"等表现；隋·巢元方《诸病源候论》论有"虚劳膝冷候"；唐·孙思邈《备急千金要方》在针灸部分列有"膝病"；宋·王执中《针灸资生经》列有"膝痛""脚膝痛"等。明清医家对本病论述更为详细，如明·朱橚《普济方》在针灸部分也论有"膝痛""脚膝痛"；清·李用粹《证治汇补》列有"腰膝门"；张璐《张氏医通》列有"膝痛"。现代娄多峰最早提出膝痹之名；娄玉钤在《中国风湿病学》中首次完善"膝痹"理法方药。临床上按照其发病特点，膝痹还有不同称谓。

（一）膝痛

膝痛是本病的最主要症状，文献中最早以此症状来称呼本病。早在《内经》中就论有膝痛，如《素问·骨空论》曰："膝痛不可屈伸。"《备急千金要方》

曰："光明主膝痛胫热不能行。"《针灸资生经》《普济方》《张氏医通》《古今医案按》等专门列有"膝痛"并进行论述。此外,《证治准绳》《理瀹骈文》等也有"膝痛"的相关论述。

（二）膝肿

膝肿也是本病的主要症状,如《备急千金要方》曰："膝肿,内踝前痛。"《针灸资生经》曰："中封主膝肿。"后也常以此症状作为本病之名。如《名医类案》专门列有"膝肿"。《外科大成》论有"膝肿初起"。另外,《针灸资生经》《普济方》《神应经》等也论有"膝肿"。

古代文献无膝痹之名。娄多峰提出膝痹之名,在《娄多峰论治痹证精华》中论有本病,并列有膝痹医案16例。娄玉钤在《风湿病诊断治疗学》中首次把膝痹作为肢体痹之一进行论述;随后《中国风湿病学》最早以独立章节对膝痹的定义、病因病机、辨证论治、调护预防等进行论述,完善其理法方药,现今被多书所采用。

二、膝痹的病因

膝痹发生不外内因和外因两方面。内因为正气亏虚;外因以感受外邪、痰瘀气滞等为主。

（一）正气亏虚

先天禀赋不足,或房事不节,或年老体虚,致肝肾不足。肝主筋藏血,肾主骨充髓,膝为筋之府,肝血盛,肾精足,则筋骨坚;肝肾亏虚,筋骨失养,可致本病。或平素体虚,产后久病等,致气血亏虚;或饮食内伤,脾运失健,气血生化乏源,则膝部筋骨关节失养;或受外邪,邪留于膝,皆可发为膝痹。如《诸病源候论》曰："今肾虚受风寒,故令膝冷也。"王焘《外台秘要》曰："肾气虚弱,卧冷湿地,当风所得,不时瘥,久久流入脚膝。"北宋·王怀隐《太平圣惠方》曰："肾气不足,体倦乏力,腰背强痛,脚膝酸软。"《圣济总录》曰："肾脏气虚,外邪杂至,脚膝缓弱。"《张氏医通》曰："膝痛无有不因肝肾虚者,虚则风寒湿气袭之。"清·吴澄《不居集》曰："三阴亏损而腿膝痛,此皆非外邪有余,实由肝肾不足所致也。"

（二）感受外邪

气运太过或不及,风、寒、湿、热等外邪侵袭;或居住于潮湿之地,冒雨涉水,感受风、寒、湿等邪,客于膝部筋骨肌肉,邪瘀痹阻,发为本病。或外感湿热,浸淫于膝,湿热痹阻,导致筋骨肌肉关节失养,而致本病。

（三）痰瘀气滞

劳损外伤，久行久站等使膝部筋骨关节过度负重，慢性损伤，可使气血运行涩滞，痰浊瘀血停滞于膝，发为本病。或外邪久滞，瘀而不去，气滞血瘀；或痰饮内停，留滞经脉，膝部经脉闭阻，而致本病。《圣济总录》曰："瘀结痛冷，折伤闪挫，腰膝痹痛。"《杨氏家藏方》曰："气滞，血脉凝涩，筋脉拘挛，肢节腰膝强痛，行履艰难。"《太平惠民和剂局方》曰："风湿客于肾经，血脉凝滞……下注，脚膝重痛无力，步履艰难。"

三、膝痹的病机

膝痹发病由人体肝肾不足、气血亏虚、感受外邪、外力损伤、劳逸不当等所致，但概括起来不外"虚邪瘀"。本病病位在膝部，与肝脾肾等脏腑关系密切。其基本病机为膝部筋骨肌肉关节失养，外邪痹阻或痰瘀气滞。病性多为本虚标实，虚以肝肾不足、气血亏虚为主，实以外邪痹阻、痰瘀气滞为主。本病多发于体力劳动者、肥胖者、年老者及长期站立工作者，常因感受外邪及劳损外伤而诱发加重；若肝肾不足、气血亏虚、复受外伤或外邪，常为本虚标实之证。

四、膝痹的临床表现

历代医家从不同角度对膝痹的表现进行了丰富而形象的描述。综合文献所述，膝痹的主要症状有：单膝或两膝局部疼痛、肿胀，伴有沉重无力、麻木不仁、骨鸣、屈伸不利等。根据其证候特点，西医学的 KOA、创伤性关节炎、感染性关节炎、髌骨软化症及各种原因引起的膝关节滑膜炎等出现膝痹表现者可参考本病辨证论治。

五、膝痹的治疗原则

膝痹治疗，当辨虚实、病邪，辨证论治。病初，邪盛证实者当以祛邪活血通络为原则；久病，邪少正虚者当滋补肝肾、益气养血、蠲痹通络为原则。由于本病病位在膝，故治疗时应注意加用补肝肾、壮筋骨及膝部的引经药。另外，本病治疗应重视针灸、推拿等疗法，配合功能锻炼。此外，膝痹伴发膝部经筋痹者，应兼顾治疗。

六、膝骨关节炎中医相关诊疗指南

关于膝骨关节炎的中医指南具体参考以下版本：

◆《膝骨关节炎（膝痹）中西医结合临床实践指南（2021年版）》

◆《膝骨关节炎中医诊疗专家共识（2020年版）》

第二节　西医对于骨关节炎的认识

一、骨关节炎的概念

骨关节炎（OA）是一种以关节软骨的慢性进行性退化和软骨下骨的硬化重塑为特征的关节疾病，1995年国际OA专题会议提出了OA的定义，认为OA是在力学和生物学因素共同作用下，软骨细胞、细胞外基质以及软骨下骨三者降解和合成正常耦联失衡的结果。

过去曾用萎缩性关节炎及增生性关节炎命名，随着对OA研究的深入，学者们逐渐认识到OA与年龄及创伤有密切关系，故又称为退化性关节炎。OA还被称为骨关节病，这一概念忽略了本病的炎症病变，而实际上炎症是存在的。目前国际上通用OA一词，而逐渐废用了其他名称。2007年版的《中国骨关节炎诊治指南》中将OA定义为多种因素引起关节软骨纤维化、皲裂、溃疡、脱失而导致的关节疾病，其病因不明，与年龄、肥胖、炎症、创伤及遗传因素等有关；其病理特点为关节软骨变性破坏、软骨下骨硬化或囊性变、关节边缘骨质增生、滑膜增生、关节囊挛缩、韧带松弛或挛缩、肌肉萎缩无力等。在各类关节炎中，OA最为常见，好发于中老年人，65岁及以上人群中超过半数者罹患此病。KOA是被报道最多的OA，KOA是一种以退行性病变为基础的关节疾病，随着年龄的增长，患者膝关节软骨逐渐变性、破坏、丢失，表现为膝关节肿胀、疼痛、活动受限等，造成膝关节周围股内侧肌、股外侧肌及股直肌等肌群功能障碍，如肌力、耐力减弱，肌肉间协调性下降，导致膝关节稳定性差，从而严重影响患者日常生活。

二、骨关节炎诊断

目前仍采用美国风湿病学会（ACR）1995年修订的诊断标准。该标准包括髋关节、膝关节和手部等原发性OA的临床和放射学诊断标准。

三、骨关节炎诊疗指南、共识变迁

（一）国外指南

美国风湿病学会《膝骨关节炎分类标准（1986年版）》

美国风湿病学会《膝骨关节炎分类标准（1995年版）》

国际骨关节炎研究学会《髋与膝骨关节炎治疗指南（2007年版）》

英国国家卫生与临床优化研究所《骨关节炎诊断与管理指南（2009年版）》

美国风湿病学会《关于手部、髋部和膝部骨关节炎的非药物和药物治疗的建议（2012年版）》

美国骨科医生学会《膝关节骨关节炎循证医学指南（2013年版）》（第二版）

欧洲抗风湿病联盟《髋关节和膝关节骨关节炎的非药物治疗（2013年版）》

国际骨关节炎研究学会《膝、髋和多关节骨关节炎非手术治疗指南（2014年版）》

欧洲骨质疏松和骨关节炎临床和经济学会《膝骨关节炎治疗流程（2014年版）》

美国骨科医生学会《膝骨关节炎循证实践指南（2015年版）》

美国风湿病学会、关节炎基金会《手、髋和膝关节骨关节炎的管理指南（2019年版）》

国际骨关节炎研究学会《膝关节、髋关节和多关节骨关节炎非手术治疗指南（2019年版）》

美国骨科医生学会《膝骨关节炎的管理指南（非关节成形术）（2021年版）》（第三版）

（二）国内指南

中华医学会骨科学分会《骨关节炎诊治指南（2007年版）》

中华医学会风湿病学分会《骨关节炎诊断及治疗指南》（2010年版）

中华医学会骨科学分会《中国骨关节炎诊疗指南（2018年版）》

中华医学会骨科学分会《膝骨关节炎阶梯治疗专家共识（2018年版）》

中华医学会骨科学分会《中国骨关节炎疼痛管理临床实践指南（2020年版）》

中华医学会骨科学分会《中国骨关节炎诊疗指南（2021年版）》

中国医生协会骨科医生分会《中国临床实践指南：膝关节周围截骨术治疗膝骨关节炎（2022年版）》

参考文献

[1] 娄玉钤.中医风湿病学[M].北京：人民卫生出版社，2010.

[2] 娄玉钤.风湿病命名与分类的规范化研究[J].中华中医药杂志，2008，23（9）：840-844.

[3] 娄玉钤，李满意.风湿病的二级病名及其相互关系探讨[J].风湿病与关节炎，2013，2（12）：53-57，64.

[4] 王承德，沈丕安，胡荫奇.实用中医风湿病学[M].2版.北京：人民卫生出版社，2009，13：467-474.

[5] 中国中西医结合学会骨伤科专业委员会.膝骨关节炎中西医结合诊疗指南[J].中华医学杂志，2018，98（45）：3653-3658.

[6] 中国中医药研究促进会骨伤科分会.膝骨关节炎中医诊疗指南（2020年版）[J].中医正骨，2020，32（10）：1-14.

[7] 中华中医药学会风湿病分会.骨关节炎病证结合诊疗指南[J].中华中医药杂志，2021，36（2）：929-933.

[8] Meulenbelt I, Seymour A B, Nieuwland M, et al.Association of the interleukin-1 gene cluster with radiographic signs of osteoarthritis of the hip[J].Arthritis Rheum, 2004, 50（4）: 1179-1186.

[9] 中华医学会骨科学分会.骨关节炎诊治指南（2007年版）[J].中华骨科杂志（电子版），2007，27（10）：793-796.

[10] 栗占国，任立敏.氨基葡萄糖治疗骨关节炎的依据和必然趋势[J].中华风湿病学杂志，2016，20（4）：217-219.

[11] Altman R, Asch E, Bloch D, et al.Development of criteria for the classification and reporting of osteoarthritis.Classification of osteoarthritis of the knee[J].Arthritis Rheum, 1986, 29（8）: 1039-1049.

[12] McAlindon T E, Bannuru R R, Sullivan M, et al.Oarsi guidelines for the non-surgical management of knee osteoarthritis[J].Osteoarthritis Cartilage, 2014, 22（3）: 363-388.

[13] Bannuru R R, Osani M, Vaysbrot E E, et al.Oarsi guidelines for the non-surgical management of knee, hip, and polyarticular osteoarthritis[J].Osteoarthritis Cartilage, 2019, 27（11）: 1578-1589.

[14] 中华医学会骨科学分会关节外科学组，中国医生协会骨科医生分会骨关节炎学组，国家老年疾病临床医学研究中心（湘雅医院），等.中国骨关节炎诊疗指南（2021年版）[J].中华骨科杂志，2021，41（18）：1291-1314.

（沙　湖）

第**2**章　膝骨关节炎的流行病学

第一节　膝骨关节炎流行病学概况

流行病学是研究人群中疾病、健康状况的分布以及其决定因素，并研究防治疾病及促进健康的策略和措施的学科。调查流行病学的目的是更好地描述疾病发生的频率及变化的决定因素，比较各种致病原因的相关强度并且评估它们的真实性。当前我国 KOA 流行病学研究尚不足，究其缘由是我国关于 KOA 流行病学的起步晚于欧美的发达国家；另外，因我国幅员辽阔，地理环境复杂，东部地势以平原、丘陵为主，西部地势以山地、高原居多，东西贫富差距较明显，而致使经济、医疗、教育资源不均等，加之我国人口众多，且民族多元化，不同民族有着生活习惯的差异，而这些因素就导致了难以大面积地进行 KOA 的流行病学调查。当前我国关于 KOA 的流行病学调查仍以在北京、上海、广州、成都等部分一线城市或局部小区域开展为主。

一、膝骨关节炎患病率

国际上欧美国家有关 KOA 的患病率已有许多报道。在国内，关于中国人的 KOA 的流行病学调查也逐渐增多。国内的流行病学调查始于 20 世纪 90 年代，研究人员先后在北京、上海、广州等地进行了多项调查，报道了 KOA 的流行病学特点，了解到 KOA 在中国的基本情况。随后，相关学者也报道了其他省份 KOA 的流行病学调查研究结果。在不同的情况下 KOA 患病率存在着显著的差异。首先，国际上对于 KOA 的诊断有影像学诊断、症状性诊断和临床诊断，不同的诊断方式会使患病率的统计结果有所不同。其次，KOA 患病率有明显的地域性差异。就我国而言，西南地区多山地，东部地区多平原，所以对中国健康与养老追踪调查（CHARLS）数据库中 45 岁以上人群临床诊断 KOA 患病率分析，发现患病率最高的为西南地区（13.7%），较低为北部和东部地区（分别为 5.4% 和 5.5%）。即使在同一地域，农村与城市的患病率也存在差异。李宁华等调查了全国六大行政区老年人 KOA 患病率: 西安(7.7%)、石家庄（11.2%）、上海（9.8%）、广州（30.5%）、哈尔滨（16.9%）、成都（17.5%）。当然，KOA 还与性别、年龄、遗传等相关。

二、KOA 致病因素

（一）年龄

年龄是导致 KOA 的一个重要因素。随着年龄的增长，膝关节的劳损退变加重，进而发展成 KOA。从理论上来说，年龄越大的人群 KOA 的患病率越高。Du 等调查发现从 40 岁起 KOA 的患病率是逐渐增高的。但也有调查发现，75 ~ 80 岁人群相较 65 ~ 69 岁人群的 KOA 患病率有所降低，至于其原因尚不清楚。

（二）性别

许多疾病的患病率有性别差异，KOA 也不例外。总体而言，我国男性患病率为 5.7%，女性患病率为 10.53%。在部分地区，女性的患病率是男性的 3倍。调查分析显示，这种差异来源于女性绝经后激素水平异常。

（三）遗传

KOA 有很大的遗传倾向性。在多数情况下，KOA 都是多基因遗传，而环境因素会影响基因的表达。在极少数的情况下，KOA 可能与某个基因缺陷有关。目前，国内关于 KOA 的遗传学研究提示了多个相关基因及其导致 KOA 的机制。

（四）民族

我国是一个多民族的国家，不同民族有着不同生活习惯，从而使民族间存在体质差异，KOA 的患病率也有所不同。例如对新疆不同地区、不同民族的 KOA 居民进行调查，发现汉族、维吾尔族、哈萨克族之间的患病率存在明显差异。

（五）体质指数

有许多研究表明，体质指数（BMI）高是 KOA 高致病因素。首先，肥胖会导致膝关节过度负荷，引起软骨的损伤。其次，过多的脂肪组织可能引起激素或生长因子的过度产生从而影响软骨或软骨下骨，继而导致 KOA 发生。

（六）职业

职业因素也是一个重要的致病影响因素，体力劳动者的患病率要高于脑力劳动者，尤其是重体力劳动者，长时间蹲、跪、弯腰的劳动者患病率更高。下蹲对关节的影响主要是关节内压力的增高，负荷增加。有研究将劳动强度分为 4 级，分析后发现劳动强度同 KOA 的患病率并无相关性。目前劳动强度与 KOA 患病率的关系尚没有明确的结论，这是今后需要进一步研究的。

（七）运动因素

关于运动同 KOA 的相关性，国外已有一些研究成果。某些竞技体育运动会增加 KOA 的患病风险。慢跑为 KOA 的危险因素。跑步会提高关节损伤的概率，并且会增加膝关节的负荷，加快软骨及软骨下骨的退变速度。对于运动同与 KOA 的关系，国内尚缺少大样本量的研究数据。

第二节　膝骨关节炎流行病学调查方法

就我国多地的 KOA 流行病学调查而言，采用了不同的诊断标准及调查方式，所以使得调查结果差异较大。前文所述关于 KOA 的诊断分为影像学诊断、症状性诊断及临床诊断，这些同样也是目前国际上通用的 KOA 诊断方式。影像学 KOA 诊断是应用 Kellgren-Lawrence（K-L）积分法对关节 X 线片进行分级，这是一种被广泛采用的方法，主要用于手、膝、髋、胫股关节 KOA 的半定量评价；症状性诊断是指在影像学诊断的基础上，患者伴随有关节疼痛、僵硬和活动受限等症状而确诊 KOA 的方法；KOA 的临床诊断是参照美国风湿病学会诊断标准，再结合患者的主观症状及查体。

我国最早的 KOA 流行病学研究是 1995 年发表在《中华内科杂志》上的 KOA 的流行病学调查，是由北京协和医院张乃峥教授牵头在北京郊区农村进行的。研究发现，农村各年龄组成年人的一个代表性人群 KOA 患病率为 9.6%。

李宁华等在 2005 年采用分层多阶段整群抽样法，对我国六大行政区（成都、广州、哈尔滨、上海、石家庄、西安）进行 KOA 调查，所采用的诊断标准为症状性诊断，这也是截至 2019 年我国样本量最大的 KOA 流行病学调查。在一些调查中发现部分患者符合影像学诊断标准却没有明显的临床表现，有明显的症状表现的却没有影像学的改变。因此调查结果会出现患病率不同的情况。所以，国际上目前采用的是影像学诊断及症状性诊断同时应用的方法。而我国目前多数采用的是问卷调查结合影像学诊断的诊断方法。截至 2019 年我国仅有"北京研究"和"武川研究"采用国际通用的流行病学研究方式进行调查研究。"北京研究"是指随机选择社区中 60 岁以上的人。在进行调查问卷的同时，受试者也进行了膝关节负重位的 X 线检查。研究发现，65 岁以上北京男性影像学 KOA 和症状性 KOA 的患病率（分别为 27.6% 和 7.1%）与美国白人男性影像学 KOA 和症状性 KOA 的患病率相似（分别为 30.8% 和 6.9%）；65 岁以上北京女性影像学 KOA 和症状性 KOA 的患病率（分别为 46.6% 和 15.4%）分别高于美国弗雷明汉地区女性影像学 KOA 和症状性 KOA 的患病率（分别为 34.8% 和 11.6%）。"武川研究"是指针对武川农村地区 50 岁以上人群进行 KOA 调查，并与"北京研究"对比，发现武川人群的症状性 KOA 和影像学 KOA 患病率要明显高于北京人群。这两个研究也为我国的 KOA 流行病学调查奠定了基础。

我国近年来关于 KOA 的流行病学调查越来越多，影响调查结果的除了前文所述国内诊断标准不统一之外，还有就是发病因素。虽然目前对性别、年龄、地域甚至是民族差异与 KOA 发病关系的研究已经较为深入，但其他发病因素的研究仍较少，例如运动创伤、生物力学、基因与 KOA 的发病关系。此外，除了单一发病因素研究，多个发病因素的综合研究也是今后研究的方向。

参考文献

[1] Rothman K J.Epidemiology: an introduction[M].New York: Oxford University Press, 2002.

[2] 膝骨关节炎运动治疗临床实践指南编写组 . 膝骨关节炎运动治疗临床实践指南 [J]. 中华医学杂志, 2020, 100（15）: 1123–1129.

[3] 赵昌盛, 钟群杰, 林剑浩 . 中国膝关节骨关节炎流行病学调查现状 [J]. 广东医学, 2016, 37（13）: 2050–2052.

[4] 梅轶芳 . 中国骨关节炎流行病学研究现状及规范 [J]. 中国实用内科杂志, 2019, 39（8）: 663–665.

[5] Tang X, Wang S F, Zhan S Y, et al. The Prevalence of Symptomatic Knee Osteoarthritis in China: Results From the China Health and Retirement Longitudinal Study[J].Arthritis Rheumatol（Hoboken）, 2016, 68（3）: 628–653.

[6] 李宁华, 张耀南, 张毅, 等 . 国内六大行政区域六城市中老年人群膝关节骨性关节炎患病危险因素比较 [J]. 中国组织工程研究与临床康复, 2007, 11（39）: 7758–7760.

[7] Du H, Chen S L, Bao C D, et al.Prevalence and risk factors of knee osteoarthritis in Huang–Pu District, Shanghai, China[J].Rheumatol Int, 2005, 25（8）: 585–590.

[8] 宋雄英, 李雪峰, 刘春阳, 等 . 长辛店地区 60 岁及以上人群膝原发性骨关节炎患病率调查及影响因素分析 [J]. 中华老年医学杂志, 2011（2）: 172–174.

[9] 汤敏生, 彭伟雄, 江笑娥, 等 . 广州市荔湾区社区居民症状性骨关节炎患病情况调查 [J]. 广东医学, 2007（9）: 1506–1509.

[10] 沈明球, 刘俊昌, 王新军, 等 . 新疆北疆牧区维、哈、汉族膝骨性关节炎致病因素的流行病学调查 [J]. 中国组织工程研究, 2015, 19（29）: 4614–4618.

[11] Zhang J, Song L, Liu G, et al.Risk factors for and prevalence of knee osteoarthritis in the rural areas of Shanxi Province, North China: a COPCORD study[J].Rheumatol Int, 2013, 33（11）: 2783–2788.

[12] 张乃峥, 施全胜, 张雪哲, 等 . 膝骨关节炎的流行病学调查 [J]. 中华内科杂志, 1995（2）: 84–87.

[13] Zhang Y, Xu L, Nevitt M C, et al.Comparison of the prevalence of knee osteoarthritis between the elderly Chinese population in Beijing and whites in the United States: The Beijing Osteoarthritis Study[J].Arthritis Rheum, 2001, 44（9）: 2065–2071.

[14] Kang X Z, Fransen M, Zhang Y Q, et al.The high prevalence of knee osteoarthritis in a rural Chinese population: the Wuchuan osteoarthritis study[J].Arthritis Rheum, 2009, 61（7）: 1008.

（邹金宏）

第**3**章 膝关节结构解剖及功能解剖

第一节　膝关节的骨性结构

膝关节的骨性结构由股骨下端、胫骨上端及髌骨构成。股骨下端粗大，向两端延长成为股骨髁，朝下、朝前，在额状面及矢状面均凸出隆起。外侧髁较内侧髁宽大，前面较突出，内侧髁较狭长。

胫骨上端宽厚，即胫骨髁，亦称胫骨平台，横切面呈三角形。胫骨内、外侧髁呈浅凹，与股骨下端的内、外侧髁相接。胫骨上端的关节面与胫骨干并不垂直，而是向后倾斜，新生儿较青年人更为显著，胫骨上端的横轴较下端向后并向外倾斜 20°。胫骨平台近端主要为松质骨，支持它的皮质不够充分，如与股骨髁相比较，则显软弱；股骨髁对应的骨性部分结构较坚强，支持它的皮质亦较厚。

髌骨是身体中最大的籽骨，髌尖包藏于髌韧带及髌下脂肪垫中，在髌底有股直肌肌腱及股外侧肌肌腱附着，股内侧肌的肌纤维与腱膜以及髌内、外侧支持带附着于髌骨的侧缘，构成膝关节囊。髌骨的前面被股四头肌肌腱膜所包围。髌骨的后面被软骨覆盖，与股骨髌面相关节，其中部有一嵴将它分为两个小面，两个小面的宽窄、深浅与股骨两髁的关节面相适应，髌骨与股骨髁间沟共同构成髌股关节。

除最大的籽骨髌骨外，在膝部还有另外的籽骨。其位于腓肠肌外侧头的前面，附着于腓肠肌肌腱及膝关节后侧韧带。腓肠肌内侧头亦可出现籽骨。小豆骨有时被误认为关节游离体。小豆骨也应与骨折、髁旁或半月板的钙化或骨化、淋巴结或血管钙化等相区别。

第二节　膝关节的表面结构

一、骨性标志物

股骨下端的收肌结节相当于股骨髁线平面，用指尖沿股的内侧缘向下，首先所摸到的骨性隆起即收肌结节。股骨髁几乎全在皮下，外侧髁较内侧髁尤为显著，屈曲时能摸到髌面，该面的外侧缘在皮下有一隆起的嵴。胫骨髁非但能摸到，且可直接看到。胫骨上端全部皆甚明显。沿髌韧带向下可摸到胫骨粗隆，在其外上方约 4 cm 处，在胫骨外侧髁表面可触得一个结节，为髂胫束粗隆。

腓骨头在胫骨外侧髁后外且微下，与胫骨粗隆在一平面，屈曲时，沿股二头肌肌腱向下，即可摸到腓骨头的隆凸。

髌骨上宽下尖，界线明显，可在上下及左右做相当程度的活动。髌骨上缘为髌底，髌骨下缘即为髌尖。膝关节伸直时，髌骨在膝关节前上突出；膝关节屈曲时，髌骨即陷入股骨两髁间；人处于跪位时，髌骨及胫骨粗隆承受身体大部分重量。

二、体表肌肉分布

（一）前侧

股直肌的肌腱在下端与其他肌肉形成股四头肌肌腱，其本身的腱向下附着于髌骨上缘处可摸到，由其向下延长止于胫骨粗隆的髌韧带附着处亦可摸到。股直肌肌腱约长 5 cm，中点正位于膝关节线上。股直肌的两侧为股内侧肌及股外侧肌的扩张部。髌韧带本身不能伸缩，当屈膝或伸膝时，髌骨的位置虽然发生改变，但髌骨下缘与胫骨粗隆却永远保持一定的距离。

髌韧带的两侧有两个隆起，特别是在股四头肌收缩时更为显著，代表膝关节脂肪垫，位于股骨髁及胫骨髁之间。伸膝时，脂肪垫向外膨出。

（二）两侧

髂胫束的下端与股二头肌肌腱越过股骨外侧髁，腓总神经从上至下行于股二头肌肌腱的内侧，其后行至表面，紧绕腓骨颈而至小腿。在腓骨头的前上内方，髂胫束止于胫骨内髁。

在腓骨头上方，可以摸到附着于腓骨头的股二头肌肌腱，在后者的前方可以确定髂胫束，该束在膝关节伸直时呈凹槽状，位于股外侧肌隆起的外方。

股骨内侧髁之后，有缝匠肌及股薄肌肌腱越过，此二肌腱向下均止于胫骨上端的内侧，其后另有半腱肌及半膜肌附着。由缝匠肌、股薄肌和半腱肌的肌腱末端在胫骨上端内侧互相重叠形成的形似鹅足的联合腱结构为鹅足肌肌腱。由于激烈的运动与劳损，鹅足肌肌腱区域易发生无菌炎性症，称为鹅足肌肌腱炎。

（三）后侧

膝伸直时，腘筋膜紧张，腘窝内容不易触知，腘窝的血管、神经变得紧张，手术时容易显露。屈膝时，腘窝的界线甚为清楚，上外为股二头肌肌腱，上内为半腱肌肌腱，下内及下外为腓肠肌的内、外侧头，如以手指向下按压，可触得腘动脉的搏动。腘动脉的表面解剖，上端在收肌结节平面以上平均 7.6 cm，在膝部中线以内平均 0.9 cm，下端在腓骨头平面以下平均 2.5 cm，在膝部中线以外平均 0.9 cm，上、下端连线即为腘动脉表面投影。腓总神经在未绕腓骨颈以前，居于股二头肌的内侧，以后行至浅面，亦可摸得。

膝关节线可以在屈膝时从前面髌韧带两侧的横沟来确定，关节裂隙可以沿胫骨髁及股骨髁之间触知，在膝的外面，关节线约在腓骨头上方 2 cm。在膝部的后面，关节线几乎与膝关节微屈时皮肤上所形成的横行皱襞相当。

三、膝关节的软组织解剖

（一）浅部组织

膝前的深筋膜与膝下的肌腱紧相贴连，在外侧与髂胫束的下端相融合，在内侧则与缝匠肌肌腱相融合。

在膝内侧，隐神经在缝匠肌肌腱与股薄肌肌腱之间由深筋膜穿出，在其穿出深筋膜前，发出一髌下支，向前走行，约在膝关节面下一指宽处，与股外侧皮神经、股中间皮神经及股内侧皮神经共同形成髌丛。髌下支的大小差异较大，在膝内侧做切口时，很容易损伤，在膝内侧可暂时有一小块麻木区，其大小视切断分支的多少及隐神经主干是否同时被切断而定。由于髌丛由不同成分组成，彼此分布重叠，即使切断，皮肤感觉丧失亦甚少为永久性。

髌前皮下囊介于皮肤与髌骨之间，此囊为纤维隔分为数小格，其能减轻膝前皮肤自由滑动时所受摩擦。

（二）髂胫束

髂胫束为阔筋膜的加厚部分，由两层较薄的环行纤维当中夹以坚强的纵行纤维构成。此束前部纤维为阔筋膜张肌的腱膜，后部纤维为臀大肌肌腱的延续。髂胫束的下部为坚强的韧带，称髂胫束韧带，与大腿外侧肌间隔相连，止于胫骨外侧髁的前面，其后即胫腓关节。髂胫束在胫骨上端的附着点为一骨性隆起，即髂胫束粗隆，在胫骨髁前面及外侧面之间。髂胫束的坚强纤维止点位于皮肤及骨膜之间，能有力地加强膝关节囊的外侧部分。髂胫束是膝外侧重要动力稳定结构，其与髂韧带之间则比较薄弱，切除外侧半月板时可自其间进入。胫骨内旋时，髂胫束明显紧张；膝屈曲 30° 时，髂胫束处于最紧张状态。膝关节屈曲并胫骨强力内旋时，可引起髂胫束损伤，有时伴有胫侧副韧带及前交叉韧带损伤。

膝关节伸直时，髂胫束位于膝关节横轴之前；屈曲时，髂胫束位于此轴之后。股骨外上髁为骨性突起，恰位于髂胫束之后，膝关节屈伸时，髂胫束必须在其上滑动。股骨外上髁尖端有一滑膜囊，膝关节长期屈伸运动，使髂胫束重复在股骨外上髁上滑动，日久天长，髂胫束及骨膜遭受摩擦刺激或滑膜囊发生炎症，屈伸时产生响声，引起疼痛，引起髂胫束摩擦综合征，患者习惯于伸直膝关节以减少摩擦引起的疼痛。

（三）股四头肌肌腱

股四头肌肌腱由股四头肌的四部分相合而成，分为髌上部、髌部及髌下部三部分，其髌上部止于髌底及侧缘。股四头肌收缩时，力线与大腿并不成一条直线，而是沿着抵止于胫骨粗隆的方向，故髌骨有脱位的倾向。

股四头肌肌腱分为三层，浅层为股直肌肌腱，附着于髌底前缘，其纤维大部覆盖髌骨前面的粗糙面，向下延长为髌韧带。中层为股内、外侧肌肌腱，在股直肌肌腱旁形成两个隆起，此二肌腱亦止于髌底，但在股直肌肌腱平面之后，相当于髌骨内、外侧缘上 1/3，股内侧肌肌腱在髌骨内缘的抵止处更为靠下，约占其内缘上 2/3，在股直肌肌腱之后，其附加纤维向下延伸至胫骨内、外侧髁，移行为髌内、外侧支持带。深层为股中间肌肌腱，附着于髌底更后的平面。股中间肌肌腱下部深面有少许肌束形成膝关节肌，止于髌上缘和膝关节囊，作用是能伸膝及向上牵引膝关节囊。由于股四头肌的四部分在不同的平面附着于髌底，故当股四头肌肌腱撕裂时，仅会有一部分髌骨受到牵连。股内侧肌在功能上分为长部及斜部，长部较大，位于近侧，纤维方向近乎垂直，与髌骨纵轴呈 15°～18°；斜部位于肌肉远侧 1/4，与股骨纵轴呈

50°～55°。

股四头肌的扩张部从股内、外侧肌的下缘在髌骨前交叉，并向前越过股直肌髌部的纤维，此扩张部与深筋膜相粘连，能维持髌骨的稳定，并加强膝关节囊。在髌尖及胫骨髁之间另有内、外侧支持带连系，支持带分为两层，浅层纤维纵行，称为内、外垂直支持带；深层纤维横行，称为内、外水平支持带。支持带甚为坚强，特别以内侧为甚，能防止髌骨向外脱位。

由于股四头肌牵引力位于膝关节中心之前，故可以增加肌肉的杠杆作用。直立时，因力线落于膝前，股四头肌并不需要有力收缩；身体前倾时，股四头肌甚为松弛；站立时，如无意中从身后有一暴力袭击，往往摔倒，这是股四头肌未及时收缩之故。

（四）腘窝

腘窝为一个菱形窝，位于膝的后部，其界线上外侧为股二头肌，上内侧为半腱肌、半膜肌，缝匠肌、股薄肌及大收肌肌腱亦组成一部分，下外侧为腓肠肌外侧头，下内侧为腓肠肌内侧头。半膜肌肌腱下端在平齐膝关节线处分为3束，3束的分布情况犹如鹅足。第1束转向外上方，移行为腘斜韧带；第2束最强，抵止于胫骨髁下缘；第3束续于腘肌筋膜。

腘窝的底为股骨腘面、腘斜韧带、腘肌及其筋膜，其顶被筋膜覆盖，有小隐静脉、淋巴管及股后皮神经穿过，前者行于腓肠肌两头间，其深面即为胫神经的皮支。腘筋膜是大腿阔筋膜的延续，向下移行于小腿筋膜，从它的内面向股骨发出间隔，附着于粗线内、外侧唇，形成股后肌群各腱性部分的鞘。腘筋膜与这些鞘紧密相连，筋膜上形成血管和神经的鞘。此筋膜非常致密，由纵行与横行纤维编织而成。腘窝部如有脓肿，因腔隙不能扩张，压力增大，而压迫其内的神经，极为疼痛。

腘窝内围绕血管、神经，充填以脂肪组织，向上沿坐骨神经周围的疏松组织与股后蜂窝组织相交通，向下经过比目鱼肌肌腱弓围成的孔，与小腿后面深部间隙的蜂窝组织相交通。

腘窝内侧移行于一凹陷，称为Jober窝，屈膝时半腱肌肌腱、半膜肌肌腱与大收肌肌腱构成一个三角形。此窝的前面为大收肌肌腱，后而为半腱肌肌腱、半膜肌肌腱与股薄肌肌腱，上方为缝匠肌边缘，下方为腓肠肌内侧头和股骨内侧髁，向前牵开大收肌肌腱，向后牵开上述3条肌腱，可以到达通向腘窝的疏松结缔组织。在施行膝关节内侧手术时，此三角形的关系有一定意义。

四、膝关节韧带、膝关节囊与半月板

（一）膝关节韧带

膝关节韧带与关节、周围肌肉等组织协同构成膝关节完整结构。膝关节的支持结构分为两个主要部分。

（1）静力稳定结构：骨骼、半月板、韧带及关节囊，其中韧带又分为关节囊韧带及非关节囊韧带两种。

（2）动力稳定结构：肌肉及肌腱支持结构又分为内、外室，从髌韧带向内、外扩展至后交叉韧带，有关节囊韧带紧密附着于半月板，半月板分为半月板股骨面和半月板胫骨面两个面。前 1/3 关节囊韧带薄而松弛，表面覆以股四头肌的伸肌支持带作为动力，稳定筋膜。中 1/3 关节囊韧带坚强，在内侧，表面由胫侧副韧带加强，外侧由髂胫束加强。内、外 2 室的中央为前、后交叉韧带。当膝关节屈曲 90° 时，前交叉韧带几乎与胫骨平台平行。后交叉韧带如同旋转中心线，当膝关节完全伸直时（如站立），与水平线呈 30° 夹角，在开始屈曲时，角度改变微小，但一直保持紧张。这个韧带位于关节中心，膝关节即沿此轴做屈伸及旋转运动，应视为膝关节基本稳定结构之一。

膝关节外侧副韧带可分为前、中、后三个部分。

（1）前 1/3 外侧副韧带主要为关节囊韧带，从髌腱及髌骨外侧缘向后延展至髂胫束前缘，被股四头肌肌腱外侧支持带所加强。此延展部分与关节囊韧带联合形成一单层，附着于胫骨上端关节缘，与由趾长伸肌起始向上的纤维性延展部分相续，这样同股四头肌作用似一整体，前 1/3 外侧副韧带不附着于股骨。

（2）中 1/3 外侧副韧带由髂胫束及其深部关节囊韧带组成，向后延展至后外侧副韧带。髂胫束既作为静力支持结构，又具动力功能，部分加强中 1/3 关节囊韧带。由于此 1/3 外侧副韧带与髌下脂体外侧延展部分紧密相连，曾被错误地认为仅是疏松组织，但实际上很坚强，特别在膝屈曲 30° 时，起到主要外侧支持作用。中 1/3 外侧副韧带近侧附着于股骨外上髁，远侧附着于胫骨关节缘。

（3）后 1/3 外侧副韧带由关节囊韧带及非关节囊韧带构成，称为弓状复合结构，是由腓侧副韧带、腘弓状韧带及尾肌形成的腱—筋膜功能单位。后 1/3 外侧副韧带由股二头肌、腘肌及腓肠肌外侧头加强其动力。

在膝关节囊的后外侧部分，恰在髂胫束覆盖之后分为 2 层，其中包绕腓侧副韧带、小豆腓骨韧带及腘弓状韧带。Seebacher 发现膝关节囊的后外侧部分有三种变异：

（1）关节囊仅被腘弓状韧带加强，占 13%。

（2）关节囊仅被小豆腓骨韧带加强，占 20%。

（3）关节囊同时被腘弓状韧带及小豆腓骨韧带加强，占 67%，Kaplan 称其为腓骨籽骨复合体。

应用生物力学方法观察，后交叉韧带明显较前交叉韧带及胫侧副韧带坚强，后二者强度大致相等。后交叉韧带损伤后，即使肉眼观察正常，但在电子显微镜下可见胶原纤维广泛断裂，常为临床上引起膝关节不稳的原因。

膝关节内侧室韧带结构由关节囊韧带及其上的胫侧副韧带加强。关节囊韧带在内侧形成半袖，由后面的腘窝伸延至前侧的髌韧带，分为三部分。

（1）关节囊前部，上由股内侧肌支持带所加强，在膝屈曲时紧张，伸直时松弛。其张力随股内侧肌的收缩状态而改变，如前部撕裂并愈合，其长度将较正常增加，不仅韧带松弛，而且股内侧肌力量减弱。

（2）关节囊中部，亦称为胫侧副韧带深层或短内侧韧带，其上部附着于股骨内侧髁，向下坚强固定于内侧半月板中 1/3 使半月板连于股骨；其下部向下延续为冠状韧带，恰在胫骨关节面之下附着于胫骨。当半月板随股骨屈、伸及旋转时，这个有一定延展性的结构可使半月板在胫骨上活动。

（3）关节囊后部，即后斜韧带。当膝伸直时，此部包绕股骨内侧髁后圆面，形成一个紧张的半球形陷窝，膝屈曲时则松弛。此部的坚强度因人而异，可能与先天性或受重复应力有关。后斜韧带为半膜肌肌腱及腘斜韧带所加强。随屈曲位不同，后斜韧带的胫臂在股、胫骨附着点的距离随屈曲不断减少。

（二）膝关节囊

膝关节囊由纤维层及滑膜层构成。关节囊薄而坚，两侧高过膝关节边缘约 1.25 cm。股骨两侧上髁仍留在关节囊以外。膝关节囊本身对于关节的稳定并无多大作用。伸膝时，膝关节的稳定由其周围韧带、肌肉来维持。屈膝挛缩畸形时，关节囊紧张，宜自后侧将膝关节囊后部附着于股骨髁后的起点向下剥离。股骨的骨骺线除两侧部分外均位于关节囊内，胫骨骨骺线则位于关节囊之外。

膝关节囊在前方附着于股骨髌面上方浅窝的边缘，向上突出形成髌上囊；在两侧附于股骨髌面边缘，股骨内、外侧髁在关节囊之外；在后方，关节囊附着于股骨髁关节面后上缘，恰在腓肠肌内、外头起始处下方，将肌肉膝面与股骨髁分开，关节囊向下附于胫骨关节面远侧 0.3 ~ 0.6 cm。

　　膝关节囊前内及前外部分相对较薄，但为髌内、外侧支持带所加强，外侧还有髂胫束，内侧还有从髌骨发出的髌上髁韧带及髌胫韧带。膝关节囊前内及前外部分可以防止膝关节半脱位及过度旋转。

　　内侧膝关节囊可分为前内、中内及后内三部分。中内部膝关节囊为胫侧副韧带深层纵向纤维加厚和加强，起于股骨内侧髁及内上髁，恰附于胫骨关节缘的下方；又分为半月板股骨部及半月板胫骨部，两者均较长。中内部膝关节囊可以抗外翻及旋转应力。内侧膝关节囊的后内部分从胫侧副韧带后缘向后附于半膜肌直头，也称为后斜韧带，近侧作为内侧关节囊加厚部分附于股骨收肌结节，远侧附于胫骨部分分为三臂，其中最明显、最厚的中央（胫）臂附于胫骨后面紧靠关节缘，位于半膜肌肌腱上缘中央。上（关节囊）臂与后关节囊及腘斜韧带近侧部相续，与半膜肌肌腱分开。下（远侧）臂发育最差，远侧附于覆盖半膜肌肌腱的鞘及半膜肌肌腱附于胫骨止点的远侧，比较表浅，功能上也不重要。当膝关节屈曲时，后内侧膝关节囊及后斜韧带逐渐放松，但当半膜肌主动收缩时，所有三臂均显紧张。因此即使在膝关节屈曲时，后内侧膝关节囊仍起动力及静力稳定作用。

（三）半月板

　　半月板为半月形的纤维软骨盘，切面为三角形，半月板仅外表覆以薄层纤维软骨，其内部为混有大量弹性纤维的致密胶原纤维，比较脆弱，两端排列较松，其排列形式使半月板具有更大弹性，以抵抗压迫。这种情况在儿童及少年人群中最为明显，但随年龄增加而逐渐不显，儿童及少年人群的半月板损伤较成年人少，可能与此有关。

　　半月板的外侧面借冠状韧带疏松附着于胫骨髁的边缘，冠状韧带周围与关节囊的纤维组织紧密相连，在两个半月板的前端，多有呈圆索状横行联结的膝横韧带，半月板位于股骨髁及胫骨髁之间，使胫骨关节面稍加深，更好地与股骨髁相接。半月板外缘肥厚，与关节囊相接，外侧半月板与关节囊之间有腘肌肌腱相隔，内缘锐利，游离于关节腔内。

　　半月板上面凹陷，与股骨髁相接；下面平坦，与胫骨髁相接口两面最初均有滑膜覆盖，但自 3 岁以后，所有半月板非附着部分均不再覆有滑膜。两半月板约遮盖胫骨上部关节面的 2/3，其遮盖胫骨髁的面积与半月板的后部或侧部的相对宽度密切相关，内侧半月板后部相对宽度随年龄增长而增加，而外侧半月板的相对宽度在出生后最初几年亦随年龄而增加，7 岁后才逐渐减少。

　　内侧半月板呈 "C" 形，其半径较外侧者大，后角宽于前角，前角在髁间隆起之前紧密附于胫骨及前交叉韧带，后角恰在后交叉韧带附着前方，附于髁间隆起后方。整个周围缘紧密附于关节囊内面，并借冠状韧带附于胫骨上缘。

外侧半月板接近"O"形，覆盖其下胫骨平台约 2/3，前角向内附于胫骨髁间隆起之前，后角附于髁间隆起之后。后角常借板股前韧带或板股后韧带附于股骨，并借覆盖腘肌及弓状复合体的筋膜附于膝关节后外侧角。外侧半月板内侧薄面游离，呈凹形，其后外缘为用肌腱自关节囊及腓侧副韧带隔开，腘肌肌腱包以滑膜，在半月板外缘形成一斜沟，外侧半月板直径较小，周缘较厚，活动度较大，它同时附着于前、后交叉韧带，后方又借板股后韧带或板股前韧带附着于股骨内侧髁，还向后附着于屈肌，它可使腘肌肌腱与腓侧副韧带隔开。相反，内侧半月板直径较大，周缘较薄，体较窄，不附着于任何交叉韧带，并疏松附着于关节囊内层。从以上对内、外侧半月板解剖结构进行的比较，可以看出，内侧半月板更易受到损伤。进一步观察还发现，半月板在屈伸时随胫活动，但在旋转时，则随股骨在胫骨上活动，内侧半月板受到扭曲，其前后附着部随胫骨，但其中间部随股骨，因此更易受伤。外侧半月板因坚强附着于腘肌及板股后、前韧带，旋转时随股骨外侧髁，不易受伤。此外，当膝关节屈曲胫骨内旋时，腘肌借弓状韧带将外侧半月板后部牵引向后，可防止外侧半月板嵌压于股骨髁及胫骨平台之间。

五、膝关节的血供与神经分布

（一）膝关节相关的动脉分布

膝关节的血供来源于胫前动脉、腘动脉、股动脉和股深动脉，在膝关节区这些血管分支构成动脉网，包括髌网、半月板周围网、髌韧带网、滑膜网、股骨外侧髁网、股内侧髁网和髌下网等。

由膝关节近端与远端的动脉网和动脉分支所构成的吻合支不仅是关节结构的营养来源，而且在腘动脉主干发生血供障碍时，是侧副循环的主要途径。膝关节区有很多侧副循环途径，其中最主要的有两条：一条是膝上侧副弓循环，由膝降动脉及与髌网有广泛吻合的膝关节动脉所构成；另一条为股深动脉侧副弓循环，由股深动脉的第 3 穿动脉和旋股外侧动脉降支与膝关节动脉的近侧支的吻合支所构成。膝关节的穿刺应在髌骨两侧 1.5 ~ 2.0 cm 和半月板上方 2 ~ 3 cm 处进行，这里的血管最少。准确的关节腔内注射和充分的药物弥散是保证药物疗效的基础。有研究显示，膝关节不同的穿刺部位对药物在关节腔内的弥散有影响。对此，耿凌等对 66 例膝关节骨关节炎Ⅱ～Ⅲ期患者（100 个膝关节），分别采用 3 个不同部位穿刺注射，比较了不同部位的穿刺难易情况及患者的疼痛反应。A 组：经髌骨外上穿刺；B 组：经髌骨内下穿刺；C 组：经髌骨外下穿刺。经髌骨外上穿刺：平卧伸膝位，股四头肌放松，取髌骨上缘水平线与髌骨外缘线交汇处入针，向髌股关节中心方向穿刺。经髌骨内下穿刺：患者取膝关节半屈位，髌骨内下缘髌韧带内侧软点处，向髌股关节间隙进针。经髌骨外下穿刺：患者取膝关节半屈位，髌骨外下缘髌韧带外侧软点处为穿刺点，向髌股关节间隙穿刺。结果：采取 A 组穿刺方法，患者疼痛反应弱，容易穿刺到关节腔，患者满意率高；采取 B 组穿刺方法，患者疼痛反应强烈，不容易穿刺到关节腔，患者满意率低；采取 C 组穿刺方法，患者疼痛反应与满意率介于 A、B 两组之间。

近年来，随着交通事故及工伤等高能量损伤事故的不断增多，下肢血管损伤的发生也随之呈现出逐年增加的趋势。常见的下肢动脉血管损伤部位如股动脉、腘动脉、胫后动脉、胫前动脉，通常动脉损伤的部位同时还伴有静脉、神经、肌肉组织、骨组织及关节装置的损伤。下肢重要动脉损伤往往表现为相应区域皮肤发凉、肤色苍白、感觉麻木、肢端皮肤软组织凹陷软瘪等症状。动脉损伤后如患者有休克症状，应先行抗休克治疗。下肢重要动脉血管损伤往往需要急诊处理，如失血较多，应紧急予以输血，在有效抗休克治疗下，需要急诊行手术治疗干预。如为开放性损伤，先予以创面彻底清创。如血管损伤合并骨折，且骨折为简单骨折，予以接骨板固定；如骨折为复杂骨折，或者有骨缺损，则予以外固定。如缺血时间较长，骨折为简单骨折或对位、对线尚可的复杂骨折，则先行吻合血管，再行骨折固定，针对不同的损伤类型运用不同的方法进行修复。断端缺损不明显的血管可直接端 - 端吻合，缺损明显的动脉血管可行大隐静脉移植桥接。合并神经损伤的需同时行显微外科修复。小腿部位损伤的患者容易伴发骨筋膜室综合征，往往需行骨筋膜室切开减压术。术后可行Ⅰ期负压封闭引流技术（VSD）吸引，酌情行创面Ⅱ期直接缝合、植皮或皮瓣修复创面治疗。腘动脉损伤的发生随着高能量创伤的增多也逐年增加。腘动脉位于腘窝的深层，紧贴股骨的腘面和胫骨平台后缘的唇状突起，在腘肌下缘分成胫前动脉和胫后动脉，近端固定在收肌腱裂孔，远端固定于比目鱼肌肌腱膜及骨间膜，位置固定。

胫骨上端发生骨折时，由于腘肌的牵拉使胫骨远端常常向后移位，极易造成骨折后血管损伤，损伤的机制有 3 种：

（1）骨折直接作用于血管。

（2）直接暴力造成血管挫裂或痉挛。

（3）骨折移位及肌肉的牵拉引起血管撕裂。

诊断血管损伤主要根据受伤史和临床检查，应做到诊断及时、准确，防止漏诊并进行早期处理。熟悉四肢血管解剖，掌握血管与骨、关节的关系，了解创伤的性质、部位及方向等，对判断血管损伤有很大帮助。凡四肢主要血管径路的损伤，均应警惕血管损伤的可能性。对于腘动脉损伤，不能及时做出诊断并积极采取治疗，是引起截肢和肢体功能障碍的主要原因。对于确诊及定位困难时可采用血管造影术、超声造影及多普勒血流检测等方法行辅助诊断，必要时做诊断性手术探查。腘动脉损伤患者伤后 12 小时修复者截肢率明显增高。一般认为 6 ~ 8 小时为缺血安全期，随时间延长，患者并发症发生率及截肢率增高。时间因素虽重要，但也并非绝对，还应考虑伤部、伤情、气温和急救等因素。目前临床上尚无一个确定时限，有些病例虽伤时较长，但只要肌肉未达到不可逆变性和坏死的状态，仍应争取修复血管。

（二）膝关节相关的静脉分布

膝关节周围有以内侧的大隐静脉、外侧的股外侧浅静脉、后正中的腘静脉腘窝下部分——小隐静脉分支组成的静脉网。大隐静脉起于足背静脉弓内侧端，经内踝前方 1 cm 处，沿小腿内侧缘伴隐神经上行，在股骨内侧髁后方约 2 cm 处进入大腿内侧部，与股内侧皮神经伴行，逐渐向前上走行，在耻骨结节外下方穿隐静脉裂孔，汇入股静脉，其汇入点称为隐股点。大隐静脉有 5 条属支：旋髂浅静脉、腹壁浅静脉、阴部外静脉、股内侧浅静脉和股外侧浅静脉，它们汇入大隐静脉的形式多样，相互间吻合丰富。大隐静脉曲张行高位结扎时，须分别结扎、切断各属支，以防复发。大隐静脉的管腔内有 9 ~ 10 对静脉瓣。通常两瓣相对，呈袋状，可保证血液向心回流。此外大隐静脉与小隐静脉借穿静脉与深静脉交通。穿静脉的瓣膜朝向深静脉，可将浅静脉的血引流入深静脉。当深静脉回流受阻时，穿静脉瓣膜关闭不全，深静脉血反流入浅静脉，可导致下肢浅静脉曲张。下肢静脉曲张主要表现为下肢大隐静脉扩张、伸长、迂曲，产生患肢酸胀、乏力、沉重等症状，严重者常伴有小腿溃疡或浅静脉炎等并发症。患者多为长期站立的人，因为站立的时候，重力往下，血液要从最远端的地方返回心脏，如果静脉功能不全，静脉会发生扩张、曲张，导致下肢静脉高压。下肢静脉曲张虽然不疼不痒，不会威胁生命，但是如果治疗不及时，可能会引起小腿溃疡、静脉血栓等严重后果。下肢静脉曲张早期主要表现为下肢酸胀感、皮肤表面出现"蚯蚓状"的"青筋"隆起；中晚期则会进展为皮肤瘙痒、发黑甚至反复溃疡久不愈合。

（三）膝关节的神经支配

膝关节前部由股神经的肌支、闭孔神经前支及隐神经支配；后部由坐骨神经及其分支胫神经和腓总神经以及闭孔神经的后支支配。在罕见情况下，副闭孔神经亦参与。在膝关节前内侧和后外侧有多个神经分支，但在关节前面的上外侧部，神经分支极少。来自股神经的膝关节神经分支起自隐神经及至股四头肌的肌支，其中起自隐神经者，支配膝关节的前内侧，至股中间肌支支配髌上部，至股外侧肌支支配膝关节的前外侧，这些神经支常互相吻合并重叠分布。闭孔神经后支的分支沿股动脉及腘动脉至膝关节，主要分布于膝关节囊的后内侧。来自胫神经的神经支一般为单一大支，分布于膝关节囊的后侧。来自腓总神经的神经支亦常为单一支，分布于膝关节囊的前外侧。恰好在腓总神经分为腓浅、腓深神经的部位，发出的返支主要分布于胫骨的前外面及胫腓关节，但也有一些小分支至膝关节，支配髌下脂肪垫及邻近关节囊。切断神经治疗膝关节的慢性顽固性疼痛，即按照疼痛部位切断1个或1个以上的神经分支，止痛效果往往不够完全。

1. 股神经

股神经起自第 $L_2 \sim L_4$ 神经，自腰丛神经发出后，沿着腰大肌与髂肌之间下行，并随同该肌经肌腔隙进入股部，在股前面分为数个分支；其终支隐神经伴随股动脉入收肌管，穿过收肌管内侧壁行至膝关节的内侧，在小腿内侧与大隐静脉一同下行降至足内缘，股神经是股前肌群的运动神经，也是股前和小腿内侧皮肤的感觉神经。股神经是腰丛神经的最大分支，在腰大肌与髂肌之间下行并分支，经腹股沟韧带中点深面进入股部，随即分为数支。

（1）股神经肌支：股神经是股前群肌的运动神经，从腹股沟韧带中点后方出现之后，立即分支，其肌支进入并支配股直肌、股外侧肌、缝匠肌和股中间肌，股中间肌神经又发出到膝关节；另有分支支配耻骨肌；肌支发出细小的关节支进入髋关节及膝关节。

（2）股神经前皮支：常有2个分支，分别在大腿上、中1/3附近的缝匠肌内侧，穿过缝匠肌（支配该肌）至阔筋膜深面，继而穿过阔筋膜，分布于大腿前面中、下部的皮肤，有分支行向下直达膝关节附近。

（3）隐神经：起自 $L_3 \sim L_4$，属皮支，为股神经最长的终支，伴股动脉下行入收肌管，在收肌管的下段伴膝降动脉的分支穿过收肌肌腱膜，然后在缝匠肌后方沿膝关节内侧直向下行，在胫骨粗隆内侧自缝匠肌与股薄肌之间浅出皮下，继沿大隐静脉、循胫骨内侧缘下降达足内侧缘中分，沿途分支分布于皮肤。隐神经出收肌管后发出髌下支。髌下支在膝前分别与大腿内外侧和中间的皮神经以及一些隐神经的短支相连，共同组成髌丛。

股神经由 L_1～L_4 组成者为常见型，约占 67.9%，有时在股神经与闭孔神经之间发出一额外支，名为副股神经，位于腰大（小）肌与髂腰筋膜之间，入股后，亦分布于股神经的分布区（5.6%）。当股神经损伤时会出现屈大腿困难，坐位不能伸小腿，行走困难；股四头肌萎缩，髌骨突出；膝跳反射消失；在大腿前面和小腿内侧面出现感觉障碍。

2. 闭孔神经

闭孔神经自腰大肌内侧缘穿出，下降入骨盆，至髂总动脉后方，继行于闭孔内肌浅面，与闭孔血管伴行，穿过闭膜管进入股部，分为前后两支。①前支：发出关节支至髋关节。另发肌支至闭孔外肌、长收肌和股薄肌，并常有分支至耻骨肌和短收肌。前支的终支是皮神经，行于长收肌与股薄肌之间，浅出后分布于大腿内侧下 1/3 的皮肤。②后支：穿过并支配闭孔外肌，继分支分布于大收肌的一部分和短收肌。闭孔神经继续下行至膝关节，此支常与隐神经有交通。

有些闭孔神经的纤维未进入盆部，而是伴随髂外血管，经过腹股沟韧带深面至耻骨肌，这些纤维组成副闭孔神经。中国人这种情况的出现率约为2.9%。闭孔神经发出关节支支配髋关节、膝关节，所以临床上髋关节病变有时表现为膝关节疼痛，或同时存在髋、膝关节疼痛，这是神经扩散痛的一种类型，在儿童患者中更为常见，临床上应予以注意。脑瘫患者常有髋内收畸形，主要是内收肌痉挛所致。股骨头坏死患者常有内收肌痉挛，在耻骨支下方有深压痛，这可能是股骨头坏死时髋关节内炎症刺激闭孔神经髋关节支而引起的，有时患者也表现为膝关节疼痛。如果行闭孔神经封闭或局部阻滞该神经可使症状缓解，按摩内收肌起点处也可使症状减轻。单纯内收肌痉挛或损伤少见，一般表现为内收肌压痛，外展髋关节时疼痛加重，局部按摩或局部麻醉阻滞可使症状缓解。

3. 胫神经

胫神经是坐骨神经干的延续，起自 L_4～L_5 和 S_1～S_3。在腘窝最浅面，胫神经与腘动脉、静脉伴行，在小腿经比目鱼肌深面伴胫后动脉下降，绕过内踝后方，分为足底外侧神经和足底内侧神经。胫神经肌支支配小腿肌后群和足底肌；其皮支分布于小腿后面下部、足底、小趾外侧缘皮肤。胫神经受损引起的主要运动障碍是足不能跖屈，内翻力弱，不能以足尖站立。由于小腿前外侧群肌过度牵拉，致使患足呈背屈及外翻位，出现"勾状足"畸形。感觉障碍区主要在足底面。

胫神经在小腿部发出多个肌支，各肌支发出次序由近及远为：腓肠肌内侧头支、腓肠肌外侧头支、比目鱼肌浅支、腘肌支、胫骨后肌支、比目鱼肌深支、趾长屈肌支、蹈长屈肌支。胫神经在内踝下方分出两个分支，分别是足底内侧神经和足底外侧神经，分支部位在屈肌支持带的下缘或较远侧，经过展肌的近侧缘的纤维性开口进入足底，支配足底皮肤感觉及足底肌。足底内、外侧神经与同名动脉伴行于展肌下方的足底内、外侧管内。前者续行于展肌与趾短屈肌之间，后者续行于趾短屈肌与跖方肌之间，然后走在趾短屈肌与小趾展肌之间。有的足底内、外侧神经分支位置较高；有的在屈肌支持带上方；有的在屈肌支持带下面。从胫神经主干上发出 2 ~ 4 支分支向足跟部走行，其中 1 ~ 2 支沿皮下脂肪层达足底纤维脂肪垫内（跟管）支配足底感觉，1 ~ 2 支在骨膜表面走行，达足底部进入骨膜下。这些分支在足跟部呈树枝状分布。高位椎间盘突出症（ULDH）是指发生在 L_1/L_2、L_2/L_3、L_3/L_4 水平的椎间盘突出，占所有椎间盘突出症的不到 5%，由于突出物在脊柱水平对神经根、马尾和脊髓圆锥的压迫，且高位神经根缺乏对应的感觉、运动支配区，其症状、体征差异性大，不易定位。Kido 等对 58 例高位椎间盘侧方突出的患者进行研究，根据突出节段的不同进行分组，对不同组别患者的症状、体征等临床资料进行了归纳总结，观察指标包括下肢疼痛、麻木等主观症状，肌力、感觉、腱反射和神经根牵拉试验等客观体征，发现不同神经根受累出现特定体征的概率不同。虽然绝大多数受试者均有单侧下肢的放射性疼痛（100%）、麻木（96%），但只有膝关节近端的大腿前方和膝关节内侧的放射性疼痛、麻木分别对诊断 L_2 和 L_3 神经根受累有意义。同时也有大量文献报道，神经根牵拉试验是诊断 ULDH 的可靠方法，其灵敏度高，为 84% ~ 94%。

4. 腓总神经

腓总神经亦称腓神经或腘外神经，是坐骨神经的两大终支之一，起自 L_4 ~ L_5 和 S_1 ~ S_2。其自坐骨神经分出后，沿股二头肌内侧缘行向外下，绕腓骨颈穿腓骨长肌近侧端达腓骨颈前面，分为腓浅和腓深神经。其肌支支配小腿肌外侧群，前群及足背肌；皮支布于小腿外侧面、足背和趾背的皮肤。

腓总神经自腘窝上角由坐骨神经分出后，沿股二头肌内侧缘向外下行，约 1/3 为该肌所覆盖。腓总神经的体表投影：自腘窝上角画线至腓骨头，即代表腓总神经的行程。腓总神经越过腓肠肌外侧头的后面，位于股二头肌肌腱与腓肠肌肌腱外侧缘之间的凹陷中，在该处直接与膝关节纤维关节囊相贴。腓总神经沿腓骨头后面并绕过腓骨颈，与骨膜紧相贴近以后进入腓肠肌上、中部位，在该处分为腓浅神经、腓深神经。

（1）腓浅神经：在腓骨长、短肌和趾长伸肌之间下行，发出肌支支配腓骨长、短肌。其主干向下，在小腿下部穿出深筋膜。分为内侧、外侧皮支，分布于小腿内侧、足背及趾背与第 2 趾毗邻缘以外的各趾皮肤。

（2）腓深神经：位于腓骨长肌上部深面，在腓总神经绕过腓骨头处发出，继而穿过腓骨长肌，在趾长伸肌与胫骨前肌之间，与胫前动脉一起在小腿骨间膜前面下降至踝关节前方，它沿途分支支配胫骨前肌、趾长伸肌、踇长伸肌和第三腓骨肌，并发关节支至踝关节。深神经在踝关节前方分为二终支，外侧支在趾短伸肌深面，支配踇短伸肌、趾短伸肌、骨间背侧肌及附近小关节；内侧支沿足背动脉外侧行向前至第 1 跖骨间隙，分布于第 1 跖间隙背面皮肤。腓肠外侧皮神经与腓肠内侧皮神经合并为腓肠神经。

六、小　结

（一）膝关节

膝关节是一个由胫股关节和髌股关节构成的双关节结构。胫股关节的关节运动同时发生在三个平面，在矢状面的运动程度最大。在髌股关节，运动同时发生在两个平面：额状面和横断面，在额状面上的运动较大。

（二）胫股关节

胫股关节锁定机制增加了关节在完全伸直时的稳定性，提供维持膝关节额外被动稳定性的结构包括韧带和半月板，动态稳定的维持则是由膝关节周围的肌肉来完成的。因此，增加膝关节的稳定性，维持 KOA 患者的长期疗效，运动疗法必不可少。

（三）胫骨平台

胫骨平台是膝关节主要的承重结构，同时，半月板也承担了负重的任务。在分散应力和减小施加在胫骨平台上的负荷方面，半月板都有辅助的作用。因此，早期 KOA 患者，应重视对潜在半月板变性、退变的预防及处理。

（四）髌股关节

在整个运动范围中，髌骨通过加长股四头肌肌力的杠杆臂来辅助膝的伸直，并使得作用在股骨上的压力分散得更广。髌股关节在额状面和横断面上运动，在额状面上的运动较大。其两个面的异常运动轨迹造成的软骨磨损，是引起上下楼、做深蹲时出现膝关节疼痛的主要因素。

第三节　膝关节的功能解剖

膝关节是下肢中间部位的一个关节，它主要的一个运动自由度是在伸屈方向，也称为第 1 种运动自由度。这样可以使下肢远端移向或者离开大腿根部，并以这种方式控制身体与地面之间的距离。膝关节在重力作用下必须受轴向的压力才能运动。另外，膝关节还有一个辅助的或称第 2 种运动自由度，即在膝关节屈曲的时候可围绕小腿的轴线进行旋转。膝关节为协调两种相互矛盾的运动需求，在力学性能上面临着一定的挑战，在完全伸直状态下具有最大的稳定性，此时膝关节因身体的重量以及杠杆臂长度的作用，受到的压力最大。在屈曲状态下具有最大的活动自由度，这样就有助于跑动，也有助于足部相对于不规则的地面调整最好的方向。膝关节所具有的高度精巧的力学结构可解决这些问题，但是它的关节面之间还存在微小程度的交锁结构，这对于保证膝关节的灵活性是必要的，也可避免扭伤和脱位。膝关节承受着相当大的内翻与外翻的机械应力，这反映在骨端的骨小梁结构上。和股骨上端一样，多种骨小梁系统与这些应力线一致：股骨远端包含两组骨小梁。第 1 组起于股骨的骨内侧皮质，呈扇形走向，终止于同侧股骨髁，称为抗压骨小梁；而终止于对侧股骨髁的称为抗拉骨小梁。第 2 组起于股骨外皮质且按第 1 组相似的方式对称地呈扇形散开。水平骨小梁同样连接着两侧股骨髁。胫骨近端也有相似的骨小梁结构，由 2 组呈扇形分布的骨小梁组成，它们分别起于内、外侧骨皮质，终止于同侧、对侧胫骨关节面下，各自起到抗压和抗拉作用。关节表面亦由横向骨小梁相连接。生理性膝外翻与股骨解剖轴斜向内下的倾斜角度一致。股骨施加于胫骨近端的力并非严格垂直，可分解为垂直向下的分力和水平且指向内侧的分力。水平分力拉动关节向内，这导致进一步的外翻，增大内侧关节间隙角度。在正常情况下，这种错位可被内侧韧带系统阻止。外翻角对膝关节横向稳定性至关重要。水平分力的大小与外翻角角度呈直接的比例关系,生理外翻角为170°。如果外翻角呈病理状态(如角度=160°),分解出水平分力,其大小为生理外翻角的2倍。因此,病理性膝外翻越显著,则其对内侧副韧带拉伸得越厉害,膝外翻的严重程度也进一步增加。

涉及膝关节内、外侧的损伤可导致胫骨近端骨折。如果外伤涉及膝关节内侧部分,这会使生理性外翻角变直,且首先导致内侧胫骨平台的撕脱性骨折。如果破坏力未尽,会使外侧副韧带断裂。如果外侧副韧带一开始便断裂,则不会出现胫骨平台骨折。当外伤涉及膝关节外侧部分,例如在膝关节撞击汽车保险杠受伤时,股骨外侧髁轻微内移且下沉到胫骨外侧平台,最终使股骨外侧骨皮质粉碎。这一系列过程导致了胫骨平台外侧部压缩–脱位的混合型骨折。在行走和奔跑时,膝关节不断受到横向应力的作用。在某些姿势下,承重膝关节处于相对内侧的不稳定状态,从而增加其生理外翻,并增大内侧关节间隙。横向力过强时会使内侧副韧带断裂,导致内侧副韧带严重损伤及内侧关节间隙分开。对这种损伤应根据膝关节所受应力来评估,因为严重的扭伤应是由暴力作用于膝关节造成,而不仅仅是简单的不稳定状态导致的结果。相反,当身体处于承重膝关节的外侧向不稳定状态时,膝关节生理外翻减少。如果暴力施加于内侧膝关节,可致外侧副韧带撕裂,导致外侧副韧带严重扭伤及外侧关节间隙裂开。当膝关节严重扭伤时,绕矢状轴可出现外翻或内翻动作。为诊断膝关节的内外翻运动,查体时,该侧膝关节必须保持完全伸直或稍屈曲状态,且必须与对侧正常膝关节作对比。膝关节是伸直的,甚至因大腿的重量而过伸时,用双手使膝关节左右移动将发现以下情况:外翻或向外侧运动,这表明合并有胫侧副韧带损伤及其后方的纤维韧带结构断裂,即内侧骨皮质撕脱和后内侧角的损伤。内翻或向内侧运动,这表明合并有腓侧副韧带损伤及其后方的纤维韧带结构断裂,即主要是外侧骨皮质撕脱损伤。屈膝10°时,外翻或内翻动作表明孤立的内侧副韧带或外侧副韧带损伤。因为在轻度屈膝时,股骨骨皮质韧带附着点松弛,无法确定X线片拍摄的投照体位,所以无法依常应力内翻位或外翻位时出现的外侧或内侧关节间隙增大来进行诊断。实际上,很难使疼痛的膝关节获得足够的肌肉松弛,因而也无法进行有意义的检查。由此看来,在全身麻醉(简称全麻)下进行相应检查是很重要的。严重的膝关节扭伤将损害关节稳定性。事实上,当一侧副韧带撕裂时,膝关节是无法抗拒持续不断的横向应力的。当跑步、散步时,横向外界暴力作用于膝关节时,双侧副韧带并不是稳定膝关节的唯一结构,肌肉亦起辅助作用。肌肉组成了真正活动的关节韧带，因此在保持膝关节稳定性中起到重要作用。外侧副韧带由阔筋膜张肌移行的髂胫束保护加强。内侧副韧带同样由鹅足肌群保护加强，即缝匠肌、半腱肌和股薄肌。因此，两侧副韧带均有各种肌腱加强。股四头肌的垂直延伸部和交叉延伸部形成了膝关节前面的主要纤维盖，垂直纤维防止股四头肌同侧关节间隙增大，交叉纤维则防止其对侧关节间隙增大。因此，每侧股直肌由于其不同的两种延伸纤维类型，同时影响膝关节的内、外侧稳定性。这凸显了完整的股四头肌对确保膝关节稳定性的重要作用；相反，萎缩的股四头肌对保持休息位膝关节姿式不利，如"膝关节打软腿"。

一、膝关节的轴向运动解剖

膝关节在屈曲的时候是不稳定的，韧带和半月板最容易受到伤害；但是，当膝关节伸直时，又最容易发生关节内骨折，并涉及关节面和韧带。膝关节的第1种运动自由度与左、右轴相关，它围绕横轴在矢状面产生伸屈运动。人体3个关节的中心，即髋关节、膝关节和踝关节的中心在同一条直线上，这就是下肢的垂直轴。它与股骨形成大约6°的夹角。由于膝关节比踝关节宽，每侧下肢的机械轴轻微地斜向前内方向，胫骨与股骨的解剖轴与垂直轴形成大约3°的夹角。女性骨盆较宽，所以这个夹角也会较大，这就解释了为什么女性比男性更容易发生生理性外翻。

伸屈轴是水平的，所以并不与外翻角的等分线重合。伸屈轴和股骨解剖轴的夹角是81°，伸屈轴和下肢机械轴的夹角是93°。因此，在完全屈膝的时候，下肢轴线并不恰好落在股骨解剖轴的后面，而是轻微地向后内侧方向，足跟向内侧靠近身体轴线。极度屈膝使足跟与臀部接触的时候，足跟在坐骨结节水平位置。

除了伸屈轴、垂直轴，还有第三种轴——前后轴，与以上两个轴形成一定的角度。由于膝关节在屈曲的时候侧副韧带是松弛的，所以当我们从踝关节的角度观察时，这条轴线可用于测量膝关节所发生的轻微的两侧踝关节之间的距离为1~2 cm的外翻或者内翻；但是，当膝关节完全伸直的时候，由于侧副韧带被拉紧，内、外翻运动就会完全消失。假如此时仍出现轻微的外翻或者内翻，那么这一定是不正常的现象，这种现象意味着侧副韧带有损伤。

（一）膝关节内、外侧的轴

除去考虑与性别相关的生理学变化因素外，我们根据膝关节的外翻角可以了解个体病理学的各种变化。膝关节中心相对胫骨髁间棘相应地偏移到内侧，被称为内翻，反之则为外翻。膝关节内翻可以采用以下 2 种办法来定量诊断：

（1）测量股骨和胫骨解剖角的夹角，如果这个角度（如 180°～185°）超过正常值（170°），则为膝关节内翻。

（2）测量膝关节中心向外侧偏移的下肢力线距离，即髁间棘与股骨髁间窝连线、股骨内侧平台窝与股骨内侧髁中点连线距离为 10～15 mm 则为膝关节内翻。

相反地，外翻角闭合后引起膝关节外翻，也就是"X"形腿。测量上述内、外侧偏移距离比测量外翻角更为精确，但是这有赖于高质量且详尽显示下肢状况的放射影像，也就是我们所说的放射测量学。在大多数病例中，发生在两侧的畸形是相似的，但是严重程度并不一定相同，往往一侧比另一侧严重。仅仅少数病例两侧膝关节向同一个方向偏移，这种畸形是非常不正常的，它将导致膝关节的不稳定。在正常骨科手术中，将膝关节内翻过枉矫正成膝关节外翻，也将使膝关节不稳定。此时，需马上进行第 2 次骨科手术，以恢复膝关节的正常平衡。膝关节偏移而致的内翻和外翻不是无害的，随着时间的推移，它将引起 KOA。

实际上，膝关节内、外翻使力学负荷不均匀地分布到膝关节的内、外两侧，导致相应关节软骨面被过早侵蚀，最终，膝关节内翻导致胫股内侧骨关节炎，外翻导致胫股外侧骨关节炎。正确的治疗应该是对于膝关节内翻进行胫骨（或者股骨）内翻截骨术，对于膝关节外翻则进行胫骨（或者股骨）外翻截骨术。预防这些并发症最正确的措施是重视随访幼小儿童膝关节内侧和外侧的偏移。实际上，双侧膝关节内翻在儿童时期非常普遍，随着生长发育就会逐渐消失；但是，结果需要通过对下肢进行全面的放射学随访来验证。如果在儿童期末，膝关节偏移仍很明显，那么应该根据膝关节是外翻还是内翻，进行相应的内侧或外侧胫股骨的手术。这些手术是通过抑制过多的凸侧生长来促进凹侧的生长。

（二）膝关节伸屈的轴

伸屈运动是膝关节的主要运动方式。依据以下标准所定义的参考位置，可测量伸屈运动范围，即参考位置被定义为小腿的长轴与大腿的长轴所在轴线。当膝关节最大限度伸展时，膝关节可被动地伸展 10°，这被称为"过伸"，常常发生在韧带松弛的人群。有研究运用 Beighton 评分，发现韧带松弛是骨骼肌肉损伤的诱发因素，骨骼肌肉损伤的人群，韧带松弛的可能性比普通人要高 3 倍以上。主动伸展很少有"过伸"的时候，即使超过运动范围也是很轻微的程度。因为"过伸"的发生必须依靠髋关节的位置，当髋关节伸展的时候，股直肌帮助膝关节屈膝，说明原先存在的髋关节伸展为膝关节伸展创造了条件。相对伸展是指使膝关节从任何弯曲位置到完全伸直的运动，通常发生在行走过程中，例如摆动下肢向前移动，脚重新与地面接触时。绝对屈曲运动指从膝关节最大限度伸展开始测量，相对屈曲运动指从任意屈曲位置开始测量。膝关节屈曲范围的变化取决于髋关节的位置和运动方式。当髋关节屈曲时，膝关节的主动屈曲范围可达 140°；当髋关节伸展时，膝关节仅可屈曲 120°。膝关节上述屈曲最大范围的不同是源于随着髋关节的伸展，股直肌会丢失一部分作用。尽管如此，在髋关节伸展时，由于股直肌活跃的弹性收缩能力，膝关节屈曲范围仍有可能超过 120°。股直肌有助于膝关节屈曲。

　　膝关节的被动屈曲范围可达 160°，这可使足跟与臀部接触。这一运动可作为一项重要的临床检测，用于检测膝关节屈曲过程中的运动自由度。通过测量足跟和臀部间的距离，可以获得被动屈曲范围。通常该运动范围受腓肠肌和大腿肌肉的弹性收缩力影响。在病理状态下，可通过检查伸肌尤其是股四头肌的缩短，或者关节囊纤维束的收缩来诊断膝关节的被动屈曲。患者膝关节弯曲至臀部的距离，可以间接反映患者的屈曲损伤情况。相反，伸展功能缺损是通过健侧膝关节活动度来相对评估的。如左腿屈曲范围是 120°，右腿不能伸直，则表示右膝关节有 120° 的伸展缺损。

（三）膝关节的轴向旋转

　　膝关节绕其长轴的旋转运动只能发生在膝关节屈曲的时候，这是由于膝关节在伸直状态下旋转，将使胫骨和股骨发生交锁。根据相关研究结果，膝关节外旋范围是 40°，内旋范围是 30°，随着膝关节屈曲角度的不同，旋转范围也不一样。当膝关节屈曲 30° 的时候，膝关节外旋 32°；当膝关节屈曲 90° 的时候，膝关节外旋 40°。另外一种轴向旋转伴随着膝关节的伸屈运动而发生，是不可避免的，称自动旋转。它首先发生在伸膝的最后阶段，或者发生在屈膝的开始阶段。当膝关节伸直的时候，足部是外旋的；反之，当膝关节屈曲的时候，小腿是内旋的。同样的，当屈髋、屈膝时，足趾自动地朝向身体的内侧。

二、胫骨关节面与膝关节轴之间的关系

（一）胫骨关节面与旋转轴的关系

关节面只允许一种运动，也就是伸屈运动。实际上，圆钝的胫骨髁间嵴恰好在股骨髁间窝内，这样可以防止胫骨关节面在股骨关节面上旋转。为了使旋转发生，胫骨关节面必须以这样一种方式改变，即圆钝的中央嵴应缩短作为一个支点。这可以通过使两个嵴的末端变平，保留中间部分作为支点，支点可插入股骨髁间窝内，这样胫骨可以围绕着支点在股骨髁间窝内旋转。这个支点的两个结节对应胫骨髁间嵴，同时它也把胫骨平台分为内侧和外侧胫骨关节面。有些学者把交叉韧带命名为中心支点，他们认为这才是膝关节的旋转纵轴。这个命名并不恰当，支点的概念就是坚固的支撑点，这也是胫骨髁间嵴作为膝关节真正力学支点的一个原因。至于交叉韧带，将其命名为中心连接可能更加恰当。

（二）股骨髁和胫骨关节面的轮廓

股骨髁下关节面形成 2 个双面凸起，前后方向凸起比水平方向凸起要明显。2 个股骨髁解剖角度的特点如下：

（1）前后方向的长轴并不相互平行，向后有叉开。

（2）内侧髁更向外，比外侧髁狭窄。

（3）在股骨滑车和股骨髁关节面有内侧和外侧斜位沟槽，并且内侧的沟槽更加明显。

（4）在横断面股骨的凸面与胫骨关节面的凹面相匹配。

有研究显示，股骨髁的曲率半径并不是均匀的，而是呈螺旋式的，类似于阿基米德曲率。尽管股骨髁前后方向的曲率半径在逐渐增加，但是股骨髁的螺旋与阿基米德曲线不同。股骨内侧髁半径是从 17 mm 增加到 38 mm，股骨外侧髁半径是从 12 mm 增加到 60 mm，但是该形态并没有通过围绕一个中心旋转后形成，而是经历了一系列的旋转中心，这是由于还存在另外的旋转中心。Fick 把这种现象称为渐进曲率。从股骨轮廓的一个点开始，内侧髁的曲率半径由前后位的 38 mm 逐渐减少到 15 mm，外侧髁的曲率半径由前后位的 60 mm 逐渐减少到 16mm。两侧前后位的胫骨关节面轮廓不一样，内侧关节面是向下凹陷的，它的曲率中心在关节面的上面，曲率半径约为 80 mm；外侧关节面是

向上凸起的，它的曲率中心在关节面的下面，曲率半径约 70 mm。内侧关节面呈双凹形，外侧关节面在横断面上呈凹形，而在矢状面上呈凸形，因此股骨内侧髁在其对应的胫骨关节面上是相对稳定的，股骨外侧髁在其对应的胫骨关节面上是不稳定的。膝关节在运动过程中的稳定性必须依靠前交叉韧带的完整无损才能实现。此外，股骨髁和胫骨关节面的曲率半径不相等，致使两个关节面之间不相吻合。只有通过半月板才能使膝关节的关节面相吻合。

三、膝关节囊、脂肪垫、滑膜皱襞与膝关节伸屈运动的关系

膝关节囊是一个纤维袖套，它附着于股骨的远端和胫骨的近端，使这两块骨骼能紧密地联系在一起，形成一个没有骨壁的关节腔。膝关节囊的深层表面就是滑膜组织。膝关节囊的大体形状可以很容易地理解为是后面内陷的圆筒，由此在矢状方向上不完全地把关节腔分为内侧和外侧两个部分。这个圆筒的前面有个"窗子"可以接受髌骨。膝关节囊上端和下端分别附着股骨和胫骨。膝关节囊附着于胫骨平台相对简单，它嵌在胫骨关节面的前侧、外侧和内侧，后内侧弯向后交叉韧带的胫骨插入点内侧。在插入后交叉韧带的胫骨附着点之前，膝关节囊后外侧在髁间后方区域水平面，环绕着外侧胫骨关节面。膝关节囊在前、后交叉韧带之间并没有伸展，韧带之间的裂隙被韧带的滑膜内衬所充填，因此滑膜内衬被认为是在髁间窝中加厚膝关节囊的部分。

膝关节囊插入股骨的部位：从前面看，膝关节囊环绕着滑车上窝形成了一个深的凹陷，即髌上囊。从内侧和外侧看，膝关节囊围绕着滑车沟的边缘，形成了囊旁凹陷，然后沿着软骨覆盖的股骨髁关节面边缘上升至如斜坡样的膝关节囊附着点。在外侧髁，膝关节囊位于股直肌肌腱的囊内插入点上方，这部分也称为囊内。从后面和上面看，膝关节囊环绕着股骨髁关节面的后上边缘，恰好位于腓肠肌内侧头和外侧头的远端。因此，膝关节囊位于这些肌肉的深面，并把这些肌肉从股骨髁关节面上分离开来。在髁间窝，膝关节囊附着在股骨髁内层的对面，沿着关节软骨到了滑车的深层，如一座桥那样，它插在内侧髁内表面部分，向后交叉韧带的股骨附着点弯曲。同时，交叉韧带也弯向膝关节囊的附着点，以加强膝关节囊。

关节腔受胫骨平台、交叉韧带和股骨前方的髌骨下关节面约束，其内充满了大块的脂肪组织，称为髌下脂肪垫。髌下脂肪垫呈四方锥体形，填充了膝关节不同组织之间的空间。有研究通过动物实验指出，髌下脂肪垫里的提

取物可在一定程度上缓解小鼠的 KOA 的进程，甚至修复股骨及胫骨受损的关节面软骨。同时也有研究通过在膝关节置换术（TKA）中保留髌下脂肪垫发现，保留的患者膝关节内炎症指标更低，说明髌下脂肪垫有控制炎症的生理作用。目前，髌下脂肪垫自身的作用机制及在临床中的应用还有待进一步研究。

成年人的滑膜皱襞和由交叉韧带形成的内侧部分之间通常有个孔口。外侧和内侧关节之间的联系即通过这个孔口以及位于滑膜皱襞上方和股骨后侧的开放区域实现。膝关节被认为是在胎儿的第 8 周形成的，此时髌上囊分为三个腔室：内侧、外侧胫股腔室和髌上囊。滑膜隔在接下来的几周内被部分吸收，形成一个单一的关节腔。然而，如果吸收失败，未吸收的滑膜残余部分在出生后会被认为是滑膜皱襞。髌上滑膜皱襞存在的概率约为 91%。有研究指出，患髌上皱襞综合征的患者，在进行关节镜治疗后症状会消失。

膝关节内的关节液分布根据膝关节的位置不同而变化。在膝关节伸直过程中，股骨滑车黏液囊由于腓肠肌的收缩而被压缩，集中于髌上囊和囊旁凹陷。在膝关节屈曲过程中，前面的积液被股四头肌的收缩所压迫，关节液向后方流动。在膝关节完全屈曲和伸直期间，存在一个最大的容量空间，此时关节内的液体压力最小。因此，膝关节有渗出的患者经常采用这种半屈曲的体位，因为在这个体位患者的疼痛感最轻。在正常情况下，关节滑膜液很少（不到 10 ml）。不断地进行伸屈运动可以保证关节的表面不断地得到新鲜滑膜液的冲洗，这有助于关节软骨的营养，也有助于关节面的润滑。

四、半月板的功能解剖

（一）半月板的功能

半月板的主要功能包括改善关节的一致性和稳定性，负荷传递和减震。两个半月板对膝盖健康至关重要，并发挥多重功能。最值得注意的是，它们负责膝盖 50% 的负荷传递，传递力的百分比随膝盖位置的不同而不同。膝关节每屈曲 30°，两个半月板之间的接触面积减少 4%。当膝关节屈曲 90° 时，关节中的轴向负荷比屈曲 0° 时大 85%。屈曲时，外侧半月板在膝关节外侧腔室传递 100% 的负荷，而内侧半月板承担大约 50% 的内侧负荷。在完全半月板切除术后的膝关节中，两个半月板接触面积减少了约 50%，从而使单位面积的负荷急剧增加。即使半月板部分切除术仅切除 15% ～ 34% 的半月板，也会使接触压力增加 350% 以上。半月板还具有增强股骨和胫骨髁之间的一致性、增强关节整合的重要功能，这是膝关节内滑液正常循环的必要条件。

它们能够通过膝关节弯曲和伸展的变形来实现全范围的正常运动。内侧半月板通过活动在膝关节前后稳定中发挥作用，内侧半月板切除术后膝关节前交叉韧带原位力增加33%～55%。半月板的能量消耗或减震是基质低渗透性引起的高摩擦阻力的结果，基质的渗透性约为关节软骨渗透性的1/6。半月板会增加膝关节的本体感觉，一些研究证实，退行性关节病患者的膝关节本体感受能力会下降，如出现半月板撕裂等，在进行关节镜修复手术后，能恢复一部分本体感受能力。

（二）屈伸时半月板的移动

在膝关节屈曲的时候半月板向后移动，在膝关节伸直的时候半月板向前移动，半月板跟随这些运动而运动。在膝关节伸直时，胫骨关节面两侧后方暴露，尤其是外侧关节面。在膝关节屈曲时，内侧半月板和外侧半月板逐渐覆盖胫骨关节面的后方，尤其是外侧半月板覆盖了外侧胫骨关节面的后方。从膝关节伸直位开始，半月板先是位于前方，然后在屈曲过程中不均匀地从前向后移动，且外侧半月板的移动距离是内侧半月板的2倍。半月板的前、后角是固定点，而其他部分是可以自由移动的，所以半月板在移动的过程中会发生变形。又因为外侧半月板的前、后角靠得较近，所以外侧半月板的移位和形变的程度高于内侧半月板。半月板在传递股骨和胫骨之间的压力过程中发挥了很重要的作用。值得注意的是，在膝关节伸直时，股骨髁在胫骨平台关节面上的曲率半径最大，同时半月板被紧紧地嵌入这两个关节面之间。以上这2种因素促进了膝关节在完全伸直时的压力传导。相反，在膝关节屈曲时，股骨髁在胫骨平台关节面上的曲率半径最小，同时半月板只是部分与股骨髁相接触。这两个因素加上松弛的侧副韧带，易使膝关节不稳定。

半月板运动的机制可分成两种，即主动机制和被动机制。在半月板平移过程中只有被动机制发挥作用，即股骨髁推动半月板向前运动。主动机制有很多，在膝关节伸直时，前移的股骨通过髌骨前移拉动髌骨支持带，而髌骨支持带又拉伸半月板向前。此外，外侧半月板的后角被拉伸的板股韧带拉住。在膝关节屈曲时，半月板被附着在其后部的半膜扩张部拉向后面，而半月板的前角被前交叉韧带束向前拉住，外侧半月板被股直肌扩张部拉向后方。随着关节镜的出现，对半月板的认识和处理又有了相当大的进步。

（1）在关节镜下，我们可以很好地评估半月板损伤，过去错误的影像容易导致错误判断，以致半月板被切除。

（2）我们可在关节镜下采取缝合，或者切除部分受伤的半月板来减小对关节软骨的损伤。

（3）关节镜加深了我们对半月板损伤的认识，因为半月板损伤经常与关节软骨损伤、韧带损伤相重叠。

（三）轴向旋转时半月板的移位——半月板损伤

轴向旋转运动时，在胫骨平台表面，半月板紧密地随着股骨两侧运动。在轴向旋转的中立位，外侧半月板和内侧半月板均位于胫骨平台相应的中心位置。在旋转过程中，可以发现半月板向运动方向的相反方向移动：在胫骨相对股骨外旋时，外侧半月板被拉向胫骨外侧平台关节面前方，与此同时，内侧半月板被拉向后方；在胫骨相对股骨内旋时，内侧半月板向前，而外侧半月板向后。在这里，半月板在移位时伴随围绕它们的固定点，即附着点的变形。外侧半月板的总位移范围为内侧半月板的 2 倍。轴向转动时，半月板位移大多是被动的，受股骨髁的拖动，但也有主动参与的过程，即在胫骨相对胫骨移动时，髌骨支持带紧张，会牵拉半月板的一侧前移。当膝关节运动时，若在胫骨平台关节面上的半月板不能随股骨髁一起运动，半月板就可能损伤。半月板会因此"措手不及"，处于一个异常位置，被"铁砧和铁锤碾碎"。这种情况可发生于猛烈的伸膝动作，如踢足球时，膝关节突然伸展，如此有力的拉伸使胫骨被挤压于股骨关节面，其中一侧半月板还来不及向前移，就被卡在股骨髁与胫骨关节面之间。这种损伤可造成半月板横裂或前角撕裂，继而可使半月板自身折叠。其他造成半月板损伤的机制涉及由膝关节外翻和外旋联合所导致的膝关节扭转，如内侧半月板被拖动至内侧髁下方凸出面的关节中心，身体试图纠正这种扭曲，半月板被猝不及防地困于股骨髁和胫骨关节面之间，这会产生 3 个可能的后果：

（1）半月板纵向开裂。

（2）半月板与关节囊全脱离。

（3）半月板复合裂。

在所有这些纵向损伤中，半月板中央游离部分可被掀起至髁间窝，形成"桶柄状"裂。这种损伤在屈膝落地的足球运动员中，以及在煤矿狭窄坑道中必须弯腰、屈膝蹲着工作的矿工中很常见。

半月板损伤的另一个机制是继发于十字韧带断裂。如前十字韧带断裂，内侧髁不再被限制向后移动，导致过度后移挤压损伤内侧半月板后角，半月板后角与后方关节囊分离，形成水平裂。一旦内侧半月板被撕裂，其受损部分便无法正常移动，并被楔入股骨髁与胫骨关节面之间。膝盖被交锁于屈曲位，损伤部位越靠后，症状越明显，要使膝关节完全伸直，即使是被动的，也变得不可能。值得注意的是，由于缺乏血供，半月板损伤无法形成瘢痕而自行修复。故半月板如果撕裂，则需要修补。盘状半月板可修补的判断标准如下：

（1）撕裂距离滑膜＜ 4 mm。

（2）位于红 – 红区的长度＞ 1 cm。

（3）无明显退行性变。

五、髌股关节的功能解剖

伸膝装置中髌骨在股骨末端滑动，股骨滑车是个固定滑轮，与髁间窝一起形成一个垂直的可供髌骨滑动的较深的凹槽。所以作用于股四头肌上的力从倾斜向上并略微侧偏向外，改变成了严格的垂直方向。屈膝时髌骨在股骨上的正常运动为垂直地沿着股骨滑车中央沟，向下移至髁间窝。当股骨沿着水平轴旋转时，其移动的距离是髌骨长度的 2 倍。事实上，膝关节伸直时，髌骨后表面朝向正后方，而当充分屈膝时，髌骨后表面受压，与股骨髁相接触，并朝向上方。因此，髌骨运动轨迹是一个弧形的平移曲线。无论胫骨相对于股骨的外旋，还是膝外翻使股四头肌肌腱与髌韧带夹角缩小，均增加了作用于髌骨上的外侧向力，促使髌骨外侧向力不稳定。这些情况可能造成髌骨外侧脱位和半脱位、髌骨软化症或外侧髌股骨性关节炎。髌骨后表面，特别在其中央纵脊部位，附有全身最厚的软骨层（4 ~ 5 mm）。这是为了满足下楼梯或从蹲位站起膝关节屈曲时，股四头肌收缩对髌骨施加相当大的压力（300 kg）的需要。髌骨后表面以中央纵脊为界分成 2 个双凹型关节面。内侧关节面被一个边界不清的斜脊再细分为主体面和附属剩余面，它位于股骨上内角，在深屈膝时与髁间窝内侧缘相关节。在屈膝过程中髌骨沿股骨滑车垂直方向移动，当膝关节充分伸直时，髌骨与滑车相接触的部位是髌骨下部；屈曲 30° 时，为髌骨中间部；在完全屈曲时，为髌骨上方和上外侧部。由此就有可能从软骨病变的表面情况判断出患者屈膝时的临界角。相反地，我们也可通过观察引起疼痛时的屈曲角度来推测病灶的位置。

迄今，我们已经能够通过髌骨轴向 X 线片和髌股骨侧位 X 线片来研究髌股关节的特征。在膝关节屈曲 30°、60° 和 90° 时，通过连续的关节间隙摄片显示髌股关节的厚度，可以观测到髌骨中央脊与股骨滑车中央沟接触的程度，以及观测与中央沟侧面相对的髌骨外侧角的悬突程度，来评估髌骨位置是否中置，以判断髌骨外侧方是否半脱位。关节间隙变窄，特别是外侧面变窄，可以用测径器测量关节间隙并与正常膝关节对比，由此可以在已进展的 KOA 中检测软骨的磨损程度。外侧关节面的软骨下骨硬化表明存在严重过负荷。胫骨粗隆相对于滑车中央沟的侧方移位，只能在 30° 和 60° 的屈膝位 X 线片中观察到，它表示胫骨相对于股骨的外旋，与半脱位及严重的外侧超负荷相关。如今，随着 CT 和 MRI 的应用，我们可以在膝关节完全伸直甚至过伸时观测髌股关节，这对 X 线片来说是不可能的。这些检查能在外力消失甚至为负值时显示髌骨半脱位情况，因此能检测出微小程度的髌股关节不稳定。关节镜能发现轴向 X 线片上难以显示的股骨和髌骨的软骨损伤，也可以检测关节的动态不稳定。

六、膝关节韧带的功能解剖

膝关节的稳定性取决于两套强有力的韧带，即十字韧带和内、外侧副韧带。内、外侧副韧带在内外侧加强了关节囊，保证了伸膝过程中关节的横向稳定性。内侧副韧带起于股骨内侧髁，止于胫骨上端，其股骨止点位于内侧微后上方，即股骨髁曲率中心连线的后上方。其胫骨止点位于胫骨内侧面的鹅足肌附着部后方。内侧副韧带向前下方斜行，在空间上与外侧副韧带的方向相交。外侧副韧带起于股骨外侧的外表面，止于腓骨头。股骨头止点位于外侧髁曲率中心的前上方，其腓骨止点位于腓骨茎突上方股二头肌附着部深面。在延伸过程中，外侧副韧带与关节囊区分明显。外侧副韧带与外侧半月板的外侧面被腘肌肌腱分隔，这有助于后外侧角的形成；它向后下方斜行，在空间上与内侧副韧带的方向相交。

在膝关节伸直过程中，每个股骨髁都像楔子一样在其附着的内、外侧副韧带和胫骨平台间滑动：股骨髁的移动如同楔子，这是因为它的曲率半径向前方及后方均逐渐增加，而内、外侧副韧带连接至髁曲率中心连线的凹面。因此，屈膝 30° 时内、外侧副韧带松弛，这也是韧带修复手术后的固定位置。

（一）膝关节韧带的走行特点

交叉韧带在膝关节运动过程中发挥重要作用，前交叉韧带和后交叉韧带在膝关节的活动中分别起前稳定和后稳定的作用，由于后交叉韧带的稳定功能易被股四头肌的作用所代偿，前交叉韧带的生物力学功能不易被代偿，因此前交叉韧带为膝关节重要的稳定结构，其主要功能为屈膝时防止胫骨对股骨的前移、伸膝时阻止膝关节过伸、不同屈膝角度可控制膝关节内外翻、控制膝关节旋转、参与伸膝时最后的"锁扣"运动等。

膝关节前交叉韧带起于内侧膝关节面边缘的胫骨髁间前区，向外侧方上行，附着于股骨外侧髁内侧面后方的一条狭长区域，该区域沿着关节软骨的后方垂直上行。根据韧带纤维的起止部位，大体标本上分为前内束与后外束。根据其胫骨止点的相对位置，前内束起于股骨止点的较近端，止于胫骨止点的前内侧；而后外内束起于股骨止点的远端，止于胫骨止点的后外侧。前交叉韧带胫骨附着处位于内侧髁间棘的前外侧，其后缘不超过髁间脊的最高点，胫骨附着处的形状不规则，可分为倒三角形、椭圆形及四边形三种。前交叉韧带股骨附着处位于股骨外侧髁内侧面的后部，其边缘靠近远端和后侧的软骨边缘，股骨附着处的形状以椭圆形为主，附着部位的纤维以一定的角度和方向像吸盘一样与股骨和胫骨的骨面紧密相连。前交叉韧带自身会形成扭曲，这是因为其胫骨部最前方纤维连于股骨最前下方，而其最后方纤维连于股骨最上方，因此，其纤维长度不一。后交叉韧带处于前交叉韧带的后方、髁间窝的深部，起于髁间后区的最后部分，止于胫骨平台后缘。后交叉韧带在胫骨端位于外侧和内侧半月板后角附着部之间区域，斜向前内上方走行，附着于股骨髁间窝深部的关节面，也附着于内侧髁关节面的外表面下缘。

前、后交叉韧带在它们的轴向边界上是互相联系的。它们在关节腔内被滑膜包被，与关节囊有重要关联，在膝关节运动时，它们相互之间存在一定的滑动联系。在矢状面，前交叉韧带斜向上后方走行，而后交叉韧带斜向前上方走行，两者互相交叉；同时，当膝关节处于伸直位或屈曲位时，它们也处于互相交叉的状态，并沿各自轴位相互滑动。在冠状面上观察，前后交叉韧带也处于相互交叉的状态，因为它们的胫骨端位于同一矢状轴。然而，在水平面观察，它们在空间上相互平行，且在运动轴边界相接触，它们各自也和同侧的副韧带交叉。这样前外侧的前交叉韧带与外侧副韧带相交叉，后内侧的后交叉韧带与内侧副韧带相交叉。因此，当从侧面观察时，这四条韧带的斜度变化有规律。当膝关节角度变化时，交叉韧带也有不同的倾斜度，当膝关节伸直时，前交叉韧带更垂直，而后交叉韧带更水平。交叉韧带的股骨附着部的大体方向也同样如此，前交叉韧带的附着部是垂直的，后交叉韧带附着部是水平的。上述前、后交叉韧带的这些特殊结构与状态使其在膝关节运动过程中发挥着复杂而又协调的作用。

（二）膝关节交叉韧带的力学作用

膝关节交叉韧带的实质部由许多走向分明的纤维束组成，各纤维束的附着部位、长度、方向各不相同，不同功能部位的纤维束相互交织、扭转，使整个韧带呈一定角度的扭转状态，这种扭转角度在膝关节屈伸运动中可有变化，体现为韧带的宽度和厚度改变。因此，研究交叉韧带的力学作用与运动特点，需考虑到韧带的厚度、体积以及附着部的大小和方向。可以将韧带的每根纤维看作具有弹性的弹簧，因此韧带的厚度和体积与其抗拉性成正比，而与其弹性成反比。同时，由于韧带附着部有一定大小，韧带的纤维长短并不相同，即所有韧带纤维并非在同一时间起作用。与肌纤维一样，运动期间韧带纤维募集，其抗拉性和弹性是变化的。由于各韧带附着部的大小和方向各不相同，各韧带纤维并非总是相互平行，反而经常在各平面内呈自身扭曲状，因为其附着线并不相互平行，反而经常在空间上相交甚至垂直。在运动期间，韧带附着部相对位置发生变化，造成不同的纤维募集并改变韧带作用的整体方向。这种韧带作用方向上的变化不仅发生在矢状面，还发生在冠状面、水平面，这完美地解释了在保持膝关节前与后、水平和旋转稳定性上，韧带既复杂又有一致性的作用。

交叉韧带在矢状面、冠状面及其他平面上的几何形态保证了膝关节的前、后稳定性，并且在与关节面保持相对接触的情况下，保证了膝关节铰链样运动的发生。当膝关节从伸直位到逐渐屈曲的过程中，各条韧带的纤维束被相继拉伸，根据其在韧带中的位置不同，它们被拉伸的程度与角度也不相同。有学者认为，前、后交叉韧带分别在伸直和屈曲时紧张。有学者则认为，交叉韧带纤维的长度是不等的，因此部分纤维总是处于紧张状态。在伸膝时，伸肌在股骨下向前拉胫骨；相反，在屈膝时，屈肌使胫骨平台向后滑移。交叉韧带拉动股骨髁，并导致其在胫骨平台上沿着其滚动的相反方向滑移。后交叉韧带在伸膝时不仅使股骨髁向前滚动，而且导致股骨髁向后滑动，这保证了在屈伸膝关节的过程中，股骨髁在胫骨平台上产生的滚动和滑动效果。

（三）膝关节韧带在旋转过程中的表现

在绝大多数的情况下，当膝关节位于屈曲状态时，膝关节的轴向旋转才可能发生；但在膝关节伸直的最后阶段与屈膝开始时，分别会有轻微的外旋与内旋。当膝关节完全伸直时，受到紧张的两侧副韧带和交叉韧带的限制，旋转是不可能发生的。

膝关节处于伸直位时，在空间上前、后交叉韧带出现明显的交叉状态，然而在水平面上观察，两交叉韧带是相互平行的。当胫骨在股骨下内旋时，交叉韧带在冠状面上交叉得更厉害；而在水平面，它们的内侧界会互相接触。

因而它们相互之间缠绕，并且像止血带一样互相拉紧，从而迅速阻止膝关节内旋运动。当胫骨在股骨下外旋时，交叉韧带在冠状面上趋向平行，而在水平面它们的内侧界趋向于不再相互接触，从而交叉韧带不再相互卡压。因此前、后交叉韧带的紧张以及变化不能限制膝关节外旋运动。

膝关节在伸直时，胫骨在股骨下的被动内旋并非发生于在髁间窝的中心附近，而是围绕着一个位于内侧髁间结节内侧界的中心点旋转。因为这个转动中心与关节中心不重叠，所以这种偏心运动使后交叉韧带松弛、前交叉韧带紧张，并且使被拉向后方的内侧半月板前角的前交叉韧带扩展部紧张。

内旋时，两交叉韧带的接触越来越紧密且交叉得也越来越厉害。如果继续内旋，交叉韧带会彼此缠绕而变得更短，从而拉近股骨和胫骨。因此，交叉韧带的相互包绕使股骨和胫骨紧密接触，从而阻止了内旋。内旋使前交叉韧带紧张、后交叉韧带松弛。当膝关节伸直时，前后交叉韧带阻止了内旋；相反，当膝关节仍充分伸展时，胫骨在股骨下被动外旋使其绕一个真实中心旋转，并且胫骨的偏心旋转使后交叉韧带紧张而前交叉韧带松弛。交叉韧带逐渐趋向互相平行，如果这种外旋运动继续，两韧带将相互平行，并使两关节面稍稍分离。当膝关节伸直时，交叉韧带并不阻止其外旋。

两侧副韧带在保持膝关节旋转稳定性中的作用可通过它们的对称性来保障。在中立位，外侧副韧带向前下方行，内侧副韧带向后下方行，两者的倾斜使它们盘绕在胫骨上端。内旋减少这种盘绕运动，同时内、外侧副韧带斜度减少，并趋向于平行。随着盘绕的减少，关节面结合程度由副韧带承担的部分下降，而由交叉韧带承担的部分增加。因此副韧带松弛所产生的结果被交叉韧带的紧张所抵消；相反，外旋增加了盘绕，使关节面结合更紧密并限制其运动，此时交叉韧带松弛。总体上可认为，副韧带阻止外旋而交叉韧带阻止内旋。因此膝关节伸直时的旋转稳定性，在外旋时由副韧带保证，内旋时由交叉韧带保证。

伸膝的最后阶段会伴随着膝关节轻微的外旋，屈膝开始时，膝关节也总有稍许内旋。这些旋转动作是自发的，即无须有意地旋转膝关节。这种情况的发生是由于屈膝时股骨外侧髁较内侧髁后退得更厉害，引起胫骨内旋。在伸直膝关节时，两侧髁在胫骨平台上移动距离的不同，导致了伸膝时胫骨的外旋。两侧髁后退的差别可归结于以下3个因素：

（1）两侧股骨髁轮廓不等长，如果展开内侧和外侧关节表面并测量，很明显后外侧髁后部曲面要超出内侧髁后部曲面。这部分解释了外侧髁为何比内侧髁滚动距离更长。

（2）胫骨关节面的形状。内侧髁只后退少许，因为它被包于凹面内而外侧髁则可滑过外侧凸面的后缘。

（3）副韧带的方向。当外侧髁在胫骨表面后移时，内侧副韧带比外侧副韧带更快地拉紧，由于外侧副韧带的倾斜性，外侧髁可以后退得更远。

七、膝关节伸肌、屈肌、旋转肌的功能解剖学

股四头肌为膝关节主要的伸肌，是维持站立状态的重要肌群之一，其需要对抗重力的作用，因此它是除臀大肌以外人体第二有力的肌肉，是膝关节屈肌肌力的 3 倍。人体一旦开始做屈曲膝关节的运动，股四头肌便开始发挥作用。值得注意的是，KOA 患者在发病过程中，出现"打软腿"现象，甚至跪地造成关节损伤，也跟股四头肌肌力下降有关。研究发现，KOA 患者膝关节屈伸肌功能均伴有不同程度损伤，且对 KOA 伸肌影响更甚。同时也有研究显示，KOA 的病情进展与股四头肌萎缩的关系更为密切，认为股四头肌萎缩是 KOA 最常见和最早发生的临床征象，股四头肌萎缩预示着患者 X 线改变及疼痛的出现，患者的股四头肌肌力和肌耐力都会有不同程度下降。因此股四头肌功能是否正常会直接影响膝关节退变程度以及腿部功能的改善，在临床中进行股四头肌锻炼防止肌肉萎缩对 KOA 的治疗具有重要意义。股四头肌是维持膝关节稳定的关键肌，改善股四头肌功能对 KOA 的治疗具有重要作用。

股四头肌由通过共同伸肌肌腱止于胫骨粗隆的 4 块肌肉组成。它们以横跨关节的多少又分为单关节肌与多关节肌。跨过一个关节的肌肉叫作单关节肌，跨过两个或两个以上关节的肌肉叫作多关节肌。多关节肌由于跨过的关节多、肌肉较长，工作时会出现多关节肌"力量性主动不足"和多关节肌"伸展性被动不足"的情况。股中间肌、股外侧肌和股内侧肌为股四头肌的单关节肌，承担伸膝的作用。股直肌为双关节肌，它的工作效率跟髋关节、膝关节的屈伸位置有关。股内侧肌比股外侧肌更有力且下行得更远，其相对优势是可以阻止髌骨的任何外侧脱位趋势。股内、外侧及中间肌正常的收缩平衡，形成一个沿大腿长轴向上的合力，如果出现不平衡状态，如股外侧肌肌力强于缺损的股内侧肌，则髌骨向外滑脱。这是髌骨潜在的复发性脱位的一个机制，且总发生在外侧。通过有选择性地加强股内侧肌，有可能会防止这种外侧脱位。

股直肌肌力只有股四头肌总肌力的 1/5，无法单独使膝关节伸直。股直

肌行于髋关节、膝关节伸屈轴之前，同时是髋关节屈肌和膝关节伸肌。股直肌作为膝关节伸肌的效率取决于髋关节的位置，同时，其作为髋关节屈肌的作用取决于膝关节的位置。这是因为与髋关节伸直位相比，当髋关节处于屈曲位时，髂前上棘和股骨滑车上缘之间的距离缩短了。其长度上的变化是由于当髋关节屈曲及膝关节在小腿重力的作用下被动屈曲时，肌肉相应缩短所造成的。一方面，根据这些情况，股内外侧肌、中间肌比起已经因髋关节屈曲而放松的股直肌来说，可以更有效地使膝关节处于伸直位上。另一方面，如果髋关节从直立位移动到伸展位，股直肌起止点之间的距离可增长且肌肉张力增加，这种增长成比例地增加了肌肉的效率。这发生在跑步或行走时，此时下肢提供推力：臀肌收缩使髋关节伸展，同时膝、距小腿关节也进入伸直位。由于股直肌效率的提升，股四头肌肌力达到最大值。因此臀大肌对股直肌有拮抗－协同作用，即它是屈髋关节的拮抗肌、伸膝关节的协同肌。当肢体摆动、行走且处于单下肢支持相时，股直肌收缩同时引起髋关节屈曲和膝关节伸展。股直肌的这种双关节作用使其在行走的两个时期都起作用，即当后肢提供推力时和摆动肢体前移时。

　　当一个人从下蹲位站起时，股直肌起重要作用，因为它是股四头肌中唯一在该动作全过程中保持效力的部分。实际上，当膝关节伸直时，髋关节也由臀大肌拉伸，这种对于股直肌起点的双重张力，在其收缩早期使肌肉长度保持不变。相反，由腘绳肌引起的屈膝，可以通过股直肌的作用而使髋关节屈曲。这在跳跃屈膝时很有用，此时股直肌使双髋屈曲。

　　髌骨是嵌于膝关节伸肌装置中的一块籽骨，位于上方的股四头肌肌腱和下方的髌韧带之间。髌骨通过前移肌肉拉力方向，可提高股四头肌的效率。在 KOA 的发病机制研究中发现，髌骨镶嵌与膝关节伸肌装置中的运动轨迹，与相对应的股骨形成的髌股关节的运动状态等因素密切相关。髌骨运动轨迹是指在膝关节做屈伸运动时髌骨相对股骨做上、下以及轻微的内、外旋运动并形成"S"形的运动轨迹。隋金颇等研究指出，髌骨运动轨迹的改变可以使外侧髌股关节面摩擦增大，关节软骨磨损增加，最终导致 KOA 的发生。薛喆等认为及早地发现并纠正异常的髌骨运动轨迹，对预防和延缓 KOA 的发生至关重要。髌骨运动轨迹具有规律性，当髌骨偏离其生理学运动轨迹时，髌骨运动轨迹会出现异常，髌股关节软骨面所承受的应力增加，常以外侧面的应力增高为主，长时间的应力过高会出现应力集中区域软骨面的磨损，最终导致 KOA 的发生。髌骨周围静态稳定结构异常是髌骨运动轨迹异常的重要因素之一。髌骨的静态稳定性结构是指髌骨周围的内、外侧支持带及软组织，其中内侧结构主要包括内侧髌股韧带、内侧髌胫韧带、内侧髌半月板韧带及内侧支持带；外侧结构主要有外侧髌股韧带、横行支持带和髂胫束。内侧结构的作用是限制髌骨外移，其中内侧髌股韧带是最主要的限制髌骨外移结构，占 53% ~ 67%；外侧结构的作用主要是维持髌骨正常的位置，防止髌骨过度旋转，从而预防髌骨向内侧倾斜的发生。内、外侧结构在正常情况下处于平衡状态，当内、外侧结构出现异常时，都会导致髌骨运动轨迹异常。Lind 等研究显示，当内侧髌股韧带损伤时，极易出现髌骨向外侧移位，增加髌股关节外侧的压力，导致 KOA 的发生。此外，研究表明，当髌骨外侧支持带过紧时，髌骨运动轨迹也会出现改变，而在外侧支持带松解术后，髌骨运行轨迹会有明显改善。这是由于在髌骨外侧支持带过紧的情况下，在膝关节屈伸活动中，髌骨向外牵拉的力增加，髌骨出现外移过大，同样导致髌股关节外侧压力增大，最终形成 KOA，而在关节镜下松解挛缩增厚的外侧支持带后，髌骨内外侧牵拉力量趋于平衡，因此，髌骨运动轨迹恢复了正常，KOA 患者的症状得到了缓解。髌骨周围的动态稳定结构异常与髌骨运动轨迹异常关系密切。

髌骨的动态稳定结构是指股四头肌及髋关节周围肌群。股四头肌是髌骨运动的方向盘，主要通过股内侧肌和股外侧肌的共同作用来维持髌骨的稳定，股内侧肌的作用是限制髌骨外移。研究指出，当股内侧肌损伤出现功能下降，在膝关节屈曲 30° 时，髌骨横向稳定性最小，易向外滑移。Mohr 等研究发现，当股四头肌受伤后，股内侧肌的力量下降速度为其他 3 块肌肉的 3 倍，这是由于股内侧肌大部分都是慢性肌纤维类型，收缩速度较慢，在膝关节活动过程中，外侧力量大于内侧肌力量，使得髌骨向外侧移动。股外侧肌的作用是限制髌骨内移及内倾，当股外侧肌力量下降时，髌骨向内移动和倾斜的趋势明显增大，当股四头肌内外侧肌力不平衡时，都将导致髌骨与股骨髁的作用力增加，以致 KOA 的发生。此外，有研究显示，当髋关节周围肌群肌力不平衡也会导致髌骨运动轨迹的异常。这是由于当髋关节内外侧肌群力量不平衡时，髋关节会发生内收内旋或外展外旋，从而增加膝关节的外翻或者内翻，引起髌骨向外或向内过度移动，由于长时间的髌骨不规则运动，导致髌股关节退变加快，引发 KOA。

腘肌位于膝关节后方，它是膝关节的内旋肌与伸肌。腘肌起自于股骨髁并移向前上方。屈膝时腘肌张力增加，起到内旋肌的作用。相反，当膝关节已屈曲时或膝关节外旋时腘肌收缩，会牵拉股骨髁向后下方移动，使股骨外侧髁回到伸展位。因此，腘肌既是膝关节内旋肌，也是膝关节伸肌。

　　膝关节屈肌包括腘绳肌、股二头肌、半腱肌、半膜肌、股薄肌、缝匠肌以及腓肠肌的外侧头和内侧头。腓肠肌起点在股骨髁上方，所以在行走前进期，即当膝、踝关节同时伸展时，它的收缩可使股骨髁前移。除了股二头肌短头和腘肌这两个例外，以上其他肌肉都是双关节肌。缝匠肌同时是髋关节屈肌、外展肌、外旋肌及膝关节的屈肌和内旋肌。股薄肌是主要的髋关节内收肌和次要的屈肌，同时也是髋关节的屈肌和内旋肌。腘绳肌既是伸髋肌也是屈膝肌，其作用取决于髋关节的位置。当髋关节屈曲时，这些肌肉的起始点与止点之间的距离有规律地增加，如当髋关节屈曲40°时，它们的相对增长量与被动的膝关节屈曲相抵消；当髋关节屈曲至90°时，其相对增长量无法被抵消。如果髋关节屈曲超过90°，此时保持膝关节完全伸直变得很困难，而且腘绳肌的相对增长几乎使其弹性完全耗尽，对于柔韧度缺乏的人群来说，这种相对增长明显减少。步行上坡时、下肢跨步向前时，髋关节的屈曲带动了膝关节的屈曲，屈髋使腘绳肌紧张，增加其作为屈膝肌的效力；相反，膝关节的屈曲也经由腘绳肌而促进了屈髋，如果髋关节充分伸展，那么腘绳肌便会相对缩短，成为较弱的膝关节屈肌。这一运动特点，有别于腘肌、股二头肌短头等单关节肌，即不论髋关节处于何种位置，上述双关节肌都保持同样的效力。

　　膝关节屈肌同时也是其旋转肌，且根据它们在小腿附着端位置的不同分为两组。附着于膝关节垂直旋转轴的外侧组，即外旋肌，包括股二头肌和阔筋膜张肌，当这些肌肉向后拉动胫骨平台外侧部时，它们使胫骨平台旋转，导致足尖朝向外。只有当膝关节屈曲时，阔筋膜张肌才会成为屈曲–旋转肌；当膝关节完全伸直时，它失去其旋转作用而成为保持膝关节伸直的伸肌。股二头肌短头是膝关节唯一的单关节外旋肌，因此其作用不受髋关节位置的影响。附着于膝关节垂直旋转轴的内侧组，即内旋肌，以缝匠肌、半腱肌、半膜肌、股薄肌和腘肌为代表。当它们向后拉动胫骨平台内侧部时，造成后者转动。它们在屈膝时起至外旋制动的作用，因而可以在暴力转向支撑肢的对侧时，迅速起作用而保护膝关节囊及其韧带。腘肌是肌肉排列一般模式中的唯一特例。其肌腱起于股骨外侧髁外侧面的腘肌肌腱沟下部，很快穿过膝关节囊，走行于外侧副韧带和外侧半月板之间，发出纤维分支至外侧半月板后缘，然后在腘弓状韧带的帮助下穿出膝关节囊并终于胫骨上末端后面。腘肌是膝关节唯一的单关节内旋肌，因此其作用与髋关节的位置无关，它向后外侧拉动胫骨平台后部。

膝关节的关节囊和各种相关韧带组成了一个稳定的保护系统，即膝关节周围防御系统。通过关节间隙的膝关节横切面上，内侧有胫骨内侧关节面及内侧股间隆起、内侧半月板前角和后角；外侧有胫骨外侧关节面与外侧髁间隆起及经横韧带与内侧半月板相连的外侧半月板；前方有髌骨悬于胫骨粗隆前方，并通过内侧和外侧的髌骨韧带连半月板；前交叉韧带的前方附着部及其半月板前角延伸部；后方有后交叉韧带后方附着部及半月板股骨后韧带。膝关节周围关节防御系统包括 3 个主要组成部分：内侧副韧带、外侧副韧带和后关节韧带复合体。内侧副韧带可承受 115 kg/cm^2 的拉力，在断裂前可伸长 12.5%；外侧副韧带可承受 276 kg/cm^2 的拉力，在断裂前可伸长 19%，比内侧副韧带更坚固且更有弹性。后关节韧带复合体由内侧和外侧半月板及其籽骨或腓肠豆骨和其他附属强化结构组成。另外还有 4 个有着不同强度和重要性的纤维腱板，其中后内侧层或后内侧角是最重要的，Bonnel 称它为纤维腱核，这当然只适用于后内侧纤维，而不是其他部分。G.Bousquet 称其为后内侧角，它位于内侧副韧带后方，包括内侧副韧带最后方纤维，内侧半月板板内侧缘，半膜肌的 2 个延伸部，即半膜肌的围绕胫骨关节面内侧缘的反折束，以及附着于内侧半月板后缘的半月板延伸部。后外侧层或后外侧角明显没有后内侧层坚固，因为在这个位置，腘肌肌腱将外侧半月板与关节内、外侧副韧带分离。腘肌肌腱也发出了半月板分支，连于外侧半月板后部。该纤维腱板由外侧副韧带短突和外侧半月板外侧缘加强。前外侧层或前外侧角由髂胫束构成，其延伸至股骨外侧缘和股四头肌肌腱的直行和斜行延伸部。前内侧层或前内侧角由股四头肌肌腱直行和斜行延伸部构成。关节周围肌肉也是膝关节防御系统的一部分。在大脑皮质指挥下做某个特定动作时，关节周围肌肉以一种完美同步的方式收缩。其收缩与关节变形方向相反，并给予了只能被动反应的韧带不可或缺的帮助。膝关节外侧有髂胫束，可以认为它是臀“三角肌”的终末端肌腱；后内侧有半膜肌和鹅足肌群；后外侧有 2 块肌肉：腘肌和股二头肌，其强大的肌腱附着于腓骨头，加强了外侧副韧带。膝关节后方的肌肉为起于股骨髁后方的腓肠肌。在其内侧头起始端，肌腱穿过半膜肌肌腱的中间囊（即半膜囊），后者与关节腔相通。这些肌肉中最重要的是股四头肌，它对膝关节的稳定性至关重要。股四头肌的张力和精巧的协调能力使其在一定程度上可以代偿损伤的韧带。任何手术若想成功，股四头肌必须处于良好状态。由于其萎缩迅速而恢复缓慢，所以特别值得外科医生和理疗师注意。

参考文献

[1]　Wind W, Smolinski R J.Reliability of common knee injection sites with low-volume injections[J]. Arthroplasty, 2004, 19：858-861.

[2]　耿凌, 任东风, 赵庆, 等 . 膝关节不同穿刺部位穿刺情况比较 [J]. 中国骨肿瘤骨病, 2011, 10（5）：534-535.

[3]　余迎浩, 姜德欣, 刘遵勇 . 下肢动脉损伤的临床治疗体会 [J]. 浙江创伤外科, 2013, 18（3）：369-370.

[4]　卢凡 . 下肢静脉曲张的分期及干预 [J]. 健康向导, 2022, 28（3）：47.

[5]　郑昊, 李广程, 赫兰学, 等 . 胫骨上端骨折合并胭动脉损伤的诊断和治疗 [J]. 中华急诊医学杂志, 2008, 17（2）：209-211.

[6]　Hou J X, Wang W Y, Cai H, et al. Patients with right lower extremity deep vein thrombosis have a higher risk of symptomatic pulmonary embolism：a retrospective study of 1 585 patients[J].Ann Vasc Surg, 2022, 81：240-248.

[7]　王琼康, 王群, 刘安 .40 例老年急性肺栓塞患者临床诊治分析 [J]. 中华危重病急救医学, 2020, 32（10）：1236-1240.

[8]　Ekici M, Ekici A, Ileri S. Chronic CT features in PE patients with co-existing DVT[J].Am J Emerg Med, 2021, 46：126-131.

[9]　Skei k N, Smith J E, Jensen J D, et al.Literature review of distal deep vein thrombosis [J]. J Vasc Surg Venous Lymphat Disord, 2021, 9（4）：1062-1070.

[10]　Vlazny D T, Pasha A K, Kuczmi K W, et al.Outcome of anticoagulation in isolated distal deep vein thrombosis compared to proximal deep venous thrombosis [J].J Thromb Haemost, 2021, 19（9）：2206-2215.

[11]　周振宇 . 股神经长段缺损的显微修复研究 [D]. 上海：中国人民解放军海军军医大学, 2018.

[12]　石钊, 张素品, 王国林, 等 . 收肌管阻滞联合闭孔神经后支阻滞用于全膝关节置换术老年病人术后镇痛的效果 [J]. 中华麻醉学杂志, 2017, 37（11）：1365-1367.

[13]　卢悦淳, 王国林 . 闭孔神经阻滞的研究进展 [J]. 国际麻醉学与复苏杂志, 2013, 34（12）：1105-1108.

[14]　吕方, 刘晓潭, 付升旗 . 胫神经和腓总神经的弥散张量成像观测 [J]. 解剖学研究, 2022, 44（04）：359-362.

[15]　Sanderson S P, Houten J, Errico T, et al.The unique characteristics of "upper" lumbar disc herniations[J].Neurosurgery, 2004, 55（2）：385-389.

[16]　Kido T, Okuyama K, Chiba M, et al.Clinical diagnosis of upper lumbar disc herniation：Pain and/or numbness distribution are more useful for appropriate level diagnosis[J].Journal of orthopaedic science：official journal of the Japanese Orthopaedic Association, 2016, 21（4）：419-424.

[17]　Yüce I, Kahyaoğlu O, Mertan P, et al. Analysis of clinical characteristics and surgical results of

upper lumbar disc herniations [J].Neuro–Chirurgie, 2019, 65（4）: 158–163.

[18] Kortelainen P, Puranen J, Koivisto E, et al. Symptoms and signs of sciatica and their relation to the localization of the lumbar disc herniation[J].Spine, 1985, 10（1）: 88–92.

[19] 刘洪文, 徐杰, 林院, 等 . 腓总神经 "预松解" 预防重度膝外翻畸形人工全膝关节置换术后神经麻痹 [J]. 中华医学杂志, 2020, 100（7）: 516–520.

[20] 郑光豪 . 痛症的诊断与治疗 [M]. 北京：人民军医出版社, 1994.

[21] 朱盛修 . 周围神经显微修复学 [M]. 北京：科学技术出版社, 1991.

[22] Abd Razak H R B, Ali N B, Howe T S.Generalized ligamentous laxity may be a predisposing factor for musculoskeletal injuries[J].Journal of Science and Medicine in Sport, 2014, 17（5）: 474–478.

[23] Kosel J, Giouroudi I, Scheffer C, et al. Anatomical study of the radius and center of curvature of the distal femoral condyle[J]. Journal of biomechanical engineering, 2010, 132（9）: 1701–1708.

[24] Wu J, Kuang L, Chen C, et al. miR–100–5p–abundant exosomes derived from infrapatellar fat pad MSCs protect articular cartilage and ameliorate gait abnormalities via inhibition of mTOR in osteoarthritis[J]. Biomaterials, 2019, 206: 87–100.

[25] Belluzzi E, El Hadi H, Granzotto M, et al.Systemic and Local Adipose Tissue in Knee Osteoarthritis[J]. Journal of Cell Physiol, 2017, 232（8）: 1971–1978.

[26] Akao M, Ikemoto T, Takata T, et al. Suprapatellar plica classification and suprapatellar plica syndrome[J].Asia Pac J Sports Med Arthrosc Rehabil Technol, 2019 , 22（17）: 10–15.

[27] Bryceland J K, Powell A J, Nunn T. Knee Menisci[J]. Cartilage, 2017 , 8（2）: 99–104.

[28] 冯华 . 半月板损伤修复与重建 [M]. 北京：人民军医出版社, 2013.

[29] Iriuchishima T, Tajima G, Ingham S J, et al. Intercondylar roof impingement pressure after anterior cruciate ligament reconstruction in a porcine model[J].Knee surgery, sports traumatology, arthroscopy : official journal of the ESSKA, 2009, 17（6）: 590– 594.

[30] 潘晓雨, 傅维杰, 武鳃, 等 . 老年女性膝骨关节炎患者膝屈伸等速肌力及其与 BIM 的相关性研究 [J]. 中国运动医学杂志, 2016, 3（4）: 317–320.

[31] 刘丽金, 梁杰, 苏婵娟, 等 . 肌电生物反馈疗法对膝骨性关节炎股四头肌力量和功能的影响 [J]. 吉林医学, 2020, 41（11）: 2568–2573.

[32] 连晓文,陈秀明,刘金勇,等 . 股四头肌功能训练治疗膝关节骨性关节炎 的 临 床 观 察 [J]. 中国中医药现代远程教育, 2018, 16（12）: 108–110.

[33] Omori G, Koga Y, Tanaka M, et al.Quadriceps muscle strengthand its relationship to radiograghic knee osteoarthritis in japanese elderly[J].Orthop Sci, 2013, 18（4）: 536–542 .

[34] Beckert M W, Albright JC, Zavala J, et al.Clinical Accuracy of J–Sign Measurement Compared to Magnetic Resonance Imaging[J].The Iowa orthopaedic journal, 2016, 36: 94–97.

[35] 隋金颐, 葛帮荣, 杨文锋, 等 . 膝关节参数在膝前疼痛中的意义 [J]. 中国组织工程研究, 2013, 17（9）: 1633–1640.

[36] 薛喆, 宋关阳, 刘心, 等 . 髌骨运动轨迹测量方法及结果的相关研究进展 [J]. 中国运动中国运动医学杂志, 2017, 36（12）: 1112–1116, 1121.

[37] 黄晋, 谢兴文 . 髌骨不稳人群与正常人群髌骨运动轨迹的对比研究 [J]. 中国中医骨伤科杂志, 2018, 26（2）: 72–75.

[38] Senavongse W, AmisA A.The effects of articular, retinacular, or muscular deficiencies on patello femoral joint stability : abiomechanical study invitro[J].the journal of bone and joint surgery

British volume, 2005, 87（4）: 577–582.

[39]　Ji G, Wang S, Wang X, et al.Surgical versus Nonsurgical Treatments of Acute Primary Patellar Dislocation with Special Emphasis on the MPFL injury Patterns [J].The journal of knee surgery, 2017, 30（4）: 378–384.

[40]　Lind M, Enderlein D, Nielsen T, et al.Clinical out come after reconstruction of the medial patello-femoral ligament in paediatric patients with recurrent patella in stability [J], Knee surgery, sports traumatology , arthroscopy: official journal of the ESSEKA, 2006, 24（3）: 666–671.

[41]　申云龙, 赵爱民, 李建兵, 等 . 外侧支持带松解术后髌骨轨迹的分析 [J]. 中国矫形外科杂志, 2016, 24（13）: 1223–1227.

[42]　Stephen J, Alva A, Lumpaopong P, et al.Acadaveric model to evaluate the effect to fun loading the medial quadriceps on patellar tracking and patellofemoral joint pressure and stability [J]. journal of experimental orthopaedics, 2018, 5（1）: 34–35.

[43]　Mohr K J, Kvitne R S, Pink M M, et al.Electromyography of the quadriceps in patellofemoral pain with patellar subluxation[J].Clinical orthopaedics and related research, 2003, 415: 261–271.

[44]　Cichanowski H R, Schmitt J S, Johnson R J, et al.Hip strength in collegiate female athletes with patellofemoral pain [J].Medicine and science in sports and exercise, 2007, 39（8）: 1227–1232.

[45]　A.I.Kapangdji. 骨关节功能解剖学 [M]. 北京: 人民军医出版社, 2011.

[46]　郭世绂, 骨科临床解剖学 [M]. 济南: 山东科学技术出版社, 2001.

（余文景）

第4章 膝关节运动生物力学

第一节 概 述

KOA 是一种以膝关节软骨退行性变 、磨损以及关节边缘和软骨下骨反应性增生，骨赘形成为主要特征的慢性退行性关节病变 。下肢稳定性异常、下肢力线改变、节面过度负重或应力不平衡等生物力学因素是 KOA 发生的重要因素。

第二节 膝关节材料力学和生物力学特点

一、骨组织材料力学

骨骼由皮质骨和松质骨组成，二者的力学特性一致，只是皮质骨的强度和刚度更大。强度和刚度可由载荷变形曲线表示，载荷变形曲线可确定骨在破坏前所能承受的载荷、变形以及吸收的能量。刚度经常用弹性模量说明，弹性模量越小，刚度越大；反之，则刚度越小。

影响骨强度的因素有：肌肉收缩力、载荷速度、骨的尺寸和形状。骨骼还有一个特性，即异向性，就是不同方向受力，其力学性能不同，在最常见的载荷方向上其强度和刚度最大。解剖部位不同，其力学性质也有所不同。骨对不同载荷形式的反应不同，人成熟皮质骨对不同载荷的极限应力值也不同，压缩＞拉伸＞剪切。重复载荷下的骨疲劳与载荷大小、重复次数及载荷速度有关。运动训练中势必会出现骨疲劳，但由于骨骼有自我修复能力，所以只有当过度疲劳超过了骨的重建能力时才发生疲劳性骨折。另外，在骨骼的伤病中普遍存在应力集中现象，即由截面尺寸改变而引起的应力局部增大的现象。

骨是一种有生命的复合、各向异性、非均匀的材料，具有黏弹性和良好动力适应性。骨的一切优良性质都与其功能相一致。兼有弹性和黏性，在外力作用下，产生的变形对时间有着依赖关系者称为黏弹性物体，骨、软骨以及软组织均是黏弹性物体。

骨的功能适应性：骨结构受遗传、激素活性及载荷控制，运动中当外力环境变化时，通过内部调整，也能以有利的新结构形式来适应新的外部环境，即德国医学博士 Wolff 于 1892 年提出的骨变化定律：骨功能的改变，都有与数学法则一致的确定的内部结构和外部形态的变化。

骨修复过程中的力学原理是：充分利用功能情况下的力学状态去控制骨修复，而不要去干扰甚至破坏骨应承受的力学状态。

运动负荷在骨的生长、改建及退化过程中起着重要作用。未成年骨对运动负荷的反应是通过塑形与改建共同完成的。研究表明，生长期的动物骨骼，较低和中度的运动负荷将使皮质骨和松质骨的新骨形成明显增加。然而，当运动负荷及持续时间超过一定限度时，皮质骨和松质骨新骨量反而减少，力学性能也有所下降。到成熟期，骨的塑形基本结束，而改建则持续终生。运动负荷对成年骨的作用可能主要是保存骨量，当然可能其骨量会有少量增加。运动负荷可以使松质骨骨量增加，其增加的数量可能不是很多，而且存在部位差异。如果运动负荷停止，则增加的骨量可再度丢失。因此，应提倡进行坚持不懈的科学运动。

二、关节软骨的材料力学

关节软骨是多孔介质，具有固体有机基质和液体水的二相性。承受载荷时，固体有机基质的材料性能及其渗透性影响软骨性能。

渗透性表示液体流经多孔介质的固体基质时的摩擦阻力。渗透性对正常软骨的营养、润滑、承载等有重要意义。由于软骨的渗透性低，其材料性能与载荷变化的速度密切相关。快速加载时，液体来不及从软骨中挤出，表现为弹性的单相性能；长时间缓慢加载时，液体被挤出的同时软骨组织发生变形，即表现为蠕变反应，亦即黏弹性的材料性能。

关节软骨的这些力学特性是关节软骨损伤的力学基础，如关节长时间制动或过度运动会对软骨造成损伤。

三、软组织的材料力学

肌肉、肌腱、韧带均属于软组织，都具有非线性、各向异性和黏弹性等性质。肌肉活动的基本生物力学指标有肌张力、肌肉长度变化的速度、肌肉收缩的形式。

静止的肌肉具有弹性，如果对一端施以外力，肌肉则被拉长，当撤除外力后肌肉便恢复初始长度。最初肌肉容易被拉长，到一定长度后则需要很大的力，直至不能再伸长。重复拉伸肌肉要比单次拉伸肌肉的长度增加多。因此在训练中应注意牵拉训练，增加肌肉的柔韧性，以免拉伤。

韧带作为关节连接的静力结构，关节运动时产生的拉伸载荷作用在韧带和关节囊上。运动中关节扭转受伤大多会引起韧带不同程度的撕裂，若不能良好修复，则会导致关节不稳并继发创伤性关节炎。关于关节疲劳的研究发现，大强度、过度训练可引起韧带组织的疲劳和退变，导致关节失稳。多数韧带主要由胶原纤维组成，但脊柱中的项韧带和黄韧带约2/3的部位由弹性纤维组成，几乎完全表现出弹性特性。

肌腱作为传输肌肉收缩力的结构，承受肌肉收缩产生的拉伸载荷。肌腱几乎完全由胶原纤维组成。过度运动可引起腱纤维的变性，急性受伤则可能会发生肌腱的急性撕裂或其止点的撕脱骨折。

四、关节生物力学

关节作为运动的枢纽，承受多种不同的力学刺激。如软骨和软骨下骨主要承受压应力、剪切应力，暴力损伤常常引起关节面的压缩骨折和剪切骨折，劳损则引起软骨的退变和骨的疲劳。韧带和关节囊主要承受拉伸应力和扭转应力，常常发生劳损、撕裂或其止点的撕脱骨折。肌腱作为关节动力的传输结构，常常发生撕裂或撕脱骨折，过度运动可引起肌腱组织的劳损和变性。

五、膝关节受力分析

以膝关节为例，在直立位时，人体重心线在膝关节中心稍前方，因此在这种情况下膝关节直立不需要很大肌力来维持；在慢步上楼时，膝关节可能要承受3~5倍体重的力量；在平地行走时，膝关节上的受力为体重的2~3

倍。

膝关节有两个运动自由度，可以绕横轴和纵轴转动。绕横轴屈伸可到150°，当伸膝到最后 10°～20° 时，胫骨要外旋 4°～15°。这种旋转发生于半月板与胫骨之间，随着伸膝外侧半月板向后滑动，而内侧半月板几乎不动；反之，在屈膝时胫骨内旋。

膝关节屈伸时，其瞬时中心不断变化，正常的运动轨迹呈环形，在做全膝置换时应考虑这个瞬时运动轨迹。髌骨传递股四头肌力，增加股四头肌的作用力矩，与股骨滑车面构成髌股关节。负重时稳定膝关节、髌股关节接触面积，从伸直到屈曲 90°，该面积随屈膝角度增大而增加；90° 时两关节接触面积最大，90° 以后随屈膝角度增大而减小。在日常活动中，大多膝关节活动范围＜ 45°，膝关节屈伸范围＜ 110°，内外旋范围在 10°～15°。正常平地行走时膝屈伸范围＜ 70°，下楼时屈伸范围＜ 90°，上楼时屈伸范围较下楼略小，一般坐位时屈伸范围为 90°～110°。

髌、股关节压力主要来自股四头肌收缩：屈膝 30° 站立时，髌、股间压力约等于体重；屈膝 60° 站立时，髌、股间压力约等于 4 倍体重；屈膝 90° 站立时，髌、股间压力约等于 6 倍体重；平地行走时髌、股间压力约为体重的 1.5 倍；上、下楼梯时髌、股间压力约为体重的 3.3 倍；下蹲时髌、股间压力约为体重的 8 倍。

不同角度，膝关节受力不同：膝关节在 30°～50° 时伸膝力量最大，这也是大多数运动项目中膝关节"发力"的角度；股四头肌张力在屈膝 15° 时约是负荷的 1 倍；在屈膝 45° 时张力约是负荷的 4.5 倍。
维持髌骨稳定与活动的主要动力结构是股四头肌和伸膝腱膜，其中股内侧肌止于髌内缘上 1/2～2/3，外侧肌止于髌外缘上 1/3～1/2，股直肌止于髌骨上缘，而股中间肌位于其深面。

股四头肌力线与髌韧带力线相交形成向外张开的角，即 Q 角，在正常情况下＜ 15°。由于 Q 角的存在，使得髌骨受到一个向外的分力，所以股内侧肌向内牵拉髌骨的力量非常重要。当股内侧肌萎缩时易发髌骨外侧脱位。

在治疗中，若排除异常骨性结构因素，则采取软组织平衡术。一为加强使髌骨向内的力，并通过松解髌外侧支持带以减弱使髌骨向外的力；二为减小 Q 角，以减弱髌骨所承受的向外的分力。

在临床上，应根据具体情况，选择和制订手术方案。

第三节　膝骨关节炎发病机制中的生物力学

下肢力线改变、关节面应力分布不均衡、下肢稳定性异常或过度负重等生物力学因素是 KOA 发生的重要因素。

一、软组织损伤

膝关节生物力学作用主要依赖于关节软组织结构和功能，各种原因导致膝关节软组织损伤或结构改变，均可使其生物力学发生紊乱、应力失衡，导致 KOA 的发生或病情加重。

下肢肌力尤其是股四头肌肌力下降是引起 KOA 的重要因素，下肢肌群肌力的改变，能干扰膝关节正常载荷的分布，而良好的肌力能有效降低 KOA 的发病风险、减轻软骨磨损以及延缓关节间隙变窄的进程。

譬如临床上常见的前交叉韧带断裂患者，由于关节负荷改变，继发关节不稳和持续软骨磨损，远期预后是 KOA。

二、下肢力线的改变

正常的下肢力线是通过股骨头中心、膝关节中心及踝关节中心的连线，该力线通过髌骨中心稍内侧，此时膝关节水平面与地面平行。下肢力线正常是膝关节筋骨平衡的基本保证。

膝关节负荷分布主要由膝关节力线决定，力线异常导致局部关节软骨和软骨下骨承受应力增加继发软骨磨损，是 KOA 早期发病的重要因素。

有研究发现，内翻畸形将导致内侧间室患 KOA 的风险增加 3.59 倍；外翻畸形将导致外侧间室患 KOA 的风险增加 4.85 倍。

三、肥胖和长期负重

体形肥胖和长期负重的人，膝关节受力面相对不会增加，而自身重力和行走时地面的反作用力都会增大，作用在膝关节面的应力也会增加，容易导致 KOA 的发生。

有研究表明，由于肥胖者自身重力负荷能增加膝关节面的压力，肥胖者比正常人患 KOA 的风险概率增高 69%。BMI 高和长期从事高负荷、膝过度屈曲等工作，是 KOA 发病的重要危险因素。

参考文献

[1]　张世明. 中西医结合运动创伤学 [M]. 北京：北京大学医学出版社，2008：38–40，58–59.

[2]　张礼平，程飞，刘德玉，等. 生物力学在膝骨性关节炎中的应用进展 [J]. 中华中医药学刊，2016，7（34）：1644–1646.

[3]　乐意，金荣疆，阳杨，等. 从下肢生物力学来解析膝骨关节炎 [J]. 中国康复理论与实践，2013，19（6）：505–506.

[4]　李靖龙，王予彬. 前交叉韧带损伤与重建术后核心稳定特征研究进展 [J]. 中国康复医学杂志，2013，28（1）：83–84.

[5]　Sharma L, Song J, Dunlop D, et al. Varus and valgus Alignment and Incident and progressive knee Osteoarthritis [J]. Ann Rheum Dis, 2010, 69（11）：1940–1945.

[6]　林炎水. 膝关节骨性关节炎影响因素分析现 [J]. 现代预防医学，2012，39（4）：815–816.

（张挥武、毛小容）

第5章　膝骨关节炎的病因

第一节　概　　述

　　KOA 被现代中医学称为膝痹，古代医学文献、著作中并未记载此病名，但根据其临床症状表现，诸多古代医学典籍中多有治疗类似疾病的记载，如"痹证""骨痹""筋痹""膝痛""鹤膝风""历节病"等，纵观不同时期医家以及当代大多数医者所认可的概念，KOA 当属于中医"骨痹"范畴。

　　《素问·痹论》明确指出"风寒湿三气杂至，合而为痹也"，即痹证的形成是因为风、寒、湿三种邪气混杂侵袭机体所致。《素问·痿论》曰："肾者，水脏也，今水不胜火，则骨枯而髓虚，故足不任身，发为骨痿。"《景岳全书》云："盖痹者，闭也，以血气为邪所闭，不得通行而病也。"《中藏经·论骨痹》曰："骨痹者，乃嗜欲不节，伤于肾也，肾气内消……则精气日衰……邪气妄入。"《脉因证治》曰："骨痹者，嗜欲伤于肾气，内消而不能闭禁，邪气妄入。"冯兆张在《冯氏锦囊》中认为鹤膝风"肾虚者多患之，因真气衰弱，邪气得以深袭"。王清任在《医林改错》中提出"瘀血致痹"之说，采用身痛逐瘀汤等方药治疗痹证。唐容川《血证论》认为骨痹的发病与精髓不足密切相关。《嵩崖尊生书》曰："膝属脾肝肾，膝痛皆三阴亏损之症。"可见古代诸多文献都论述了痹证的病因、症状及分类，且大都认为其病变的根本在于肝肾亏虚，并且与多种外邪的共同作用相关，认为其发病是肝肾不足为本，痰瘀痹阻经络为标，本虚标实，病情复杂。另外，脾主运化，主四肢肌肉，脾虚则运化不利，痰湿内生，经脉不通，阻于关节，导致肿胀，且脾为后天之本，脾虚则化生无源，加重肝肾不足外，形成恶性循环。可见 KOA 发病除了外邪侵袭，同时还和肝肾亏虚、劳损及跌仆外伤、痰浊瘀血、情志、气候及地理环境等密切相关，各个因素之间相互作用，导致了膝痹的发生。

第二节　肝肾亏虚

肝肾亏虚是 KOA 发病的重要内在因素。因肝主筋，藏血，为罢极之本，筋能束骨利关节，全身之筋膜，人之一举一动，莫不由乎筋力，筋强才能约束关节、肌肉，动作矫健而协调。筋所以能强，盖由肝气、肝血之充养，肝之气血充盈，才能营浸于筋，筋膜得以滋养，则筋膜柔软，肢节灵活。膝为筋之府，肝虚藏血不足，则筋失濡养，肢体麻木，挛急，关节屈伸不利，筋缩不曲，不耐疲劳等。肾为先天之本，藏精，主骨，生髓，髓在骨内，有滋养骨骼之功，肾精充足，骨髓化生有源，骨骼得以滋养，则骨质发育旺盛，坚固有力，耐久立而强劳作。肾阳为一身阳气之根本，是促进机体生长、发育，进而具有生殖能力的原动力，为机体生命活动之本，骨骼的生长、发育、修复，依赖肾精的滋养，更依赖于肾阳之温煦、推动。肾虚则髓生不足，骨质不充，失却用强。因此若肝肾亏虚，精血不足，筋脉失于濡养，则风、寒、湿等外邪易乘虚而入致病。故《素问·脉要精微论》曰："膝者筋之府……筋将惫矣；骨者，髓之府……骨将惫矣。"《圣济总录·骨痹》云："……夫骨者肾之余……迨夫天癸亏而凝涩……骨乃痹而其证内寒也。"《张氏医通》"诸痛门"中论膝痹云："膝者筋之府……故膝痛无有不因肝肾虚者……"《灵枢·五邪》篇曰："邪在肾，则病骨痛。"西晋·皇甫谧在《针灸甲乙经》中认为邪热耗损肾精，精不足以生髓，骨髓空虚，导致下肢痿弱无力，不能支撑身体站起直立；肝肾同源，肾阴空虚则肝阴亦不足，肝肾阴虚导致筋骨失于濡养。以上所示古代医家从病机上分析并强调了肝肾亏虚是 KOA 形成的重要内在因素。

第三节　风、寒、湿侵袭

外邪致痹在《内经》里的论述最早也最详，《素问·痹论》云"风寒湿三气杂至，合而为痹也"。表明外邪入侵致 KOA 以风、寒、湿三邪为主。其中又以寒、湿二邪致病最常见，因寒、湿均为阴邪，易伤阳气，阻遏气机。寒主收引凝滞，易使气血津液凝结，经脉阻滞，阴寒之邪侵犯，阳气受损，失其温煦，易使经脉气血运行不畅，甚或凝结阻滞不通，不通则痛；寒邪侵体，使气机收敛，腠理、经络、筋脉收缩而挛急，寒客经脉关节，则经脉收缩拘急，甚则挛急作痛，屈伸不利或冷厥不仁。湿性重浊黏腻、易趋下位，好袭阴位，湿邪阻滞经络关节，阳气不得布达，则可见肌肤不仁、关节疼痛重着等，湿性黏滞，易阻气机，气不行则湿不化，胶着难解，故湿邪为病，起病隐缓，病程较长，反复发作，或缠绵不愈，又因湿邪为重浊有质之邪，类水属阴而有趋下之势，人体下部亦属阴，同类相求，故湿邪为病，多易伤人体下部，故常表现为膝关节沉重乏力、肿胀。清代陈念祖曾指出："深究其源，自当以寒与湿为主，盖风为阳邪，寒与湿为阴邪，阴主闭，闭则郁滞而痛。"其次暑邪和热邪也可导致 KOA，但往往都是合并湿邪致病。暑热为阳邪，其性燔灼，其邪入体，致人体阳气病理性偏亢，阳胜则热，故发为实热性病症，多见关节红肿热痛等征象，同时火热易伤津耗气，一方面迫津外泄，使气随津泄而致津亏气耗，另一方面则直接消灼煎熬津液，耗伤人体阴气，即所谓热盛伤阴。吴鞠通在《温病条辨》中指出："湿聚热蒸，蕴于经络，寒战热炽，骨骱烦疼……病名湿痹。"叶天士指出："从来痹证，每以风寒湿三气杂感主治。召恙之不同，由乎暑喝外加之湿热，水谷内蕴之湿热。外来之邪，着于经络，内受之邪，着于腑络。"所以湿热或暑湿引起关节炎，或由素体阳气偏盛，内有蕴热，或外受风湿之邪入里化热，或为风、寒、湿经久不愈，蕴而化热，或湿热直中于里，均可使湿热交阻，气血瘀滞经脉关节，而出现关节红肿热痛，屈伸不利。《灵枢·刺节真邪》云"虚邪之中人也……内搏于骨则为骨痹"，说明风、寒、湿等外邪经皮毛入侵，后进一步传变至骨而形成骨痹的病变进程。《四圣心源》亦云："历节者，风寒湿之邪，伤于筋骨者也。"可见此三种外邪是导致 KOA 的重要外部因素。

第四节　劳损及跌仆外伤

跌仆外伤会引起气血及筋骨受损，致形态改变而遗留后遗症，是 KOA 发生的常见的重要诱因。《素问·宣明五气篇》曰："久视伤血……久行伤筋……"说明长期劳损及外伤亦可致病。"气伤痛，形伤肿"说明肿痛的原因是外部因素所致气血损伤。由于活动不当，摔倒、跌仆、闪挫均可致膝关节局部气血损伤，气滞血瘀，经络阻塞，患处疼痛和肿胀。日久局部经筋气血凝滞，正虚或感邪即发。《杂病源流犀烛》中对这一因素致病有非常详细的论述："忽然闪挫，必气为之震……忽因所壅而凝聚一处，气凝则血亦凝矣……"由于闪挫暴力，易致气血壅滞，运行不畅，气血运行不畅又易导致人体脉络不通，水液运行受阻，从而聚湿成痰，痰湿与瘀血互结，不通则痛；再者气血运行不畅则筋脉、骨节失于濡养，不荣则痛。而筋伤骨折会导致其原本正常的形态发生改变，筋骨之间的平衡被打破从而易发生 KOA。

第五节　痰浊瘀血

《类证治裁·疡证》提出"痹久必有瘀血"。王清任在《医林改错》中明确记载"痹有瘀血"论，开创了活血化瘀法运用于治疗痹证的先河。《寿世保元》中说瘀血、湿痰停留在肢体关节中，表现为肢体沉重的是湿痰所致，而在晚期症状加重的是瘀血久留。《万病回春》记载："凡骨节疼痛……是湿痰流注经络。"《景岳全书》云："盖痹者，闭也，以血气为邪所闭，不得通行而病也。"上述理论均表明痰浊瘀血在痹证的发生、发展过程中既作为病理产物，又作为致病因素贯穿于本病的始终。这些病理产物能够直接或间接作用于人体而引起新的病症。痰浊瘀血最大的特性是阻滞窍道、经络，导致气血不能流通，同时生成新的痰瘀，加重瘀血，因此它既是病因也是结果，在 KOA 的发生、发展和演变过程中发挥着重要作用。

第六节　情　志

《内经》曰："得神者昌，失神者亡。"张介宾云："形者气之质，色者神之华。"故心理健康必以生理健康为基础，要维护心理健康必须强调躯体无病痛。而反过来心理问题也可以影响生理健康，所以要想保持生理健康，又必须强调心理无障碍。《内经》指出"恬淡虚无，真气从之，精神内守，病安从来？""精神不进，志意不治，故病不可愈"，说明精神状态对疾病的发生、治疗和康复都有重大影响。情绪状态与 KOA 的关系亦十分密切，消极的心理状态直接或间接影响生理活动状态，造成膝关节功能的异常，长期可引起平衡失调，从而导致 KOA 的发生。患 KOA 之后形体不适，妨碍日常生活起居，不可避免地出现情绪波动、烦躁不安，进一步加剧心理不平衡，从而陷入"心理—生理—病理"严重失衡的恶性循环中，导致病情发展，并影响到 KOA 的治疗与康复。情志是人们对外界刺激产生的心理活动。情志失调特别是情志抑郁，可造成气血郁滞，五脏六腑、上下内外失于调和而发病。正如朱丹溪所说："气血冲和，万病不生，一有怫郁，诸病生焉，故人身诸病，多生于郁。"情志不畅，郁而不伸，意欲不遂，可引起肝失疏泄，气机郁滞。肝气郁滞，其病在气，但随着病情的发展，其病机亦发生变化。气郁可引起血、痰、火、湿、食郁等，又可影响气机的升降运动，导致气郁加重，造成恶性循环，使疾病错综复杂。KOA 患者由于受到反复发作的疼痛、头晕、麻木或行走困难等困扰，严重影响日常生活起居，加上平时遇到工作和学习上的不良事件，不可避免地会产生抑郁情绪，以至于疾病常因此而发生异端，使之症状转化，变证百出。故 KOA 无论起于内还是伤于外，均可因不良情志直接或间接地影响到气血、脏腑的功能，形成已病机体的非良性循环，改变常态的病理修复过程，终致轻疾延缓、重病遭难，直至"喜怒不节，生乃不固"。

第七节　气候及地理环境

季节气候异常和所处地理环境在很大程度上影响着 KOA 的发生。临床上 KOA 患者的就诊有一定的规律，即在雨水、清明、梅雨季节和冬日发病比较多，主要是因为此间寒冷或多湿，寒湿之邪易从外侵袭，"老寒腿""预报膝"等即表明天气变化对膝关节的影响。此外，若长期处于寒冷、潮湿、沿海等环境中，好袭膝部的寒湿之邪可以长期侵袭，久之则耗损人身之阳气，导致正气虚衰而致病。因此《儒门事亲》描述为："此疾之作，多在四时阴雨之时……或濒水之地……寝处津湿，痹从外入。"

综上所述，根据 KOA 的病因病机，可将其主要归纳于几点：本病病位于膝部；本病病性为本虚标实、虚实夹杂。初起以标实多见，病势较浅，多为寒、湿、热、瘀、痰痹阻；久之虚实互现，或以虚为主、杂有标实，或标实为主、杂以虚候，或虚实并作病势由表入里，由浅入深；其突出的病理改变主要为不通、不荣，从而导致膝关节的筋骨失衡，出现以关节疼痛、肿胀、畸形、功能障碍等为主的临床表现。

参考文献

[1] 黄帝内经 [M]. 北京：人民卫生出版社, 2013.
[2] 张璐. 张氏医通 [M]. 北京：人民卫生出版社, 2006.
[3] 谭春雨. 中藏经 [M]. 北京：人民卫生出版社, 2007.
[4] 陈修园. 时方妙用 [M]. 北京：人民卫生出版社, 2007.
[5] 吴瑭. 温病条辨 [M]. 北京：人民卫生出版社, 1963.
[6] 叶天士. 临证指南医案 [M]. 北京：人民卫生出版社, 2006.
[7] 沈金鳌. 杂病源流犀烛 [M]. 李占永, 李晓林, 校注. 北京：中国中医药出版社, 1994.
[8] 张介宾. 景岳全书 [M]. 北京：中国中医药出版社, 1994.
[9] 张子和. 儒门事亲 [M]. 邓铁涛, 赖畴, 整理. 北京：人民卫生出版社, 2005.
[10] 王清任. 医林改错 [M]. 北京：中国医药科技出版社, 2016.
[11] 李晓峰, 王拥军, 叶秀兰, 等. 施杞教授运用膏方治疗慢性筋骨病的经验 [J]. 中西医结合学报, 2012, 10（6）：701–706.
[12] 赵志付, 熊抗美, 刘国, 等. 刚柔辨证的中医心身医学研究 [J]. 天津中医药, 2003, 20（4）：69–71.
[13] 谢林, 郭振球. 膝关节退行性骨关节病与血瘀证 [J]. 湖南中医学院学报, 1996, 16（3）：76–78.
[14] 徐传毅, 樊粤光, 宁明显. 肾虚血瘀与膝骨关节炎关系初探 [J]. 新中医, 2002, 34（3）：7–9.

（杨茂益）

第6章 膝骨关节炎的危险因素、发病机制及病理表现

第一节 概　　述

围绕 KOA 发生与发展的病理生理过程，一直存在许多假说。尽管本病发病机制尚不明确，但目前学术界已经认识到 KOA 的发病是一种复杂的、多因素共同作用下的结果，其病因包括关节完整性、遗传易感性、局部炎症反应、生物力学因素以及细胞免疫反应等多个方面。从临床发病规律来看，KOA 的发病、进展与患者年龄、外伤、肌力失衡、代谢异常、遗传等因素密切相关。

第二节　膝骨关节炎的危险因素

一、年龄因素

年龄因素是 KOA 发生的首要危险因素，本病属于退行性疾病，随着年龄增长，关节结构退变，KOA 的患病率逐年增加，并且疼痛与功能障碍症状也随之加重。首先，随着年龄增长，膝关节周围软组织因长期超负荷使用而发生退行性改变。先是关节周围韧带细胞、胶原基质结构紊乱并伴有韧带附着点的无菌性炎症，随后出现滑膜炎、关节积液、髌下脂肪垫炎等软组织炎症表现。其次，膝关节骨性结构随着年龄增长、关节软骨过度使用而出现软骨基质流失、表面磨损破坏等表现，导致关节在活动中摩擦系数增大，影响关节功能。在年龄增长过程中，一方面膝关节周围软组织炎症改变关节的力

学平衡，诱发关节软骨退变和无菌性炎症使关节周围白介素（IL）、金属蛋白酶（MMPS）等细胞因子含量增加，进而加速了软骨破坏；另一方面软骨破坏产生的软骨碎片进入关节腔，激活固有免疫反应诱发滑膜炎，进而进一步诱发周围软组织的无菌性炎症反应，进一步加重软骨退变，推进 KOA 的发病进程。正如汤敏生等的调查结果显示，KOA 患者在年龄大于 40 岁时，KOA 的发病率明显增高，在 KOA 患者年龄大于 60 岁的年龄调查组中达高峰。

除劳损导致的关节结构退变外，老年患者的神经肌肉改变也是 KOA 的危险因素。有研究发现，与青年人相比，中年人和老年人下肢运动过程中的动态姿势控制能力减退，进而使下肢胫骨相对于股骨倾向于外展、内旋和后移，运动中的膝关节角同样产生了偏移，改变了膝关节正常的运动模式，导致膝关节生物力学平衡被打破，加速导致 KOA 的产生。

二、外伤因素

膝关节外伤是 KOA 的重要危险因素。英国的一项横断面调查研究显示，职业足球运动员在退役后 KOA 发病率（包括膝关节疼痛、影像学检查阳性以及全膝关节置换手术史）是一般人群的 2 ~ 3 倍，并且足球运动员 KOA 的平均发病年龄比一般人群早 10 ~ 15 岁，其中膝关节外伤史和过高的 BMI 是 KOA 发病的主要危险因素。德国一项病例对照研究结果显示，膝关节外伤将导致患者未来 4 年内 KOA 的发病风险提高 4 倍，并且 KOA 发病后未来 2 年内将更容易遭遇外伤，使 KOA 不断加重。这提示我们，膝关节外伤导致 KOA 产生，而 KOA 又使患者更容易受到新的外伤，形成疾病加速发展的恶性循环。除了新发损伤会导致 KOA 之外，既往膝关节外伤史与老年 KOA 发病同样密切相关。越来越多的学者认识到，从青少年到中青年时期膝关节遭受外伤的经历，如前交叉韧带损伤，侧副韧带、半月板撕裂拉伤等，与老年 KOA 的发病密切相关。

三、肌力失衡

肌力失衡是 KOA 发病的重要相关因素，但本观点及其延伸内涵目前在学术界仍存在争议。下肢肌肉，尤其是股四头肌、腘绳肌、腓肠肌等肌群在膝关节运动起到减震、稳定的作用从而保护膝关节。当前大多数学者认为中老年人下肢肌肉无力是 KOA 的独立危险因素，并且建议将下肢肌力训练，尤其是股四头肌的肌力动静态锻炼作为预防和治疗早期 KOA 的干预手段；但也有学者提出了不同观点，瑞典科学家通过队列研究分析发现，青少年时期下肢肌力与中年时期 KOA 患病风险呈显著正相关，也就是说下肢肌肉过于强壮也会带来 KOA 发病的风险，但该研究结果无法排除 KOA 的发病是否与青少年时期高强度下肢运动带来的膝关节损伤有关。综合上述两方面观点，肌力失衡不应仅仅理解为肌肉无力，而应包含肌力下降和肌力过强两种情况。

四、代谢异常

除膝关节结构异常导致 KOA 发病之外，越来越多的学者发现代谢异常与 KOA 的发病也有着十分密切的关系。许多研究共同发现，肥胖、糖尿病以及高脂血症等代谢异常类疾病与 KOA 的发病存在明显的一致性，而且代谢异常类疾病的发病与膝关节骨性结构改变、膝关节疼痛症状均有明显相关性。

肥胖是全部代谢异常中最突出的 KOA 危险因素。韩国一项全民调查发现，女性腰围与 KOA 患病率呈明显正相关，肥胖 KOA 患者的膝关节疼痛程度、功能障碍程度均显著高于正常体重患者，并且中老年患者 KOA 的发病与其青年时期体重过高也有密切联系。这种风险来自肥胖导致的高体重，膝关节在人体步行、跑步等运动中需要承担来自身体重量、肌肉收缩以及动态应力的循环负荷，其中步行每走一步膝关节便要承担 2 ~ 3 倍体重的负荷，肥胖患者体重过高易导致膝关节软骨负荷增加，导致膝关节退变的提前发生，提高 KOA 的发病风险。除高体重导致的机械压迫因素外，肥胖还会影响体内 C 反应蛋白（CRP）、肿瘤坏死因子（TNF）、白介素 – 6（IL–6）等炎症因子的分泌，导致关节结构长期处于慢性低度炎症状态，加速了软骨退变，诱发 KOA 的发病。

高血压与 KOA 的发病具有一定程度的一致性，近年来有研究表明，高血压也是 KOA 发病、进展的独立危险因素。一方面高血压与 KOA 均与年龄因素有关，并且均表现有类似的炎性机制：如 IL– 6 在高血压和 KOA 的发生、发展中均发挥重要角色；护骨因子 / 低密度脂蛋白（OPG/LDL）受体蛋白 6 相关的 Wnt 信号通路在骨关节炎症和高血压中均有明显的调控作用；另一方面，许多研究表明维生素 D 受体基因多态性与骨关节炎、高血压疾病的发病均有较高的相关性，可能是两种疾病互相作用、相互促进的靶点。

近年来越来越多的研究发现糖尿病、高脂血症这两种代谢异常疾病与KOA 的发病存在相关性。糖尿病,包括 1 型糖尿病和 2 型糖尿病,不仅影响人体结缔组织、肾、心血管系统及神经系统功能,还会加速膝关节软骨基质降解,与 KOA 的发病以及进展有密切联系。高脂血症患者循环系统内胆固醇和低密度脂蛋白的累积会刺激滑膜细胞分泌基质金属蛋白酶(MMPs),扰乱软骨正常代谢,加速 KOA 的产生。除此之外,不良的饮食习惯也会提高KOA 的发病风险:韩国一项研究发现,高血糖指数的日常饮食是女性患 KOA的显著危险因素。

综上所述,越来越多的证据证明了代谢异常与 KOA 发病、进展的相关性。因此,对 KOA 的认识不应仅仅停留在膝关节局部结构异常,而应综合考虑全身状况,整体把握。

五、遗传因素

有观点认为 KOA 的易感性与遗传因素有关,现已有数个全基因组连锁分析和数个相关基因分析研究从遗传学角度揭示 KOA 的发病机制。我国学者通过分析汉族人口中 KOA 患者与正常人基因分型差异,发现解整合素金属蛋白酶 12(ADAM12)在 rs1871054 位点的单核苷酸多态性与 KOA 的发病和骨性结构退行性改变进展密切相关,ADAM12 与软骨的分化、凋亡、自噬等过程密切相关,该基因出现遗传位点变异可能导致膝关节软骨发育异常,进而导致 KOA 的发生。

第三节 膝骨关节炎的发病机制及病理表现

从解剖结构出发,膝关节是人体最大、最复杂的滑膜关节,由内侧间室、外侧间室和髌股关节及其附属的关节囊、滑膜、软骨、肌腱、韧带等结构组成,其中内侧间室由胫骨内侧平台和股骨内侧髁构成,外侧间室由胫骨外侧平台和股骨外侧髁构成,髌股关节由髌骨深面和股骨滑车构成,三部分结构协同工作形成一个铰链关节,完成膝关节的屈伸及轻度内旋、外旋功能。在发生KOA 后,膝关节的解剖结构发生变化,出现以关节软骨退变、关节边缘骨赘形成、周围软组织无菌性炎症以及继发的软骨下骨破坏为主的病理改变。数十年来,科学家与临床医生在 KOA 病理生理学和疾病自然史方面进行了大量研究，但相关机制目前学术界仍存在争议。

一、骨性结构退变

传统观点认为，关节软骨破坏、骨赘增生及软骨下骨病变等骨性结构退变是 KOA 的核心病理改变，目前临床仍沿用了 1957 年制订的 K-L 影像学分级标准来评估骨性结构退变程度，该标准主要以胫股关节间隙、关节缘骨赘增生、软骨下骨病变和关节变形为影像学评价指标。部分 KOA 的治疗如口服软骨保护剂、关节注射透明质酸以及膝关节表面置换术等治疗的主要思路即为修复、替换损伤的骨性结构，但是这一观点将骨性结构病变视作病理变化与症状产生的统一体，存在一定局限性，也颇具争议。以软骨破坏为例，关节软骨主要由细胞外基质和少量软骨细胞构成，没有血管、神经和淋巴管的分布，在 KOA 发病过程中，关节软骨基质"退变 - 合成"稳态被打破，导致软骨基质中含水量增加、蛋白多糖含量减少，软骨细胞凋亡率增加，导致软骨结构破坏，力学性能失常，出现软骨退变；但软骨破坏只是 KOA 的相关因素而不是其必然因素，软骨破坏并不会直接导致 KOA 的发病，软骨退变也与年龄增长密切相关。软骨细胞属于人体永久性细胞的一种，随着年龄增长，软骨细胞累计凋亡数量逐渐增加，而其再生性较差，导致软骨基质合成减少，结构功能破坏，但软骨破坏是否直接导致了 KOA 的发病目前尚无定论。关节周缘骨赘增生、半月板缺损以及软骨下骨的改变也是随年龄增长而出现的生理特征，其与 KOA 的发病、进展及相关症状有无联系亦缺乏相关依据。

来自临床方面的证据同样对"骨破坏 =KOA"这一观点产生怀疑。瑞典科学家 Magnusson 等人通过对暴露在 KOA 发病风险下健康中老年人进行长达 8 年的队列研究，发现随着年龄增长，KOA 发病与未发患者群膝关节骨性结构均出现了软骨破坏、骨赘增生、软骨下骨病变等结构变化，而这两组人的骨性结构破坏表现并无明显差异，得出结论：骨性结构的改变应被认为是老化的一部分，是 KOA 的危险因素，而不应被视为 KOA 病变本身。

二、膝关节周围软组织病变

在早期研究与临床实践中，科学家与临床医生主要依靠 X 线、CT 作为膝关节的客观影像学检查，对 KOA 病理改变的认识主要围绕骨性结构的退变展开，随着磁共振成像（MRI）技术的推广与应用，人们开始关注到膝关节周围软组织炎症在 KOA 疾病进程中扮演的角色。伴随肌骨超声技术的成熟与推广应用，研究者不仅可以获得膝关节周围软组织结构的静态影像，还可以动态、实时地观察到膝关节在运动过程中软组织的表现特点，进一步扩大了人们认识 KOA 病理改变的视野。

近年来，滑膜炎在 KOA 发病、进展中的病理机制越来越受到重视。大量研究表明通过关节镜、MRI 和超声检测到的滑膜炎进展程度可以作为评价 KOA 病变严重程度的指标，并且与 KOA 影像学分级呈相关性。基于 MRI 影像的临床研究显示滑膜炎是 KOA 发病、进展的独立危险因素。在膝关节退变过程中，一方面膝关节稳定性降低导致生物力学结构被打破，另一方面异常应力导致关节软骨发生退化，细胞外基质破坏，碎片脱落进入滑液中，滑膜细胞在物理、化学的双重刺激下出现无菌性炎症，并随着 IL、TNF 等炎症因子的释放产生级联放大效应，加重膝关节退变。有研究结果表明，滑膜炎是 KOA 的主要病理变化之一，与骨性结构病变、疼痛、功能受限等症状有着密切联系。

髌下脂肪垫位于髌骨下方、胫股关节浅面与髌韧带深面之间围成的三角形区域中，主要由脂肪组织构成，是膝关节重要的缓冲与稳定结构。髌下脂肪垫炎是 KOA 的重要病理表现，与 KOA 的发病和进展存在密切联系，并且髌下脂肪垫炎的位置与膝关节周围压痛点的定位存在高度一致性。髌下脂肪垫炎不仅通过改变膝关节力学结构的方式诱发 KOA，其旁分泌功能异常也是 KOA 发病进展的重要原因。相对于其他皮下脂肪组织，髌下脂肪垫在 KOA 的发病过程中炎症因子 IL-6 基因表达量增加了 6 倍，而保护因子瘦素（Leptin）和脂联素（Adiponectin）的分泌分别减少了 40% 和 70%，因髌下脂肪垫炎而产生的旁分泌异常在 KOA 的发病和进展中起到了重要调控作用。髌下脂肪垫在 KOA 的发病进程和防治中起到重要作用，未来应通过更多临床和基础研究进一步发掘髌下脂肪垫的潜在价值。

膝关节失稳是 KOA 的重要病理表现。一方面，由于 KOA 患者膝关节周围韧带结构出现退变，其力学性质改变，导致膝关节稳定性的降低，在活动过程中不断对膝关节结构造成微小损伤，这些微小损伤日久累积可导致 KOA 的进一步加重。另一方面，KOA 患者出现膝关节半月板缺损、内侧径向位移等结构变化，导致膝关节减震、稳定功能异常，使膝关节稳定性降低也是 KOA 发病、进展的显著危险因素。

三、信号通路在 KOA 进展中的调控作用

信号通路指细胞膜外分子信号通过细胞膜传入细胞，发挥一系列免疫反应从而对细胞活动进行调控的复杂功能集合。细胞外信息分子称为配体（Ligand），包括神经递质、激素、细胞因子、小分子蛋白等，当配体与细胞膜上受体（Receptor）特异性结合后，通过激活或抑制下游蛋白表达，从而调控细胞功能。信号通路可以将信息在细胞内和细胞间传递，通过级联放大效应发挥生物学效应。随着分子生物学技术的发展及应用，信号通路在 KOA 疾病发生、进展和治疗中的调控作用逐渐成为学术界关注的焦点。

信号通路对于 KOA 的调控作用主要表现在其对于膝关节滑膜、软骨及软骨下骨组织退变的调控中。大量研究表明 Wnt / β–Catenin 信号通路、p38/MAPK 信号通路、JNK 信号通路、Notch 信号通路等均参与了 KOA 软骨退变的过程。以上信号通路均通过调节软骨细胞周期、软骨基质合成与降解来维持软骨稳态，在 KOA 进程中，上述信号通路激活，导致下游 MMPs、IL、TNF 等表达升高，诱导软骨基质降解、软骨细胞凋亡，产生软骨破坏。

滑膜炎作为 KOA 的重要病理表现，越来越受到学者和临床医生的关注，其在病变中相关信号通路的参与也被逐渐发掘。目前 KOA 滑膜炎的形成机制存在多种解释，其中以滑膜固有免疫应答激活 KOA 滑膜炎反应讨论度较高。Toll 样受体（TLRs）介导的 NF–κB 信号通路作为固有免疫应答的重要通路，在诸多感染性疾病和自身免疫性疾病中发挥重要的作用，特别是在骨关节炎疾病的发病、进程中也发挥了重要调控作用。有研究者对 KOA 进程中 TLRs/NF–κB 信号通路调控的滑膜炎进行了大量研究。实验结果表明，TLRs/NF–κB 信号通路在 KOA 滑膜炎中发挥重要调控作用，并且在 KOA 的进展过程中，TLRs/NF–κB 信号通路关键元件 TLR–4/MyD88、TRAF–6/NF–κB 以及相关下游炎症因子 IL–1β、TNF–α 在滑膜和软骨组织中表达均明显升高，并与滑膜增生、软骨退变程度有着明显相关性；另外有学者还通过一系列在体、离体试验研究验证了中医药疗法可以通过调节 TLRs/NF–κB 信号通路抑制滑膜炎进展、缓解 KOA 症状的治疗机制。

参考文献

[1] Magnusson K, Kumm J, Turkiewicz A, et al.A naturally aging knee, or development of early knee ostearthritis?[J].Ostearthritis Cartilage, 2018, 26（11）：1447-1452.

[2] Bruyere O, Honre A, Rovati L C, et al.Radiologic features poorly predict clinical outcomes in knee osteoarthritis[J].Scand J Rheumatol, 2002, 31（1）：13-16.

[3] Mapp P I, Walsh D A, Bowyer J, et al.Effects of a metalloproteinase inhibitor on osteochondral angiogenesis, chondropathy and pain behavior in a rat model of osteoarthritis[J].Osteoarthritis Cartilage, 2010, 18（4）：593-600.

[4] 郝建桥, 刘洁, 杨延涛, 等.Lysholm 评分系统评价髌股关节的应用研究 [J]. 中国骨与关节损伤杂志, 2016, 31（12）：1265-1267.

[5] Roos E M, Arden N K.Strategies for the prevention of knee osteoarthritis[J].Nat Rev Rheumatol, 2016, 12（2）：92-101.

[6] Loeser R F.Age-Related changes in the Muscilskeletal System and the Development of osteoarthritics[J].Clin Geriatr Med, 2010, 26（3）：371-386.

[7] Loeser R F.Aging and osteoarthritis: the role of chondrocyte senescence aand aging changes in the cartilage matrix[J].Osteoarthritis Cartilage, 2009, 17（8）：971-979.

[8] 汤敏生, 彭伟雄, 江笑娥, 等 . 老年膝骨关节炎社区保守综合防治报告 [J]. 社区医学杂志, 2007, 5（11）：15-16.

[9] Boyer K A, Andriacchi T P.The Nature of Age-Related Differrences in Knee Function during Walking: Implication for the Development of Knee Osteoarthritis[J].PLoS One, 2016, 11（12）：e1673552.

[10] Silverwood V, Bllagojevic-Bucknall M, Jinks C, et al.Current evidence on risk factors for knee osteoarthritis in older adults: a systematic review and meta-analysis[J].Osteoarthritis Cartilage, 2015, 23（4）：507-515.

[11] Fernandes G S, parekh S M, Moses J, et al.Prevalence of knee pain, radiographic osteoarthritis and arthroplasty in retired professional footballers compared with men in the general population: a cross-sectional study[J].Br J Sports Med, 2018, 52（10）：678-683.

[12] Davis J E, Price L L, Lo G H, et al.A single recent injury is a potent risk factor for the development of accelerated knee osteoarthritis: data from the osteoarthritis initiative[J].Rheumatol Int, 2017, 37（10）：1759-1764.

[13] Thoorlund J B, Culvenoor A G, Ratzlaff C.Down on one knee: soft tissue knee injuries across the lifespan[J].Arthritis Res Ther, 2014, 6（6）：499.

[14] Ackerman I N, Kemp J L, Crossley K M, et al.Hip and knee Osteoarthritis Affects Younger People, Too[J].J Orthop Spoorts Phys Ther, 2017, 47（2）：67-79.

[15] Eckstein F, Hitzl W, Duryea J, et al.Baseline and longitudinal change in isometric muscle strength prior to radiographic progression in osteoarthritis and pre-osteoarthritic knees-data from the osteoarthritis initiative[J].Osteoarthritis Cartilage, 2013, 21（5）：682-690.

（杨茂益）

第7章 膝骨关节炎的临床表现

一、KOA 的临床表现及疼痛特点

KOA 的临床症状主要表现为疼痛、肿胀、僵硬、畸形及活动受限。一般发病缓慢，多见于中老年肥胖女性。关节疼痛是本病患者就医常见的主诉。早期的 KOA 炎常呈间断性疼痛，膝关节活动时疼痛加重，其特点是初起疼痛为阵发性，后为持续性，劳累及夜间更甚，上、下楼梯疼痛明显。一般疼痛位置局限于受累的关节间隙，只有伴有滑膜炎时才表现为全膝关节疼痛。

KOA 也有晨僵现象，但其持续时间多在 30 分钟以内。髌股关节的骨关节炎多呈髌骨下疼痛，主动屈伸膝关节时引起髌下摩擦感及疼痛为早期表现。在上、下楼梯或坐位站起等动作中，股四头肌收缩即引起髌骨下疼痛及摩擦音。被动屈伸膝关节时则无症状，偶有交锁现象及髌骨下压痛等。

膝关节畸形是 KOA 的晚期表现。病程长者容易出现膝关节内、外侧关节间隙变窄，膝内翻、外翻畸形是 KOA 常见的畸形。

二、KOA 疼痛的机制

（一）末梢敏化

末梢敏化是导致 KOA 疼痛的机制之一。末梢敏化是指膝骨关节患者由组织损伤和炎症反应导致末梢伤害感受器的兴奋性阈值降低，对阈上刺激的反应增强。随着疾病的进展，滑膜炎激活了免疫和内膜细胞，使之发生组织缺氧和分泌血管生长因子，KOA 患者软骨神经血管的侵蚀，会加重疼痛刺激；

在炎症减弱后，这些新生的血管也可引起部分 KOA 患者深部疼痛。中枢敏化是神经病理性疼痛的主要机制。在中枢敏化状态下，神经元很容易发生过度兴奋，导致疼痛感觉的放大及疼痛范围的扩大。

（二）下肢力线异常

下肢力线异常是导致膝关节疼痛的机制之一。下肢稳定性及力线改变等生物力学因素异常是 KOA 发生、发展的重要因素。膝关节下肢力线是从髋关节、胫股关节中心至踝关节中心的连线，是膝关节骨性结构所构建的平衡体系的基础。膝关节周围肌群为双关节肌群，跨越髋、膝、踝 3 个关节，从而构成髋—膝—踝的生物力学联动作用。在正常下肢力线作用下，力线通过膝关节的中心附近，膝关节内、外侧受力才能均衡。下肢力线的变化会导致局部骨关节载荷紊乱、受力不均匀，如正常的下肢负重力线失衡。膝关节为保持平衡，其周围的结构会产生代偿作用，从而加重 KOA 的症状。下肢力线是膝关节筋骨平衡性的主要生物力学指标，因此下肢力线异常会导致膝关节局部软骨压力负荷增加而产生疼痛。

三、KOA 骨关节受累特点

KOA 是一种以关节软骨变性和丢失及关节边缘和软骨下骨骨质再生为特征的慢性关节疾病。该病的始发部位为软骨，而后可累及软骨下骨、滑膜、关节囊及关节周围肌肉，且这些病理改变互为因果，形成恶性循环。

（一）关节软骨

关节软骨变性是最早也是最重要的病理变化。表现为关节软骨软化，失去正常弹性，软骨表面变淡黄且粗糙，软骨深层出现裂隙。磨损严重时软骨下骨裸露，关节间隙变窄，且磨损较小的外围软骨面出现增生、肥厚，在关节边缘形成隆起的软骨圈，骨化形成骨赘，导致关节面生物应力不均衡。

（二）软骨下骨

在承受压力和摩擦力最大的中央部位，软骨下骨密度增加，呈象牙样硬化，而周边软骨下骨发生骨萎缩、骨质疏松或囊性变。软骨下骨随着生物应力的变化不断再塑形，导致关节变形。

（三）滑膜与关节囊

剥脱的软骨漂浮于滑液内或黏附于滑膜上，刺激更多的富含黏蛋白的滑液渗出，使滑液更加浑浊、黏稠；同时，关节囊产生纤维变性和增生，进一步阻碍关节活动。

（四）肌肉

病变关节周围的肌肉由于疼痛而长期处于保护性痉挛状态，逐渐萎缩，关节活动减少并逐渐受限，导致纤维性强直、畸形。

参考文献

[1] 贺西京, 裴福兴, 田伟, 等 . 运动系统损伤与疾病 [M]. 北京: 人民卫生出版社, 2015.

[2] 乐意, 金荣疆, 阳杨, 等 . 从下肢生物力学来解析膝骨关节炎 [J]. 中国康复理论与实践, 2013, 19（6）: 505-509.

[3] 陈伟, 陈百成, 王飞, 等 . 应用不同方法治疗膝关节骨性关节炎的对比研究 [J]. 河北医科大学学报, 2015, 36（5）: 600-602.

[4] Levine H B, Bocso J A .Sagittal and coronal biomechanics of the knee: a rationale for corrective measures[J].Bull NYU Hosp Jt Dis, 2007, 65（1）: 87-95.

[5] Smith R L, Donlon B S, Gupta M K, et al.Effects of fluid-induced shear on articular chondrocyte morphology and metabolism in vitro[J].J Orthop Res, 1995, 13（6）: 824-831.

（王翠平）

第 **8** 章 膝骨关节炎的分级、分期及分型

第一节 膝骨关节炎的影像学分级

一、X 线分级

参照 K–L 影像分级方法。

0 级：正常膝关节。X 线片上完全正常，无关节间隙狭窄，无反应性骨变化。

Ⅰ级：关节间隙可疑狭窄，可能有骨赘，但较轻微（关节间隙狭窄意味着软骨磨损）。这会导致膝关节伸屈活动范围受限，也可能会导致膝关节疼痛。

Ⅱ级：关节间隙轻度狭窄，有明显骨赘。

Ⅲ级：关节间隙明显变窄，有中等量骨赘，软骨下骨质轻度硬化，范围小，并可能出现膝关节骨性畸形（内翻畸形、外翻畸形、屈曲畸形）。

Ⅳ级：关节间隙严重变窄，有大量大的骨赘，极为明显的软骨下骨硬化，膝关节肥大及明显畸形（内翻畸形、外翻畸形、屈曲畸形）。

二、MRI 分级

参照 Recht 标准。

Ⅰ级：关节软骨完整，但厚度减少，表面光滑。

Ⅱ级：软骨分层消失，出现局部低信号，软骨表面光滑。

Ⅲ级：软骨表面轻度或中度不规则，关节软骨有缺损，但小于正常厚

度的一半。

Ⅳ级：软骨表面有重度缺损，关节软骨缺损超过正常厚度的一半，但未全部剥脱。

Ⅴ级：软骨完全剥脱、全层缺损，软骨下骨质裸露，可有硬化，多序列显示软骨下骨髓内低信号条带影。

第二节　膝骨关节炎的临床分期

一、发作期

膝关节重度疼痛［视觉模拟量表（VAS）评分＞7分］，或疼痛呈持续性，疼痛重者难以入眠；膝关节肿胀、功能障碍，跛行甚至不能行走。

二、缓解期

膝关节中度疼痛（VAS评分4～7分），劳累或天气变化时疼痛加重，伴酸胀、乏力，膝关节活动受限。

三、康复期

关节轻度疼痛或不适（VAS评分＜4分），腰膝酸软，倦怠乏力，甚或肌萎无力，不耐久行。

第三节　膝骨关节炎的分型

一、负荷为主型

因膝关节负荷过大导致关节软骨受到破坏，并伴随骨赘和软化下骨囊肿。研究发现，高级运动员（尤其是手球、足球、曲棍球运动员）、职业运动锻炼人群、超重和肥胖人群罹患KOA的风险较高。

二、结构型

膝关节对位不齐，弓形腿，伸肌无力，膝关节内、外翻，有膝关节损伤史等造成的膝关节结构异常，会导致骨、软骨、韧带、半月板和肌肉损伤，进而导致关节结构不稳定、关节生物力学改变。

三、炎症型

KOA 进程与炎症反应的发生密切相关。类风湿关节炎、强直性脊柱炎、银屑病关节炎、痛风均是 KOA 发生的高危险因素。

四、代谢为主型

代谢障碍引起的关节代谢改变可能导致骨生成受阻，增加关节软骨的破坏，出现继发性 KOA。糖尿病、痛风、焦磷酸钙沉积症（假性痛风）、血色素沉着病、褐黄病、软骨钙质沉着症、大骨节病、弥漫性特发性骨肥厚疾病患者 KOA 发病率显著增高。

五、系统因素型

无明确的特发病因素，可能与一些系统性因素有关，如年龄、寒冷或潮湿、性激素、遗传等。

参考文献

[1] Kellgren J H, Lawrence J S.Radiological assessment of osteoarthrosis[J].Ann Rheum Dis, 1957, 16（4）：494–502.

[2] Recht M P, Kramer J, Marcelis S, et al.Abnormalities of articular cartilage in the knee：analysis of available M R techniques[J].Radiology, 1993, 187（2）：473–478.

（王翠平）

第9章　膝骨关节炎的中西医结合病证分型

一、概　述

传统中医认为，KOA 的病因以年老体弱、肝肾渐亏、三阴亏损为内因，风、寒、湿等邪气侵袭为外因。病机以先天禀赋不足，调摄失宜，外邪侵袭，气血凝滞经脉，气滞血瘀而成。同时，元气不足，不能濡养，筋骨不坚，不能束骨而利关节，不通不荣则关节疼痛，活动不利。

本病辨证要点以分清寒热、虚实为主。一般来说 KOA 多因病情迁延日久而成，在疾病早期，病多实证，但又有寒、热之分，寒者疼痛固定，肢体恶寒，舌淡苔白，脉弦紧。热证则关节红肿灼热，舌红苔黄，脉滑数或细数。在疾病中晚期，以阳虚寒凝为基本证型，但常易寒化为热，虚实夹杂，日久病深，气血损耗，湿聚为痰，营卫不行，络脉瘀阻，痰瘀互结，腐蚀骨髓，关节僵硬或屈曲畸形。由此，抓住病情转机，审清病机为病证分型的关键。

随着中、西医学对该病研究的不断深入，其病证分型及辨证论治都有了完善的论述，有学者将其分为风寒湿痹型、风湿热痹型、肝肾亏虚型、瘀血痹阻型四种基本证型。然而，临床上常存在多种证型相互影响、虚实夹杂的情况，依据虚实、寒热以及各种复杂兼证的错杂，KOA 中西医结合病证结分型由以下方面论述。

二、风寒湿痹型

诊断要点：膝关节疼痛，或有肿胀，疼痛处固定，屈伸不利，昼轻夜重，恶寒畏冷，肢体酸胀沉重。舌质淡红、苔薄白或白腻，脉弦紧。

治法：以散寒除湿、祛风通络为主，常用薏苡仁汤加减。组方为薏苡仁、川芎、当归、麻黄、桂枝、羌活、独活、防风、川乌、川牛膝。

三、湿热蕴结型

诊断要点：关节肿痛，扪之发热，或有积液，或水肿，关节屈伸不利，身热不扬，汗出心烦，口苦黏腻，舌红，苔黄腻，脉滑数。

治法：以清热利湿、祛风除痹为主，常用羌活胜湿汤合除痹解毒汤加减。组方为薏苡仁、土茯苓、栀子、金银花、连翘、川牛膝、川木通、羌活、独活、防风、川芎。

四、痰瘀互结型

诊断要点：关节肿痛、变形，难以屈伸，动则痛甚，或寒或热，寒热错杂，下肢萎软，舌质暗，苔白腻，脉沉细。

治法：以补气活血、化痰除痹为主，常用圣愈汤加减。组方为黄芪、党参、当归、川芎、桃仁、红花、乳香、没药、土鳖虫、白芥子、全蝎。

五、肾虚髓亏型

诊断要点：下肢酸软，关节疼痛无力，屈伸不便，不能久立远行，遇劳痛甚。舌质淡红，苔薄白，脉细。

治法：以补肾填髓、舒筋通络为主，常用六味地黄汤加味。组方为熟地、山药、茯苓、泽泻、牡丹皮、木瓜、鸡血藤、白芍。

六、寒凝血瘀型

诊断要点：关节冷痛，疼痛剧烈，得寒加重，得热则减，夜间痛甚，伴关节麻木，活动受限，四肢不温，恶寒畏冷，舌质晦暗，苔白，脉沉迟弦。

治法：以散寒活血、化瘀除痹为主，常用阳和汤加减。组方为熟地、白芥子、肉桂、鹿角胶、鸡血藤、细辛、威灵仙、乳香、没药等。

七、肾虚血瘀型

诊断要点：关节痛如刺锥，痛有定处而拒按，形寒肢冷，小便清长，病情反复不愈，舌质暗，脉弦涩。

治法：以补肾壮骨，活血化瘀为主，常用活络效灵丹加减。组方为杜仲、补骨脂、肉苁蓉、熟地、当归、川芎、丹参、鸡血藤等。

此外，诸多中、西医专家亦通过临床及个人经验对 KOA 的病证分型进行了诸多的探索和研究。如依据症状特点将本病分为行痹、着痹、痛痹、热痹、瘀痹、郁痹、虚痹七型；或者依据基本病机将本病分为湿热痹阻型、风寒湿痹型、血瘀阻痹型、肝肾不足证四型；亦或根据兼症将该病分为肾虚寒湿瘀滞证、肝肾亏虚血瘀证、肝脾两虚肾虚血瘀证、肝肾阴虚血瘀证。可见中医目前对于 KOA 的病证分型呈多样性、灵活性，也体现了中医辨证论治因人、因地、因时制宜的基本特点。

KOA 中西医结合病证分型是在综合既往研究基础上，整合中西医优势，并经过长期临床实践总结出来的，具有一定的临床实用性和创新性，值得临床推广使用，以期为骨科临床医生提供治疗决策指导。对 KOA 进行中西医结合分型具有积极的临床指导价值。准确、细化的分型，有助于临床医生对该疾病患者病情做出相对客观的评析，从而防止或减少误治失治。此外，针对不同分型的指引，临床医生可以在辨证用药方面更为稳健、精准，从而促使临床效果的提升。

参考文献

[1] 王承德, 沈丕安, 胡荫奇. 实用中医风湿病学 [M].2 版. 北京: 人民卫生出版社, 2009: 371–379, 760–771.
[2] 郭跃, 杨青梅, 鲁超, 等. 膝骨性关节炎的中医证候特点研究 [J]. 中医临床研究,2015,7(4):1–4.
[3] 郑筱萸. 中药新药临床研究指导原则（试行）[M]. 北京: 中国医药科技出版社, 2002: 351.
[4] 林承宇, 陈海鹏, 陈凯. 膝骨关节炎非手术治疗进展 [J]. 风湿病与关节炎, 2018, 7（6）: 71–75.
[5] 葛讯, 蔡大卫, 王灏, 等. 膝关节骨性关节炎的临床分期及阶梯治疗 [J]. 中国医药指南, 2014, 12（1）: 153–155.
[6] 刘军, 黄和涛, 潘建科, 等. 膝骨关节炎中西医结合阶梯诊疗的发展现状及展望 [J] 广东医学, 2019, 40（9）: 1189–1192.
[7] 侯德才. 膝关节骨性关节炎的分期治疗 [J]. 中医正骨, 2014, 26（1）: 3–5.

（王 磊）

第**10**章　膝骨关节炎的辅助检查

第 10 章

第一节　概　述

目前，临床上用于评估 KOA 的方法很多，关节镜被认为是诊断 KOA 早期软骨病变的"金标准"，但费用昂贵、操作复杂且属于有创检查，临床很少单独使用。相关的生物学标志物能客观测量和评价软骨及骨的代谢程度，且可用于 KOA 的早筛查、早诊断以及疾病的分期、分级和疗效评估，但遗憾的是，至今还没有任何一种生物学标志物经过充分验证、系统使用，并成为诊断 KOA 的金标准。相反，多种生物学标志物的联合使用或结合其他检查技术（X 线、CT、MRI 等）可能有助于 KOA 的早期诊断。

影像学检查能全方位显示整个膝关节包括骨骼、软骨、滑膜、半月板、韧带、肌腱及周围肌肉组织的变化，故临床对 KOA 的诊断离不开影像学检查。X 线、B 超、CT、MRI、单光子发射计算机体层摄影（SPECT）等检查对 KOA 的诊断各有优势。

第二节　影像学检查

KOA 是关节软骨退行性变性和磨损引起的慢性骨关节病，包括软骨、半月板、骨质、韧带及滑膜等发生病理改变，关节边缘韧带附着处和软骨下骨质反应性增生可形成骨赘，并由此可引起关节疼痛、强直、畸形、功能障碍。

一、X 线检查

X 线片显示骨性结构异常的特异度较高，是 KOA 临床诊断中最基本和首选的检查方法，同时也被用于了解病变进展情况和疗效评估。拍片时通常采用单足站立正、侧位。由于 X 线片为重叠影像，且主要显示关节骨性结构改变，对于病变尚处于软骨退变阶段而骨质增生轻微或尚未出现的早期KOA，X 线片往往无能为力，故很难达到早期诊断的目的。

二、CT 检查

能更早、更精确地发现 X 线片所能见到的全部征象，且易于观察关节腔及滑囊内是否有较多积液，以便排除其他关节疾病。但 CT 检查难以直接观察关节软骨的变性、坏死以及关节间隙的轻微变窄。因此 CT 检查的主要目的在于排除其他关节病，而非诊断该病。

三、MRI 检查

对于提高 KOA 的早期诊断率，MRI 检查更具优势，可以观察关节内及其周围软组织结构。与 X 线平片相比，MRI 是一种无创伤、无辐射、信息多的方法，不仅能显示骨质病变还能直接显示关节软骨、滑膜、半月板、关节内和关节周围韧带及骨髓水肿，能直接反映软骨的厚度，甚至软骨基质损害状态，有利于早期诊断。目前，MRI 已经成为除常规 X 线以外的重要辅助检查手段，能够更深入地了解 KOA 患者病情。KOA 的主要病理改变包括：半月板变性、撕裂；关节软骨病变；韧带病变；关节腔积液；滑囊、纤维囊病变及骨质改变。

第三节　膝骨关节炎的影像学表现

一、X 线表现

X 线平片检查是 KOA 最基本和最具诊断价值的检查手段。拍摄体位：站立前后位和屈曲 15° 后前位。内侧间室首先受累或受累最严重。重度 KOA伴膝关节变形时，髌股关节间隙也会明显变窄。

（一）KOA 的 X 线表现

X 线检查不仅能发现 KOA，而且还可评估病情的严重程度，可对治疗做出有效指导。

1. 关节间隙变窄

常为非对称性关节间隙变窄，内侧明显。关节软骨被侵蚀后，关节间隙变窄，此为 KOA 最常见的早期征象。成人膝关节间隙为 4 mm，小于 3 mm 即为关节间隙狭窄；60 岁以上的老人膝关节间隙为 3 mm，小于 2 mm 为关节间隙狭窄。

2. 关节边缘骨质增生及骨赘形成

胫骨边缘最常见，开始表现为关节面边缘变锐利，以后为关节面周缘的骨性突起，呈唇样或鸟嘴样。

3. 软骨下骨硬化及软骨下骨囊性变

软骨下骨硬化相对少见，其程度与软骨退变相关，但症状更明显。关节软骨下广泛的骨质密度增高、硬化。软骨下骨囊性变后期很常见，多出现在负重软骨下的骨质内，常为多发、大小不等，表现为梨形、圆形/类圆形透光区，边缘清楚，有窄硬化带。囊肿形成原因可能是有滑液渗入或骨挫伤。

4. 解剖结构异常

膝内翻最常见，与股骨内髁承重面软骨软化相关；膝外翻相对少见，常与股骨外髁软骨退变相关；髌骨半脱位，常脱向外侧，与关节变形相关。双下肢全长 X 线检查，并在确定通过髋关节中心、膝关节中心和踝关节中心轴线的下肢力线轴的基础上，测量髋膝踝角、膝关节外翻角、胫骨角、踝角等重要力线标志夹角，这对患者的治疗选择有重要意义。

（二）KOA 的 X 线分级

用 X 线评价 KOA 的标准很多。根据 X 线征象，可对 KOA 进行分级。目前临床上多采用 1957 年提出的 K-L X 线分级方法（详见第 8 章）。WHO 于 1961 年将该标准作为 KOA 诊断的国际标准。这一分级标准以"骨赘"为主要指标，从"关节间隙、骨赘、软骨下骨"的 X 线改变将 KOA 的严重程度从轻到重分为五级（0 ~ Ⅳ级），见图 10-3-1 ~ 图 10-3-5。

K-L 分级是骨关节外科医生广为接受的诊断 KOA 的方法，可以用来定量评估 KOA 的严重程度及制订治疗方案。

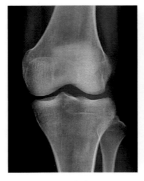

（a）　　　　　　　　　　（b）

图 10-3-1　0 级：无改变

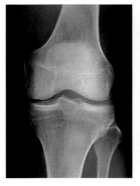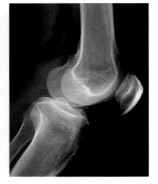

（a）　　　　　　　　　　（b）

图 10-3-2　Ⅰ级：轻微骨赘

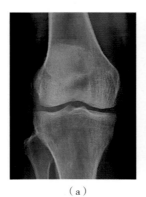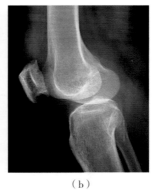

（a）　　　　　　　　　　（b）

图 10-3-3　Ⅱ级：明显骨赘，但未累及关节间隙

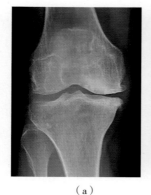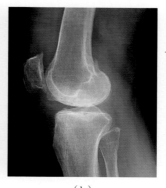

（a）　　　　　　　　　（b）

图 10-3-4　Ⅲ级：关节间隙明显变窄

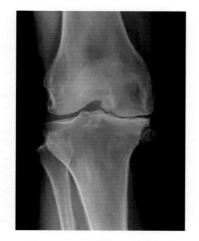

图 10-3-5　Ⅳ级：关节间隙
严重变窄，软骨下骨硬化

（三）KOA 的临床分期与影像的相关性

KOA 可根据受累关节的不同，分为髌股关节型、胫股关节型、髁间型以及混合型。其中胫股关节型又可分为胫股内侧型和胫股外侧型，临床中，大部分患者为混合型。

根据症状的轻重，还可对 KOA 进行临床分期。

早期，有不适感，活动劳累后疼痛，X 线无明显改变，MRI 可见软骨内部信号异常，但表面完整。

中期，出现持续疼痛，活动加重，关节轻微肿胀，压痛明显。X线示增生的骨赘，关节间隙正常或稍有不对称，MRI可见软骨变薄，表面不规整，形成凹陷，有少数软骨缺失。

晚期，疼痛明显，静息痛，休息后无缓解，关节肿胀，出现明显畸形，屈伸活动明显受限，行走艰难。X线可见关节及周围明显骨赘形成，或可见游离体，关节间隙明显不对称，或消失。MRI可见软骨层大片缺失，软骨下骨异常。

KOA在X线片上的最佳诊断依据：关节间隙变窄和骨质增生。当X线片有表现时，软骨丢失已超过多年。

二、CT 表现

CT检查具有分辨率高、扫描速度快等优点，是常用的一种辅助检查方法。KOA的常见CT征象包括：骨赘、软骨下骨硬化、软骨下骨囊性变、关节间隙变窄等。通过骨密度及软骨下骨硬化程度，可以间接了解KOA病理进程，但在量化评价方面尚需一种良好的评价系统。

（1）后期引起滑膜炎关节积液时，CT比X线片敏感，表现为关节囊扩张，关节外方卵圆形或半圆形低密度区，CT值近于水。

（2）股骨髁和髌骨关节面的两侧缘及股骨髁后方是骨质增生的好发部位：股骨髁前后侧的骨质增生早于胫骨平台的骨质增生，此征象X线片不易显示。

（3）股骨髁前侧关节面下囊性变是CT检查又一重要观察内容。囊性变可大可小，囊周骨质硬化。

（4）膝关节的滑膜增生常常发生于髌股关节，增生的滑膜骨化后使股骨髁增大，尤其股骨髁两侧增宽明显。除此以外，增生的滑膜向两侧发展，使髌股之间形成新的关节，此时骨化的滑膜呈飞燕状位于髌股之间。

三、MRI 表现

X线片显示骨性结构异常特异度较高，但对关节软骨、滑膜等细微结构的敏感度及特异度较低。膝关节MRI检查对老年KOA早期诊断和分期具有重要意义。MRI可直接观察关节软骨、滑膜、半月板及其他关节内结构。更重要的是，运用软骨体积定量评估和全关节半定量评估等方法，MRI 技术能够更敏感更可靠地评价其特征。

（一）KOA 的 MRI 表现

1. 关节软骨的改变

MRI 检查在关节软骨的显示上有独特的价值，便于发现早期病变。它是唯一可以直接显示软骨形态和成分改变的检查方法。包括软骨水肿、软骨囊性变、软骨变薄甚至磨损及软骨破坏。

膝关节软骨为透明软骨，由水和细胞外基质（ECM）等构成，水在其中呈规律性分布，由深层至表层逐渐增多。胶原纤维和蛋白多糖聚合物是 ECM 的主要组成物质。因多种因素导致膝关节生物力学改变，蛋白多糖丢失、胶原纤维网络破坏及含水量变化，发生骨和软骨形态学改变。早期软骨肿胀，在 T_2WI 上为高信号，以后软骨内出现小囊、表面糜烂和小溃疡；后期局部纤维化，在 T_2WI 上为低信号；晚期软骨细胞可大范围坏死，严重者关节面软骨细胞可大面积破坏甚至剥脱。

在 KOA 的发生和发展过程中，虽然关节软骨的状态是反映疾病严重程度最为重要的指标，但除关节软骨外其他结构与疾病的进展、病理生理过程、相关临床症状和预后之间的密切联系也越来越受到重视。

在 T_2WI 上关节软骨出现片状高信号是软骨变性的最早征象，T_1WI、T_2WI 序列能很好地显示软骨内部和表面情况。可显示软骨表面毛糙、变薄、缺损、碎裂，严重者软骨下骨质裸露。

目前 MRI 诊断 KOA 的软骨改变可基于 Recht 分级法进行（详见第 8 章），共分为五级。

Recht 分级法着重强调软骨缺损情况，但忽略了 KOA 其他病变组织如骨赘、软骨下骨髓水肿、软骨下骨囊性变等其他征象。

2. 关节边缘骨赘形成

骨赘表现为在各序列上均为低信号，骨边缘不规则，偶可见骨赘内有骨髓信号。根据其严重程度分为：轻微骨赘、中量骨赘、大量骨赘。

3. 半月板病变

包括半月板变性甚至撕裂。根据 MRI 所出现的形态及信号不同，半月板损伤的分级主要有四分法（0 ～ Ⅲ级）、五分法（0 ～ Ⅳ级）和八分法（0 ～ Ⅶ级），其中对 0 ～ Ⅱ级的定义是一致的。五分法是四分法的延续，而八分法是为了更加细致地划分半月板撕裂而进行的一种分级方法。详细内容如下。

1) 四 / 五 / 八分法 0 级的 MRI 表现

0 级：正常的半月板，形态规则，表现为均匀一致的低信号。（图 10-3-6）

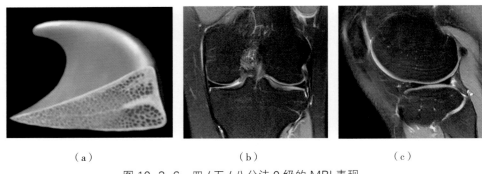

（a） （b） （c）

图 10-3-6　四 / 五 / 八分法 0 级的 MRI 表现

2) 四 / 五 / 八分法 Ⅰ 级的 MRI 表现

Ⅰ 级：半月板内部出现小灶性的类圆形信号增高影，未达半月板表面。组织学表现为半月板内局限性早期黏液样变性、软骨细胞缺乏或出现少细胞区，代表退变性改变。（图 10-3-7）

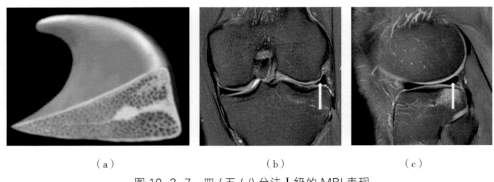

（a） （b） （c）

图 10-3-7　四 / 五 / 八分法 Ⅰ 级的 MRI 表现

3) 四 / 五 / 八分法 Ⅱ 级的 MRI 表现

Ⅱ 级：半月板内部出现线形的中等信号增高影，可延伸至半月板的关节囊缘，但未达到半月板的关节面缘，是 Ⅰ 级信号改变的继续，范围更广。（图 10-3-8）

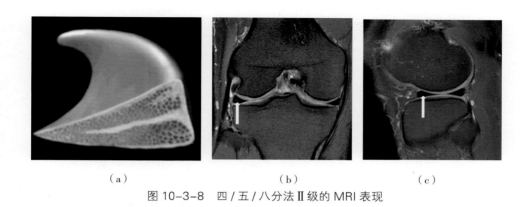

（a）　　　　　　　　（b）　　　　　　　　（c）

图 10-3-8　四 / 五 / 八分法 II 级的 MRI 表现

　　II 级信号改变对应的病理改变是：黏液样变性，嗜酸性退变，瘢痕，半月板钙化。半月板中间穿越纤维束将半月板分为上下两半部，起到缓冲作用，在正常情况下与半月板的其他部分同为低信号，因而 MRI 不显像；半月板的黏液样变性最易或首先发生在中间穿越纤维束，MRI 呈现水平的略高信号线，它是 I 级信号改变的延续，也代表退变性改变。

　　4）四 / 五分法 III 级的 MRI 表现

　　III 级：半月板内的高信号达到半月板的关节软骨面，代表半月板的撕裂。III 级还可进一步进行分级为 III a 型，线状高信号影到达关节软骨面；III b 型，不规则高信号达到关节软骨面。（图 10-3-9）

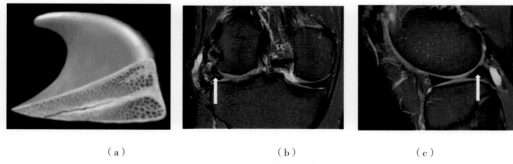

（a）　　　　　　　　（b）　　　　　　　　（c）

图 10-3-9　四 / 五分法 III 级的 MRI 表现

5）五分法Ⅳ级的 MRI 表现

Ⅳ级：半月板破碎成多块并向关节腔内移位。（图 10-3-10）

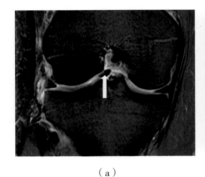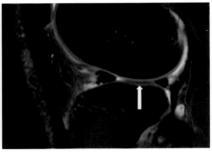

（a）　　　　　　　　　　　　　　　　　（b）

（c）

图 10-3-10　五分法Ⅳ级的 MRI 表现

6）八分法Ⅲ ~ Ⅶ级的 MRI 表现

Ⅲ级：半月板异常变小。

Ⅳ级：半月板截断。

Ⅴ级：半月板内的高信号带达一侧关节面。

Ⅵ级：半月板内的高信号带达双侧关节面。

Ⅶ级：混合性信号增高。

4. 关节积液

关节囊肿胀，积液信号均匀，呈长 T_1、T_2 改变。

5. 滑膜增厚

滑膜增生、增厚，增强后明显强化且可呈绒毛状突入积液的关节腔内。

6. 软骨下骨硬化和小囊肿形成

由于软骨的变薄、缺失致使软骨下骨质增生硬化，表现为软骨下板层状骨板增厚，其下方高信号骨髓被低信号增生硬化骨质代替。小囊肿为软骨缺失后关节液进入软骨下骨质和纤维组织增生，呈软骨下圆形、边界清楚的长 T_1、长 T_2 信号影，其周边可有低信号骨质增生硬化环。

7. 关节间隙变窄

关节软骨变薄和缺失致关节间隙变窄。

8. 关节内游离体

由软骨脱落或增生滑膜脱落化生的软骨游离体，T_1WI 呈中等信号，T_2WI 及扰相梯度回波序列（SPGR）、梯度回波序列（GRE）呈高信号；由骨赘脱落或脱落软骨滑膜化生的骨性游离体，则 T_1WI 和 T_2WI 均为低信号。

左侧膝关节矢状位 T_2WI 脂肪抑制图像显示，股骨下关节面软骨下骨髓水肿呈不均匀的长 T_2 信号，髌上囊可见少量关节积液。（图 10-3-11）

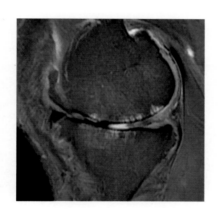

图 10-3-11　左膝 KOA 的 MRI 平扫图

矢状位 T_1WI 及 T_2WI 脂肪抑制图像显示，该患者膝关节软骨变薄、间隙变窄，股骨、胫骨边缘及胫骨髁间嵴隆起骨质增生，内侧缘为甚，骨赘明显。（图 10-3-12）

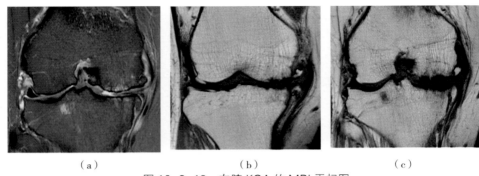

（a） （b） （c）

图 10-3-12 左膝 KOA 的 MRI 平扫图

（二）KOA 的 MRI 分型与分级

1.KOA 的 MRI 分型

Ⅰ型（髌股关节型）：主要表现为髌骨上、下极骨质增生，髌骨及股骨滑车软骨剥脱，严重者关节面硬化，于 MRI 可见软骨下囊性改变，髌骨外移，髌骨外缘骨赘形成。（图 10-3-13）

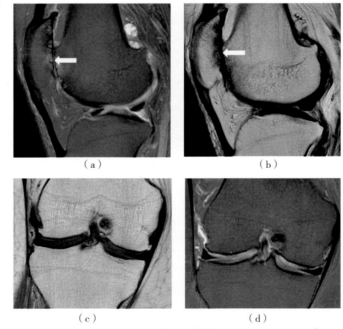

（a） （b）

（c） （d）

图 10-3-13 Ⅰ型（髌股关节型）KOA 的 MRI 图像

　　Ⅱ型（胫股关节型）：分为Ⅱa 和Ⅱb 两个亚型。Ⅱa 型最多见，主要累及内侧胫股关节型（图 10-3-14），股骨内髁负重区软骨破坏严重，多表现为软骨缺如、软骨下骨板外露；相对应的半月板磨损严重，游离缘常呈"毛刷样"改变，严重者半月板缺如，软骨磨损与半月板磨损两者互为因果形成恶性循环，可发生关节交锁，直接刺激滑膜引起疼痛，多伴有轻度膝内翻畸形。

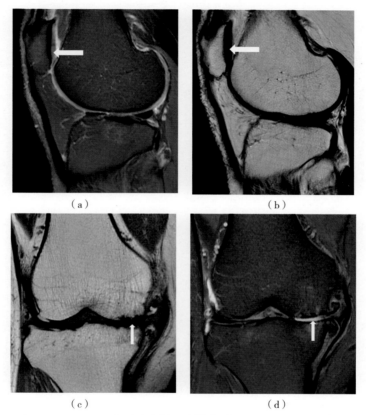

（a）　　　　　　　　（b）

（c）　　　　　　　　（d）

图 10-3-14　　Ⅱa型（内侧胫股关节型）KOA 的 MRI 图像

　　Ⅱb型较少见，主要累及外侧胫股关节型（图 10-3-15），可能与股骨内髁较外侧传递负荷大有关。此型多继发于患者早期的外侧半月板损伤或外侧半月板切除术后。

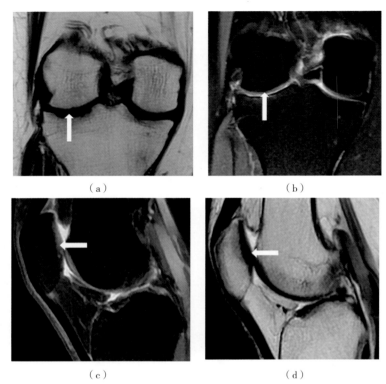

图 10-3-15　Ⅱb型（外侧胫股关节型）KOA 的 MRI 图像

　　Ⅲ型（髁间型）主要表现为股骨髁间窝骨质增生形成髁间窝狭窄，胫骨髁间棘骨质增生或前交叉韧带胫骨起点前缘骨质增生，膝关节活动时两者发生撞击，且关节内游离体大多位于此处，甚至髁间窝内增生骨赘将游离体卡在窝内造成交锁，严重者前交叉韧带表面磨损呈"马尾状"。

　　Ⅳ型（混合型）此型最多见，同时累及髌股、胫股关节或髁间。（图10-3-16）

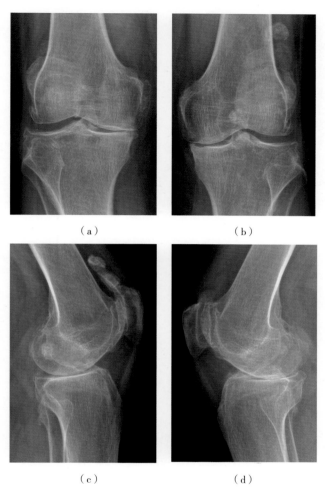

（a）　　　　　　　　　　（b）

（c）　　　　　　　　　　（d）

图 10-3-16　　Ⅳ型（混合型）的 MRI 图像

2.KOA 的 MRI 分级

MRI 分级采用最新的 Park 分级法，分为 5 级：

0 级：无软骨损伤或者极少量骨赘（骨赘＜ 5 mm）。

1 级：软骨损伤Ⅰ级伴至少一项（骨赘＞ 5 mm，骨髓水肿＞ 10 mm，软骨下囊肿＞ 10 mm）。

2 级：软骨损伤Ⅱ级至少伴一项（骨赘＞ 5 mm，骨髓水肿＞ 10 mm，软骨下囊肿＞10 mm）。

3级：软骨损伤Ⅲ级至少伴一项（骨赘＞5 mm，骨髓水肿＞10 mm，软骨下囊肿＞10 mm）。

4级：软骨损伤Ⅲ级伴半月板三度撕裂。

其中，KOA软骨损伤的分级根据Outerbridge分级标准（表10-3-1），可分为四级（见图10-3-17～图10-3-20）。

表10-3-1　KOA软骨损伤Outerbridge分级标准

分级	描　述
Ⅰ级	软骨内异常信号，但软骨面光滑
Ⅱ级	软骨表面轻度不规则和（或）软骨全层厚度50%以下的局灶缺损
Ⅲ级	软骨表面严重不规则和（或）软骨全层厚度50%以上但未达全层的局灶缺损
Ⅳ级	软骨全层缺损，软骨下骨暴露

正常关节软骨见图10-3-21。早期软骨改变，表现为软骨的变性、肿胀、磨损、坏死、碎裂、局部剥脱。MRI可以很好显示软骨形态的改变，因为水分的丢失，软骨信号从偏高信号变为低信号，甚至是局部缺如。随着病情的进展，软骨的磨损、脱落进一步加重，严重者软骨下骨裸露，髌骨关节面下可出现骨髓水肿、局限性骨质破坏，MRI表现为 T_1WI 低信号，T_2WI 及压脂序列高信号。

严重者可见类圆形囊性病灶，而伴随的骨质硬化及边缘骨质增生均呈低信号，关节腔及髌上囊积液呈 T_1WI 低信号、T_2WI 高信号。

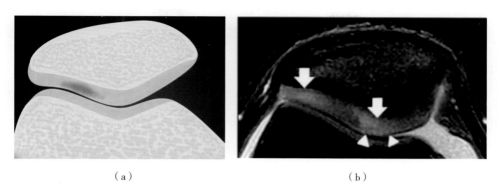

（a）　　　　　　　　　　　　　　　（b）

图 10-3-17　Ⅰ级：软骨软化、水肿、表面出现泡状结构的图像

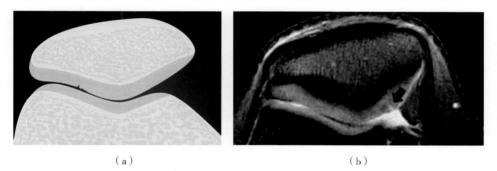

（a）　　　　　　　　　　　　　　　（b）

图 10-3-18　Ⅱ级：软骨变薄，出现中度纤维化，表面缺损＜全层 50％ 的图像

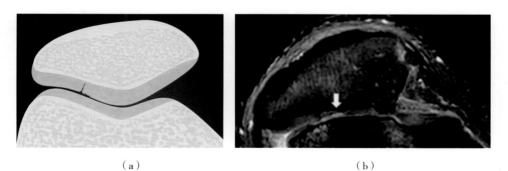

（a）　　　　　　　　　　　　　　　（b）

图 10-3-19　Ⅲ级：软骨重度纤维化，呈蟹肉样改变，缺损＞全层 50％ 的图像

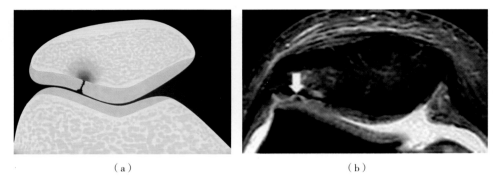

（a）　　　　　　　　　　　　　（b）

图 10-3-20　Ⅳ级：软骨退变深达骨皮质，全层缺损，软骨下骨质暴露的图像

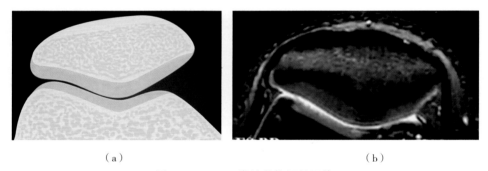

（a）　　　　　　　　　　　　　（b）

图 10-3-21　正常关节软骨的图像

第四节　膝骨关节炎的功能影像检查

一、KOA 的超声检查

（一）概述

超声检查是利用超声波在不同介质中传播时声阻抗的差异，通过探头晶片的压电效应，实现电信号和声能量之间的相互转换，从而产生声像图。探头的频率即为所产生声波的频率（MHz），频率越高，可显示的组织结构越浅，图像分辨率越高。目前常用超声设备的高频探头频率一般为 7 ~ 20 MHz，在肌骨系统包括肌肉、肌腱、韧带、神经、滑囊等结构的检查中广泛应用。肌骨超声检查可以遵循三个基本步骤：首先，根据局部解剖学特点及骨性标志，对目标结构进行长轴和短轴切面检查；其次，尽量使探头声束垂直于目标结构，以消除各向异性伪像；最后确定病变性质。

（二）膝关节超声检查方法及扫查内容

检查时，患者除膝后部检查需采取俯卧位外，其余均采用仰卧位，膝关节屈曲 45°。探头一般选用高频探头，对于体形偏胖患者或者组织较厚的部位可适当降低探头频率，以加强声波穿透力。检查时可以根据前、内、外、后的顺序依次扫查，扫查内容见表 10-4-1。

表 10-4-1　膝关节超声扫查内容

部　位	扫　查　内　容
膝前部	股四头肌肌腱、髌骨、髌腱、髌上滑囊及内外侧隐窝、髌前滑囊、股骨关节软骨
膝内侧	膝内侧副韧带、内侧半月板、鹅足腱
膝外侧	膝外侧副韧带、股二头肌肌腱、髂胫束、腓总神经、外侧半月板
膝后部	腘窝囊肿、血管神经束

（三）KOA 的超声表现

KOA 可累及软骨和滑膜，其在超声上的主要特征性表现包括软骨缺失和骨赘形成。软骨包括透明软骨和纤维软骨，二者在 KOA 中均可被累及，正常透明软骨超声表现为覆盖关节面的条状无回声带，内部回声均匀（图 10-4-

1）。KOA 可累及股骨远端软骨，表现为软骨低回声带不均匀变薄，检查时还可发现关节腔或髌上囊内的无回声液性暗区（图 10-4-2）。

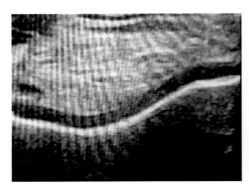 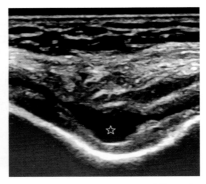

图 10-4-1　正常股骨远端软骨的超声图像　　图 10-4-2　KOA 股骨远端软骨的
超声图像（星号为髌上囊积液）

可以通过超声检查对股骨远端软骨厚度进行测量。常见的纤维软骨，如膝关节半月板，正常超声表现为关节间隙的偏高回声，纵切面呈倒三角形，尖端指向关节内，底部紧贴关节囊（图 10-4-3）。患 KOA 而间隙明显变窄后，会对半月板造成挤压，出现半月板的移位，常出现在膝内侧，超声检查可观察到内侧半月板向外膨出，挤压内侧副韧带。

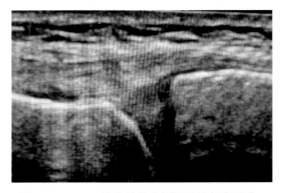

图 10-4-3　正常膝关节内侧间隙的超声图像
（中间三角形高回声结构为半月板）

　　骨赘表现为受累关节周边区域的骨性突起，边缘清晰呈强回声，可出现在膝关节内、外侧、上下关节之间（图 10-4-4）。KOA 滑膜增生常为继发性改变，程度相对较轻，且血流信号不丰富（图 10-4-5）。

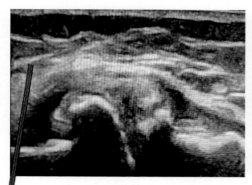
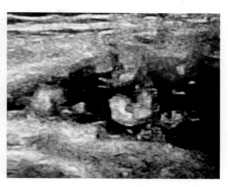

图 10-4-4　KOA 膝关节内侧间隙超声图像
（可见骨表面有强回声骨赘突起，关节间隙变窄，半月板被挤压向外突出）

图 10-4-5　KOA 髌上囊内增生滑膜的超声图像（呈不规则高回声团）

（四）常见疾病鉴别

1. 类风湿关节炎

　　类风湿关节炎的声像图特征为滑膜增生和骨侵蚀性病变。活动期时通过彩色多普勒超声可在增生滑膜内探及血流信号；骨侵蚀性病变显示为两个相互垂直切面上的骨皮质连续性中断，常发生于关节的周边区域，此部位骨质因无关节软骨覆盖更易发生关节腔的炎性病变，但超声显示骨侵蚀性病变的特异性不高。

2. 痛风性关节炎

　　痛风性关节炎的声像图特征为关节积液、尿酸盐结晶、骨侵蚀性病变、痛风石。积液内存在尿酸盐结晶时表现为不均质回声，结晶沉积于关节软骨表面时呈厚薄不均一的强回声带，与骨皮质的强回声带平行，故称"双轨征"或"双线征"。形成痛风石时表现为形态不一但边界清晰的高回声结节，周边可见低回声晕，常伴邻近部位的骨侵蚀性病变。（图 10-4-6）

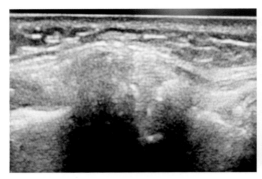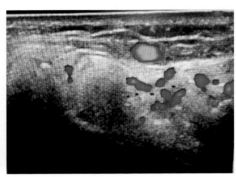

（a）　　　　　　　　　　　　　　（b）

图 10-4-6　关节痛风石的超声图像

3. 假性骨关节炎

假性骨关节炎又称为焦磷酸钙沉积症，是由二水焦磷酸钙晶体在关节软骨、滑膜、肌腱等组织内沉积所引发的疾病，累及膝关节时症状类似 KOA，表现为进行性慢性关节炎，超声检查可以发现软骨、肌腱、滑囊内的线状、点状强回声。当患假性骨关节炎晶体在关节软骨中沉积时，须与痛风石晶体沉积相鉴别，前者多出现在软骨内部。

关节积液、滑膜增生、骨质破坏等征象在各类骨关节炎性病变中均可出现，部分可有骨赘或痛风石等特异性征象，但大部分病变在超声表现上特异性不高，还需结合实验室检查、放射学检查和患者临床表现综合考虑。

二、KOA 的远红外热成像检查

（一）远红外热成像技术的原理

远红外热成像仪通过感知、测量患者身体散发出的红外线量，将获取的影像温度差（即患者体表细微的体温变化）用适当的颜色展示于画面上，从而分析、判断患者的疾病状态；具有无痛、无创、无辐射等优点。（图 10-4-7）

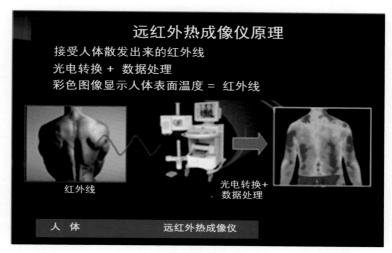

（a）

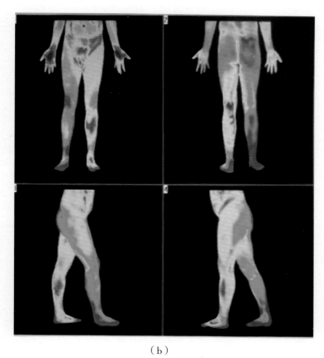

（b）

图 10-4-7 远红外热成像技术原理图

（二）远红外热成像技术检查注意事项

（1）检查室始终保持 25 ℃恒温、无风、湿度 50%。

（2）检查前 24 小时禁止使用化妆品、软膏、膏药、中止物理治疗及神经调节类药物等。拍摄前去除眼镜、戒指、手表等装饰品及衣物进入检查室，适应环境温度 15 分钟后开始拍摄。拍摄中禁止皮肤摩擦、禁止暴露强光。

（三）远红外热成像技术在 KOA 的应用

该技术可以广泛应用于全身多系统疾病，如筋膜炎、蜂窝织炎、骨髓炎、颈椎病、腰椎间盘突出症、静脉曲张、心血管血栓等的检查。对于膝周体表温度（畏寒发热）改变（图 10-4-8）、膝关节积液肿胀（图 10-4-9）、浅表血管曲张、髌腱损伤等都有一定的检查价值，能可视化地显示 KOA 等治疗前后的体表温度对比。

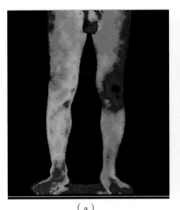
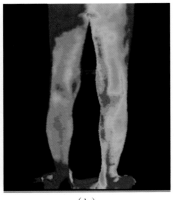

（a）　　　　　　　　　　　　（b）

图 10-4-8　双膝关节前后观及后前观远红外热成像图
（两侧大腿中下段各部位温度差异明显）

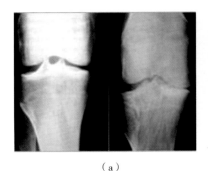
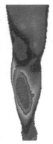
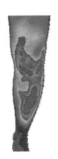
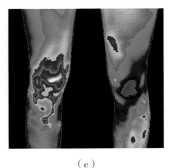

（a）　　　　　　　　（b）　　　　　　　　（c）

图 10-4-9　KOA 远红外成像图

注：（a）KOA 的 DR 影像；（b）图提示左膝关节急性肿胀疼痛；（c）图提示右膝关节红肿、积液。

三、KOA 的神经肌电检查

（一）概述

肌电图（EMG）是指将单个和多个肌细胞或者部分肌肉组织活动时产生的生物电变化，经电极引导、放大、记录和显示所获得的电压变化的一维时间序列信号图形。根据电极引导方法的不同，EMG 分为针电极肌电图和表面电极肌电图两种基本类型。作为一种电诊断检测手段和方法，肌电图具有深刻的生理学和病理学改变信息，能够精确反映不同肌肉在活动时序、活动强度、疲劳状态等方面的信息，广泛应用于康复医学、临床医学、体育科学等领域。

目前的研究认为，KOA 患者普遍存在肌肉萎缩、肌力下降，以及屈伸肌之间、内外侧肌之间的肌力不平衡、收缩不协调现象，继而引起疼痛、膝关节活动障碍等一系列临床症状。由此可见，对膝关节力学与周围肌群性能展开研究，对 KOA 的防治具有重要意义。

（二）KOA 患者的常用 EMG 检测方法

1. 电极摆放位置与测试体位

KOA 患者不同检测部位的 EMG 检测方法见表 10-4-2。

表 10-4-2　KOA 患者不同检测部位的 EMG 检测方法

检测部位	电极摆放位置	测试体位
股内侧肌（VM）	电极放置于髌骨内侧缘上方 5 cm 肌腹隆起处，两电极片连线与股骨长轴夹角为 50°～55°	坐位伸膝，站立位微蹲
股外侧肌（VL）	电极放置于髌骨外侧缘上方 15 cm 肌腹隆起处，两电极片连线与股骨长轴夹角为 12°～15°	坐位伸膝，站立位微蹲
股直肌（RF）	电极放置于髌骨上缘与髂前上棘连线中点。若两电极之间相距延长至 10～15 cm，则可整体评价股四头肌	坐位伸膝，站立位微蹲
股二头肌（BF）	电极放置于坐骨结节与腓骨小头（胫骨外侧髁）连线中点	俯卧位，抗阻屈膝；站立位，屈曲膝关节
半腱肌	电极放置于坐骨结节与胫骨内上髁连线中点；若放置于臀沟至腘窝中点连线的中点，两电极相距 3～4 cm，则可整体评价腘绳肌	俯卧位，抗阻屈膝；站立位，屈曲膝关节

2.测试注意事项

患者须穿宽松短裤；电极安放前须刮掉电极所贴局部的体毛，并用脱脂棉清洁皮肤，以减少皮肤电阻和电极移动对肌电信号的影响；参考电极可置于腓骨小头皮肤表面，电极中心的常规间距为 2 cm；固定电极线以免腿部运动时受到干扰。

3.常用分析指标

肌电图（图 10-4-10）可以定量描述肌电信号的变化特征与肌肉功能之间的相关性。均方根值（RMS）和肌电积分值（iEMG）是最常用的时域分析指标；中位频率（MF）和平均功率频率（MPF）是最常用的频域分析指标。临床上多采用 VL、VM 和 BF 的 EMG 数据来进行膝关节的力学分析与研究，包括：

（1）时域指标：RMS VM/VL（为 VM 和 VL 的一个 RMS 相对比值）、RMS 绝对值、RMS BF/VL（为 BF 和 VL 的协同收缩比率）、RMS BF/BFmax（腘绳肌共同活动比率）。

（2）频域指标：主要包括 VM、VL 和 BF 的 MF 和 MPF 斜率值。

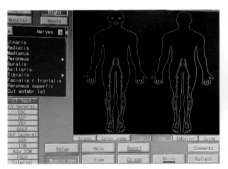
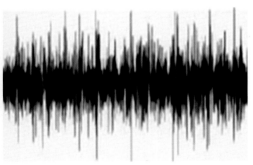

（a）   （b）

图 10-4-10　肌电图操作界面及信号示意图

注：（a）肌电图检查操作界面；（b）正常 RF 原始肌电图信号示意图。

（三）EMG 在 KOA 中的应用

因为 EMG 信号的时域、频域指标变化与肌肉活动及功能状态之间关联性较好，故 EMG 可作为诊断和评估 KOA 的重要力学参考指标。

1.评价肌肉功能

（1）肌肉的活动状态：KOA 患者 VL 和 BF 在做最大等长收缩和下蹲

运动时肌电振幅均值小于健侧，腘绳肌共同活动比率高于健侧。多表现为相应肌肉的 iEMG 和 RMS 值下降，RMS BF/VL、RMS BF/BFmax 比值增高。在 KOA 患者中，选择性 II 型肌纤维萎缩使 VM 中的 I 型纤维占比更高，造成 VL 的激活反而早于 VM。在 KOA 患者中，VM/VL 的平均振幅比值通常较正常值降低。

（2）肌肉的疲劳状态：利用 EMG 的疲劳度指数（主要是 MF 或 MPF 斜率）对 KOA 患者膝关节周围肌群进行疲劳度的研究。在 KOA 患者中，膝周肌肉常表现选择性 II 型肌纤维萎缩，从而使其总体 I 型纤维比例提高，表现为肌肉疲劳能力反而增强。

2. 康复训练指导与疗效评价

在 KOA 患者中，EMG 表现为参与收缩的 VL 肌纤维数目多于 VM，VM 活性降低，参与收缩的肌纤维数目减少，肌肉横断面积亦缩小，肌萎缩相对较明显。腘绳肌 RMS BF/VL 显著增高。

四川省骨科医院在临床工作中还拓展了 DXA 骨密度检查在 KOA 中的应用，对膝关节骨质情况及时判断；开展了超声引导下的腘窝囊肿及膝关节腔积液的穿刺抽吸冲洗技术，取得了很好的疗效。

第五节　膝骨关节炎的实验室检查

关于 KOA 的疾病认知和治疗创新一直进展缓慢，一部分原因是该疾病异常复杂，疾病发生、临床表现、疾病进展速度、关节受累方式和滑膜组织结构均有明显的异质性，而导致其发展迟滞的更为主要的原因是缺乏有效和灵敏的实验室指标来早期诊断、评估病情和确定疗效。虽然研究发现了很多检测指标和 KOA 相关，但现状不容乐观，大部分指标基本仍处于鉴定和验证状态。本节将从以下几方面阐述有助于 KOA 早期诊断、疾病严重性评估、疗效评估的传统检测指标和新的标志物。

一、炎症相关指标

低度炎症在 KOA 的发生、发展过程中起着关键作用，炎症可调节软骨细胞分解代谢，形成滑膜炎和调节疼痛反应。因此，炎症介质的变化可作为生物标志物辅助诊断、提示疾病的进展和评估严重程度。传统的炎症标志物 CRP 和超敏 C 反应蛋白（hsCRP）在部分早期 KOA 患者血清中升高，高水平的 CRP 可能与 KOA 发生的概率更高有关，且其表达水平同样与疼痛程度相关；hsCRP 水平与关节放射性改变无关，而与 KOA 的疾病进展相关。BMI 与 hsCRP 水平高度相关，但是 hsCRP 升高的肥胖人群，其 KOA 患病率并不增加。红细胞沉降率（ESR）也会在 KOA 患者伴滑膜炎时轻度增高。研究发现，多种炎症介质特别是 IL 与 KOA 密切相关。早期 KOA 患者血清和滑液中 TNF-α 和 IL-6 水平明显升高且与疼痛程度相关，同时 IL-6 较高水平与 KOA 进展风险增加相关。KOA 患者血清 IL-8 水平与西安大略和麦克马斯大学骨关节炎指数（WOMAC）评分以及骨 / 软骨代谢标志物相关。血浆 IL-8 和滑液 IL-18 的升高可激活基质金属蛋白酶 -3（MMP-3）参与 KOA 的发病机制。血浆和滑液 IL-34 水平也同 KOA 患者滑膜炎的严重程度相关。炎症刺激可引起中性粒细胞释放髓过氧化物酶（MPO）进入滑液，导致活性氧（ROS）的产生。早期 KOA 患者的滑液可查见 MPO 水平升高，KOA 患者血清 MPO 水平同样升高，而在关节置换后降低，表明 MPO 可作为 KOA 早期诊断和判断治疗疗效的实验室指标。KOA 患者滑液中尿酸水平升高可引起炎症因子 IL-1β 和 IL-18 表达水平升高，因此关节液尿酸水平可反映 KOA 患者疾病的炎症程度。此外，血清尿酸水平浓度与膝关节骨赘的形成密切相关，血清尿酸水平高的个体更容易出现影像学 KOA。此外，由脂肪组织分泌的补体 C1q/ 肿瘤坏死因子相关蛋白 3（CTRP3）同样可由软骨细胞分泌并参与软骨细胞增殖和迁移。研究发现，CTRP3 可能作为一种抗炎介质在绝经后妇女的 KOA 中发挥作用。作为急性时相反应蛋白的血清铁蛋白也与软骨损伤严重程度相关。炎症小体疾病（NLRP3）表达于成骨细胞的细胞质内，在炎症感染和内源性刺激作用下会表达上调。研究发现，NLRP3 可促进炎症因子 IL-1β、TNF-α 的释放，是 KOA 诊断和治疗的靶点。虽然目前研究显示许多的炎症相关的分子在 KOA 患者的疾病进展中发挥作用，但目前还不清楚是哪些分子占主导地位，抗感染治疗或许是有效的干预手段但同时还需考虑到个体间的异质性问题。

二、基质金属蛋白酶和其抑制剂

MMPs 是一个大家族，因其需要 Ca^{2+}、Zn^{2+} 等金属离子作为辅助因子而得名。炎症介质的释放能够促进 MMPs 的释放，进而打破 MMPs 与其抑制剂的平衡关系，同时，软骨基质特别是 II 型胶原和聚集素的降解需要依靠

MMP-1、MMP-3、MMP-9、MMP-13 的作用。因此，MMPs 与炎症介质和软骨代谢之间有着密切的联系。目前对 MMP-1 和 MMP-3 的研究最为广泛，在此基础上用于检测各种 MMPs 的免疫分析方法已经发展起来。研究发现，软骨组织和滑液中 MMP-1 蛋白表达升高可能是 KOA 的发病原因；血清 MMP-3 可作为评估 KOA 患者软骨损伤的潜在预后的生物标志物。此外，研究还发现关节滑液的 MMP-3 水平与影像学 K-L 分级相关，可作为疾病严重性的评估指标。KOA 患者尿液和关节液中检测到 MMP-9 升高，可能提示患者软骨细胞外基质的形成被破坏。MMP-13 rs2252070（-77G > A）基因多态性可上调 MMP-13 的表达水平，使 KOA 易感性增加，血清 MMP-13 水平还与炎症因子 TNF-α、IL-8 和 IL-18 的表达水平呈正相关。在轻度和重度 KOA 患者的滑膜组织中也可检测到 MMP-13 表达水平上升，但与疾病的严重程度相关与否尚存争议。在 KOA 患者的疾病进展过程中，MMPs 的水平和活性大大增加。金属蛋白酶组织抑制因子（TIMPs）是一类降解细胞外基质的多肽家族，是 MMPs 的天然抑制剂，MMPs 受 TIMPs 尤其是 TIMP-1 和 TIMP-2 的调节。研究发现，KOA 软骨中出现了 MMPs / TIMPs 浓度失衡，此外，滑液中 TIMP-1 水平与 KOA 的分级和严重程度相关。

三、晚期糖基化终末产物

晚期糖基化终末产物（AGEs）是蛋白质、脂质等大分子与还原糖通过一系列非酶促反应而生成的一组稳定的共价化合物。随着年龄的增长，AGEs 在人体关节软骨中不断积聚，并影响组织的生物力学、生物化学和细胞特性，在 KOA 的病理生理过程中起重要作用。体外研究表明，AGEs 修饰正常关节软骨可降低其变形能力，增加其刚度，降低其对 MMPs 介导的降解的敏感性，促进软骨细胞介导的蛋白多糖降解，抑制软骨细胞蛋白多糖的合成。戊糖素（PEN）是一种通过糖分子将赖氨酸和精氨酸残基连接起来的糖基化产物。研究发现，KOA 患者血清和滑液 PEN 浓度均升高，且均与滑液中的软骨破坏标志物软骨寡聚基质蛋白（COMP）相关，提示 PEN 可能在 KOA 病理中起重要作用，是一种新的潜在的 KOA 标志物。此外，关节软骨免疫组化检测结果显示其他 AGEs 如羧甲基赖氨酸（CML）、羧乙基赖氨酸（CEL）、GA-pyridine 和 AGE 受体（RAGE）的免疫反应性均增加，且 GA-pyridine 和 RAGE 的免疫反应性与骨关节炎的等级相关，表明这些 AGEs 蛋白与软骨变性有关。然而，AGEs 和 KOA 之间的因果关系尚需更多文献证实。

四、滑膜代谢指标

尿半乳糖基吡啶啉（Glu-Gal-PYD）是一种吡啶啉的糖基化类似物，是滑膜代谢的标志物，已被证明能特异性地反映滑膜组织的降解。通过高压液相色谱可在 KOA 患者尿液中检测到其排泄量增加。透明质酸（HA）是软骨和滑膜的组成部分。患有 KOA 的患者血清 HA 水平升高，并可作为放射学 KOA 诊断及 KOA 严重程度评判的生物标志物。人软骨糖蛋白 -39（YKL-40）由软骨细胞、滑膜等分泌。在严重 KOA 患者中，已发现 YKL-40 水平升高，滑液和血清之间存在显著相关性，可能反映了人类关节软骨的退化和膝关节滑膜炎的程度。

五、骨代谢指标

骨基质的有机成分主要是 I 型胶原，I 型胶原的羧基端肽（NTX-I）和 C 端肽（CTX-I）是估测 I 型胶原降解的方法。研究表明，进展性 KOA 患者的尿 NTX-I 和 CTX-I 高于非进展性 KOA 患者和对照组，提示 I 型胶原降解指标为进展性 KOA 患者的诊断或治疗提供重要参考。此外，KOA 患者在骨质降解过程中尿液中胶原吡啶啉（PYD）和脱氧吡啶啉（DPD）排泄量显著增加，且与疾病的严重程度密切相关。

六、软骨代谢标志物

关节软骨包括由水和电解质组成的液体相和由胶原、蛋白多糖、糖蛋白和软骨细胞组成的固相。所有这些成分都参与了软骨的力学和生理特性。II 型胶原是软骨基质中含量最丰富的蛋白质，因此，研究 II 型胶原标志物是评价软骨代谢的合理途径。II 型前胶原羧基端原肽（PIICP）是 II 型胶原合成过程中的重要标志物，研究发现，滑液 PIICP 水平在 KOA 的早期阶段出现升高。II 型胶原 C 端肽（CTX-II）是 MMPs 降解 II 型胶原的产物。研究表明，与对照组相比，KOA 患者的尿液 CTX-II 水平显著升高，且尿液 CTX-II 水平升高与 KOA 的分级和放射学评分相关。软骨细胞肥大的表型改变也可能是 KOA 发病机制的基础，X 型胶原（COL10）与肥大的软骨细胞有关，可作为 KOA 的诊断生化指标。

在软骨中存在的非胶原蛋白中，COMP 是凝血酶原蛋白家族中的一员，它可以结合和稳定 II 型胶原纤维。COMP 可反映 KOA 膝关节损伤程度。KOA

患者 *COMP* 基因的等位基因改变表明这些基因在 KOA 的发生、发展中起作用。此外，患者外周血中 COMP 的 mRNA 和蛋白表达增加，提示其可作为预测 KOA 发展进展的生物标志物。

聚集素是软骨基质中含量最丰富的蛋白质之一，通过识别位于硫酸软骨素链上的表位 846（硫酸软骨素 846）可以评估聚集素的合成水平。聚集素在胎儿软骨中浓度很高，在成熟的正常软骨中几乎不存在，但在 KOA 患者软骨和血清中显著增加，可作为 KOA 早期诊断的指标。骨膜蛋白是一种细胞外基质蛋白，广泛表达于各种组织和细胞中。研究发现，KOA 患者血浆和滑液中骨膜蛋白表达增加且与 X 线片显示的 KOA 的严重程度呈正相关。有学者进一步研究指出，该分子可促进骨骼发育、重建、修复和强度，介导与 KOA 相关的软骨细胞的衰老和凋亡。

七、分子指标

分子生物学的发展为人类认识疾病带来了前所未有的机会。学者们从分子水平的角度阐明了骨关节炎形成、进展的新的机制，为疾病治疗提供了更多的可能。蛋白酶激活受体 –2（PAR-2）单核苷酸多态性（SNP）rs1529505 和 rs2242991 与 KOA 易感性相关，携带 SNP 等位基因 T 或 G 的患者 KOA 更为严重。钙黏蛋白 –2（CDH2）基因 rs11564299 多态性的 G 等位基因与中国汉族人群 KOA 疾病风险增加有关，这种多态性还与 CRP 和 K-L 分级有关。

体内和体外的研究报道，微小 RNA（miRNA）通过靶向软骨相关基因参与 KOA 的形成和进展。MiR-146a-5p 和 miR-186-5p 分别与 KOA 的患病率和发生率显著相关。MiR-140-3p 可通过直接靶向 *CXCR4* 基因抑制 KOA 的进展，可能成为 KOA 的潜在治疗靶点。滑膜中 miR-140 和 miR-199 的表达水平降低可能是 KOA 的早期诊断和疾病进展的指标。MiR-9 可抑制 MMP-13 的表达水平，降低其对 Ⅱ 型胶原 α1 链（collagen type Ⅱ α1 chain，COL2A1 的抑制作用，因而同样可以作为 KOA 的潜在治疗靶点。最近的一项研究分析了 KOA 患者的关节滑液中 84 个参与炎症过程的 miRNA，最终发现 miR-378a-5p、miR-140-3p、miR-23a-3p、miR-27b-3p 与 KOA 进展相关，术前 miR-30c-5p、miR-23a-3p 的水平和术后 6 月相比表达有差异，且 miR-30c-5p 与术后疼痛缓解相关，可能作为预后评估的潜在标志物。

长链非编码 RNA（lncRNA）同样参与了 KOA 的多个环节。lncRNA 分子 NEAT1 通过靶向抑制 miR-193a-3p 及下游靶基因 *SOX5* 调节软骨基质降解。

基因异常甲基化同样可以引起 KOA 的发生，研究发现，COL3A1 和 MMP-2 低甲基化高表达，可能是 KOA 的甲基化生物标志。

八、其　　他

多种激素也与 KOA 的发生、发展相关。其中抵抗素是一种富含半胱氨酸的分泌蛋白，抵抗素在原发性 KOA 患者血清中表达升高，可能在 KOA 的进展中发挥重要作用，并可能作为一种新的、可靠地反映疾病严重程度的生物标志物。血液循环中的脂联素可能作为 KOA 患者（特别是肌少症肥胖）身体功能恶化的替代生物标志物。α-黑素细胞刺激素是一种神经内分泌激素，既往研究发现它具有强有力的抑制炎症作用。在原发性 KOA 患者滑液中发现其表达水平降低且与病情严重程度呈负相关，提示其在监测 KOA 患者病程和治疗效果方面存在潜在应用价值。肽类激素肾上腺素也在 KOA 患者血清中表达水平降低，且随着疾病的加重其表达水平显著降低，提示血清肾上腺素可作为 KOA 早期诊断和分级的生物标志物。

趋化因子是 KOA 中关节组织代谢紊乱的重要介质。研究发现，血清趋化因子配体-2（CCL-2）与膝关节功能障碍和膝部疼痛的发生概率相关，滑液 CCL-20 与 KOA 患者疾病的严重程度相关。此外，关节滑液中维生素 K 与蛋白家族的成员 UCMA 水平与 KOA 的症状和影像学严重程度密切相关。随着 KOA 分期的增加，血浆和滑液脂肪因子脂肪酸结合蛋白 4（FABP4）水平显著升高，故 FABP4 可能是一种值得研究的 KOA 生物标志物。

九、问题与展望

目前的研究发现，在影像学改变和临床表现出现前，KOA 患者组织、尿液和血液的代谢已经发生变化，检测其中的指标可尽早地诊断和预测 KOA 的进展，这些指标也可转化成为治疗的靶点。但目前为止，大多指标还停留在研究阶段，尚未应用于临床。这些指标的转化和应用目前还存在许多有待解决的问题，需要考虑不同种族、性别、年龄、发病部位等因素的差异，还需要更多的研究证明它们与疾病发生、发展的直接关系。我们相信，随着检测技术的不断完善和对 KOA 研究的不断深入，用于 KOA 早期诊断和病情进展监测的好的标志物将应用于临床，靶向新药将成功开发用于患者，为广大KOA 患者的诊治带来福音。

第六节　关节滑膜活检

KOA 的病理改变是关节破坏与修复引起的主动动态平衡改变，不是单纯被动的退行性或磨损性病变。

一、主要病理表现

肉眼观关节有明显的关节面变形和软骨损伤，承重部位关节面软骨可消失、软骨下骨硬化。残存的关节面粗糙呈绒毛状，失去光泽。关节周围骨赘增生，软骨下囊肿内充满黏液。

二、组织学特征

关节面软骨和软骨下骨组织损伤和修复性改变并存，缺乏明显的炎症改变，炎症改变多在滑膜体现。

（一）关节软骨

关节软骨是 KOA 最早发生病变的部位。

（1）关节面软骨不规则变薄及纤维化，局灶或广泛性软骨细胞死亡。

（2）关节软骨面粗糙，出现垂直或水平方向的裂缝。

（3）软骨基质的蛋白多糖减少，特殊染色奥辛蓝或碱性藏红染色可显示。

（4）软骨内钙化过程紊乱。同时伴随软骨的增生、修复。

（二）软骨下骨

（1）表层骨坏死。

（2）局部骨溶解伴纤维黏液样组织取代，软骨下囊肿形成。

（3）小梁微小骨折。同时伴随骨组织的修复，表现为软骨下骨骨质增生、硬化，关节面重建和骨赘形成，以及软骨下囊肿周围骨质反应性增生。

（三）滑膜

滑膜组织的增生，可呈乳头状，间质内散在淋巴细胞浸润，关节腔内脱落的骨软骨组织可形成游离体。游离体表面软骨增生，中心可发生软骨化骨或缺血坏死及同心圆状钙化。血管的长入使粘在滑膜表面的游离体转化成有活性的骨、软骨结节，从而可继发滑膜软骨瘤病。

三、研究进展

目前研究发现，在 KOA 病理过程中经典与非经典 Wnt 信号通路被过度激活，KOA 发病机制可能与 Wnt 信号通路及其他多种信号通路有关，包括骨形态发生蛋白（BMP）、转化生长因子 β（TGF-β）及低氧诱导因子（HIF）等。Wnt 信号通路激活可释放蛋白酶（尤其是 MMPs），促进软骨基质向骨基质转化。软骨下骨骨化导致关节间隙狭窄，再生新骨质与量的改变造成局部异常骨重建。

游离体的形成可引起异物巨细胞反应，使滑膜发生纤维化改变，滑膜纤维化是促进关节疼痛和僵硬的因素之一。炎性细胞可释放多种致滑膜纤维化的生化介质，如胶原赖氨酸羟化酶 2、PLOD2、TGF-β 等。

炎症因子在 KOA 的发病机制中占重要地位，在维持膝关节内环境稳定方面起重要作用。常见的致炎因子有 IL-1β、IL-6、IL-15、IL-17、IL-18 以及 TNF-α。其中 IL-1β 和 TNF-α 不仅可以激活多条信号通路，还能诱导多种炎症介质的释放，加重关节炎症和疼痛，促进关节软骨破坏，加速 KOA 进程。

研究信号通路靶点抑制剂、药物下调炎症因子浓度以及抗炎因子的发现等，可为 KOA 临床治疗提供新的思路。

关节液也称为滑液，它是由滑膜产生的透明质酸酶蛋白复合体与血浆的漏出液混合而成。在各种病变因素作用下如炎症、感染、创伤等，滑液量可能激增，直接反映着关节的病变状态。滑液受外界和机体其他因素的干扰较小，且能反映关节内微环境的变化，因此最能与关节疾病的性质及病变程度关联。滑液细胞学检测主要是针对肿瘤细胞的筛查，对关节炎的诊断无太大意义。

参考文献

[1] Scanzello C R.Role of low-grade inflammation in osteKOArthritis[J].Curr Opin Rheumatol，2017，29（1）：79-85.

[2] Kondo F，Takegami Y，Ishizuka S，et al.The association of the progression of knee osteKOArthritis with high-sensitivity CRP in community-dwelling people-the Yakumo study[J].Clin Rheumatol，2021，40（7）：2643-2649.

[3] Zhang J.Meta-analysis of serum C-reactive protein and cartilage oligomeric matrix protein levels as biomarkers for clinical knee osteKOArthritis[J].BMC Musculoskelet Disord，2018，19（1）：22.

[4] Sowers M，Jannausch M，Stein E，et al.C-reactive protein as a biomarker of emergent osteKOArthritis[J].OsteKOArthritis Cartilage，2002，10（8）：595-601.

[5] 中华医学会骨科学分会关节外科学组.骨关节炎诊疗指南（2018 年版）[J].中华骨科杂志，2018（12）：705-715.

[6] Hanada M，Takahashi M，Furuhashi H，et al.Elevated erythrocyte sedimentation rate and high-sensitivity C-reactive protein in osteKOArthritis of the knee：relationship with clinical findings and radiographic severity[J].Ann Clin Biochem，2016，53（5）：548-553.

[7] Li L，Li Z X，Li Y Y，et al.Profiling of inflammatory mediators in the synovial fluid related to pain in knee osteKOArthritis[J].BMC Musculoskelet Disord，2020，21（1）：99.

[8] Giordano R，Petersen K K，Andersen H H，et al.Serum Inflammatory Markers in Patients With Knee OsteKOArthritis：A Proteomic ApprKOAch[J].Clin J Pain，2020，36（4）：229-237.

[9] Greene M A，Loeser R F.Aging-related inflammation in osteKOArthritis[J].OsteKOArthritis Cartilage，2015，23（11）：1966-1971.

[10] Ruan G F，Xu J H，Wang K，et al.Associations between serum IL-8 and knee symptoms，joint structures，and cartilage or bone biomarkers in patients with knee osteKOArthritis[J].Clin Rheumatol，2019，38（12）：3609-3617.

[11] Koh S M，Chan C K，Teo S H，et al.Elevated plasma and synovial fluid interleukin-8 and interleukin-18 may be associated with the pathogenesis of knee osteKOArthritis[J].Knee，2020，27（1）：26-35.

[12] Udomsinprasert W，Jinawath A，Teerawattanapong N，et al.Interleukin-34 overexpression mediated through tumor necrosis factor-alpha reflects severity of synovitis in knee osteKOArthritis[J].Sci Rep，2020，10（1）：7987.

[13] Steinbeck M J，Nesti L J，Sharkey P F，et al.Myeloperoxidase and chlorinated peptides in osteKOArthritis：potential biomarkers of the disease[J].J Orthop Res，2007，25（9）：1128-1135.

[14] Deberg M，Dubuc J E，Labasse A，et al.One-year follow-up of Coll2-1，Coll2-1NO2 and myeloperoxidase serum levels in osteKOArthritis patients after hip or knee replacement[J].Ann Rheum Dis，2008，67（2）：168-174.

[15] Denoble A E，Huffman K M，Stabler T V，et al.Uric acid is a danger signal of increasing risk for osteKOArthritis through inflammasome activation[J].Proc Natl Acad Sci USA，2011，108（5）：2088-2093.

（陈君蓉、谈 伟、侯 佳、郑 杰）

第**11**章 膝骨关节炎的诊断及分级评估

第一节 膝骨关节炎的分类标准

KOA 的诊断可参考中华医学会骨科学分会关节外科学组《骨关节炎诊疗指南（2018 年版）》中关于 KOA 的诊断标准（表 11-1-1），此标准参照了 ACR 和欧洲抗风湿联盟（EULAR）制订的标准并经部分骨科专家讨论确定。

表 11-1-1《骨关节炎诊疗指南（2018 年版）》关于 KOA 的诊断标准

临床表现	满足诊断标准
1. 近 1 个月内反复的膝关节疼痛	1+（2、3、4、5 条中的任意 2 条）可诊断 KOA
2.X 线片（站立位或负重位）示关节间隙变窄、软骨下骨硬化和（或）囊性变、关节边缘骨赘形成	
3. 年龄≥ 50 岁	
4. 晨僵时间≤ 30 分钟	
5. 活动时有骨摩擦音（感）	

由此标准可见，膝关节疼痛是诊断 KOA 的必备条件，疼痛特点与活动相关，包括负重痛及始动痛。X 线片检查并非必要，在临床证据充分的情况下，可直接诊断并进行治疗，但在病情严重程度评估方面，往往需借助影像

学资料。此标准中诊断年龄条件为 50 岁及以上的人群，该限定条件应为原发性 KOA 标准，而继发性 KOA 患者可低于此年龄段，由此可见该诊断标准适用于原发性病变。值得一提的是，因我国地域广阔，自然环境多变，各地区 KOA 发病率及好发年龄段皆有所差异，如西南地区多高原、山地，受寒冷、潮湿、高海拔缺氧等因素影响，原发性 KOA 发病年龄可偏小。

2021 年 9 月更新的《中国骨关节炎诊疗指南（2021 年版）》在 KOA 的诊断上，提出了不同类型 KOA 的高危人群和主要临床表现。其中指出 KOA 的高危人群包括存在膝关节周围肌肉萎缩、长期从事负重劳动、位于高风险地区等因素者；KOA 的常见的体征包括压痛、关节畸形、骨摩擦音（感）和肌肉萎缩。（图 11-1-1）

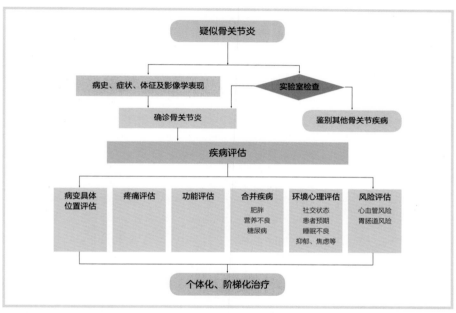

图 11-1-1　骨关节炎的评估、诊断流程图

ACR 关于 KOA 的分类标准有"临床标准"和"临床 + 影像学标准"两种（表 11-1-2）。该标准同样只针对原发性 KOA，而将继发性 KOA 排除在外。一项来自丹麦的针对 134 459 名接受初级保健的 KOA 患者的横断面研究显示，符合 ACR 标准的患者比例为 52%，远低于英国国家卫生保健研究院（NICE）标准的 89%，而符合 EULAR 标准的最少，仅有 48%。

表 11-1-2　1995 年 ACR 修订的关于 KOA 分类的
"临床标准"和"临床 + 影像学标准"

临床标准	满足诊断标准
1. 近 1 个月大多数时间有膝痛	
2. 有骨擦音	
3. 晨僵 ≤ 30 分钟	（1+2+3+4 或 1+2+5 或 1+4+5 可诊断 KOA）
4. 年龄 ≥ 38 岁	
5. 体发现膝关节有骨性膨大	
临床 + 影像学标准	满足诊断标准
1. 近 1 个月大多数时间有膝痛	
2. X 线片示骨赘形成	
3. 滑液检查符合 KOA	
4. 年龄 ≥ 40 岁	（1+2 或 1+3+5+6 或 1+4+5+6 可诊断 KOA）
5. 有骨擦音	
6. 晨僵 ≤ 30 分钟	

　　EULAR 分类标准为：年龄 ≥ 40 岁、伴有运动相关的膝关节疼痛、晨僵 ≤ 30 分钟、伴功能受限的患者，如果还具有以下一项或多项情况，则可诊断 KOA：有骨擦音（感）、膝关节活动度受限、有骨性膨大。该标准与 ACR 临床标准类似，但还包括膝关节功能是否受限的情况。

　　NICE 的标准为：患者年龄 ≥ 45 岁、伴有运动相关的膝关节疼痛，伴膝关节晨僵，且晨僵时间 ≤ 30 分钟或伴膝关节晨僵。因其只需满足前两个条件便可诊断，故其敏感性更高，但特异性可能受影响。

第二节　膝骨关节炎的分级评估

　　利用 X 线片对 KOA 进行分级评估是传统有效的方法，由 J.H. Kellgren 和 J.S. Lawrence 于 20 世纪 50 年代制订的 K-L 分级法（分级标准详见第 8 章）临床及科研都最为常用。他们由两名观察者对英格兰西北部的 85 名煤矿工人的包括膝关节在内的 8 个关节的 X 线片进行阅片评分，观察 KOA 影像学特征并描述为：关节边缘及胫骨髁间棘的骨赘形成、关节间隙狭窄、软骨下骨硬化和囊性变、股骨头形态改变。首先两人共同阅片并制订一个五级分类方案（0 级正常、Ⅰ级可疑、Ⅱ级轻微、Ⅲ级中度、Ⅳ级严重），然后分开阅片，其中一人前后阅片两次，计算观察者间和观察者内的相关系数。研究发现，膝胫股关节的观察者间的相关系数最高，在观察者内为第二。K–L 分级Ⅱ级可以诊断影像学上的骨关节炎，同时伴有运动相关的膝痛者为膝关节症状性骨关节炎。K–L 分级法观察的膝关节 X 线片为前后位负重片，且观察者不知道每一个观察对象的具体临床症状，在随后的一些研究当中发现其评分的等级与膝关节疼痛等症状存在不一致情况。

国际膝关节文献委员会（IKDC）的影像学骨关节炎分级标准为 A ~ D 四级（表 11–2–1），与 K–L 分级相比，更多关注关节间隙的变窄，被认为具有更高的可靠性，若同时采用屈膝 45° 的后前位负重 X 线片评估，与关节镜下观察的 Outbridge 分级（标准详见第 10 章）具有更高的相关性。

表 11–2–1　骨关节炎的 IKDC 分级

项目	特征描述	分级
LKDC 分级	没有关节间隙	A
	关节间隙 > 4 mm；小骨赘，轻度硬化或股骨髁扁平	B
	关节间隙在 2 ~ 4 mm	C
	关节间隙 < 2 mm	D

尽管 X 线是最常用的监测膝骨关节病情进展的影像学方法，但它也存在明显的局限性。X 线无法显示软骨等关节附属结构，对软骨的评估依赖关节间隙的变化，软骨在整体变薄前的退变软化或局灶性病理改变则无法显示，所以对早期 KOA 的评估不敏感。众所周知，膝关节解剖结构分为"三室一窝"，即胫股内、外侧间室，髌股间室和髁间窝，与 CT 和 MRI 比较，X 线对内侧间室的骨赘检测率仅 60%，而且 X 线通常无法显示股骨内侧后髁的骨赘，但对胫股外侧间室的软骨丢失检出率可高于 CT。CT 的优势在于对骨质病理特征的显示，如骨赘、软骨下骨囊肿和硬化。与 X 线、CT 主要显示骨赘和软骨下骨改变不同，MRI 能清晰展示软骨和软组织等关节附属结构的变化，如

骨髓病变、软骨软化或缺损、半月板变性或撕裂、韧带肌腱损伤或断裂、滑膜增生肥厚、腘窝囊肿等，对 KOA 的诊断具有更高的敏感性。但正因为其全面性，导致利用 MRI 评估 KOA 较为复杂，尚无统一评估标准。就目前已发表的基于 MRI 的 KOA 评估系统主要有全器官磁共振成像评分（WORMS）、膝骨关节炎评分系统（KOSS）、波士顿－利兹骨关节炎评分（BLOKS）和 MRI 骨关节炎膝关节评分（MOAKS），见表 11-2-2。

WORMS：由 Peterfy 等人于 2004 年发布，目前是运用最为广泛的基于 MRI 半定量评估 KOA 的评分系统。该系统将膝关节细分为不同的区域，分别给每一区域中的软骨退变、骨髓损伤、软骨下骨囊性变等特征评分，其优点是每个分区的多个病灶统一评估，便于数据的后续解读与分析，避免了纵向评分中某一病灶可能被合并或分裂而使实际病灶数无法确定的情况。WORMS 评分有 14 个评分点：①关节软骨完整性。②软下骨骨髓异常。③软骨下骨骨囊变。④骨磨损。⑤骨赘。⑥内侧半月板完整性。⑦外侧半月板完整性。⑧前交叉韧带完整性。⑨后交叉韧带完整性。⑩内侧副韧带完整性。⑪外侧副韧带完整性。⑫滑膜炎／积液。⑬关节内游离体。⑭关节周围囊肿／滑囊炎。

KOSS：由 Kornaat 等人于 2005 年发布，该方法评估的 KOA 病变特征与 WORMS 类似，但两者分区方法不同。KOSS 对各分区的软骨退变、骨髓损伤、软骨下骨囊变单独评分，而不是 WORMS 的累加评分。半月板撕裂的评分比 WORMS 更为复杂，但未考虑区域细划，也未考虑部分或完全撕裂。

BLOKS：由 Hunter 等人于 2008 年发布，它将膝关节分为负重区和髌股关节间室，此与 KOSS 类似；将髌骨软骨面分为内、外侧，此与 WORMS 相同。对骨髓损伤和软骨下骨囊性变的评分更为复杂，涉及骨髓病变的大小、波及范围、囊性变的多少。囊性变被归为骨髓损伤的一个程度，而不像 WORMS 和 KOSS 单独评分。因此 BLOKS 在评估骨髓损伤与软骨丢失、疼痛等症状的相关性上比 WORMS 更具优势，不过评估过程复杂费时在所难免。

MOAKS：由 Mohamed 等专家通过对以往评估工具在使用当中的经验和数据的比较于 2016 年开发，改进了骨髓病变和半月板形态的评分，增加了分区评估，并省略了骨髓病变和软骨评分方面的一些冗余条目，关于骨赘评分沿用了 BLOKS 中的四级评分系统，关于积液评分与以前的系统相同。

表 11-2-2　膝关节不同 MRI 评分系统的 MRI 影像评分特征

项目	WORMS	KOSS	BLOKS	MOAKS
软骨	分区方法：根据软骨缺损的深度和程度从 0~6 评分，软骨内异常信号另外计为有/无	分区方法：区分局灶性缺陷和弥散性缺陷。病变深度，从 0~3 评分；病变直径，从 0~3 评分；骨软骨缺损单独评分	两种评估方法：方法1（按区评估法）A.所有程度的软骨缺损病灶在该区的占比 B.软骨完全缺损病灶在该区的占比 方法2（按特定位置评估法），评估11个特定位置（非分区）的软骨厚度，从 0~2 评分（0 为无、2 为完全缺损）	与 BLOKS 方法 1 相同，未采用 BLOKS 方法 2
骨髓病变	评估 BML 大小/体积的总和在该区总骨量的占比，从 0~3 评分	根据病灶最大直径，从 0~3 单独评分	三分法单独评估： · 根据其大小在该区骨体积的占比从 0~3 评分（阈值 10%~85%） · 在软骨下骨相邻表面积的占比 · 非囊性 BML 的占比	总结了 BML 按区三分法评估： · 根据其大小在该区骨体积的占比，从 0~3 评分（阈值 33%~66%） · 未评估在软骨下骨相邻表面积的占比 · 非囊性 BML 的占比同 BLOKS · 附加了病灶按区计数
软骨下骨囊肿	评估囊肿大小/体积的总和在该区总骨量的占比，从 0~3 评分	根据病灶最大直径，从 0~3 单独评分	与 BML 一起评分	与 BML 一起评分
骨赘	在 16 个位置上从 0~7 评分	从 0~3 评分	在 12 个位置上从 0~3 评分	同 BLOKS
骨磨耗	在 14 个分区从 0~3 评分	无评分	无评分	无评分
积液	从 0~3 评分	从 0~3 评分	从 0~3 评分	从 0~3 评分

续表 11-2-2

项目	WORMS	KOSS	BLOKS	MOAKS
滑膜炎	积液/滑膜炎综合评分	在矢状位 T_1WSPGR 序列上描述为存在或不存在的滑膜增厚(位置未描述)	·评估髌下脂肪垫异常信号的大小 ·评估 5 个附加区域是否有异常信号存在(未描述评估细节)	根据髌下脂肪垫异常信号从 0～3 评分特征被更名为"髌下滑膜炎"
半月板形态	内、外侧半月板的前角、体部和后角,分别从 0～4 评分: ·轻微的放射或鸟嘴样撕裂 ·无移位撕裂或先前手术撕裂 ·移位性撕裂或部分切除 ·完全碎裂或损毁或完全切除	无半月板分区描述。是否存在下列撕裂情况:水平撕裂、纵向撕裂、放射状撕裂、复合丝裂、桶柄样撕裂、半月板内退变信号,从 0～3 评分	内、外侧半月板的前角、体部和后角是否存在下列情况:半月板内异常信号、纵向撕裂、水平撕裂、复合撕裂、根性撕裂、碎裂、半月板囊肿	和 BLOKS 类似,但附加了:肥大,部分碎裂、进行性部分碎裂
半月板突出	无评分	在冠状位上从 0～3 评分	和内、外侧向突出一样,在矢状位上从 0～3 分评估内、外侧半月板前向突出	无变化
韧带	交叉韧带和侧副韧带记为完整或撕裂	无评分	交叉韧带评为正常或完全撕裂,其附着点的 BML 评分归于胫、股骨骨质评分中,而无侧副韧带评分	无变化
关节周围特征	腘窝囊肿、鹅足肌肌腱滑囊炎、半腱肌滑囊、半月板囊肿、髌骨下滑囊炎、胫腓关节囊肿,从 0～3 评分	仅对腘窝囊肿从 0～3 评分	评估是否有以下特征:髌骨肌腱信号,鹅足肌肌腱滑囊炎,髂胫束信号,腘窝囊肿,髌下囊,TFJ、半月板、ACL、PCL、半腱肌、半膜肌等的腱鞘囊肿	无变化
游离体	依据游离体数量,从 0～3 评分	无评分	评估有或无	无变化

注: ACL 为前交叉韧带; BML 为骨髓病变; PCL 为后交叉韧带; TFJ 为胫腓关节; MOAKS 中的变化是指与 BLOKS 和 WORMS 评估方法相比出现的变化。

不同膝关节 MRI 评分系统中膝关节分区见表 11-2-3。

表 11-2-3　不同膝关节 MRI 评分系统的膝关节分区

	WORMS	KOSS	BLOKS	MOAKS
膝关节分区	髌骨内、外区，股骨内、外区及其前、中、后部，胫骨内、外区及其髁前、中、后部，胫骨嵴下 S 区	内侧髌骨，髌骨嵴，外侧髌骨，内、外滑车，股骨内、外髁，胫骨内、外平台	髌骨内、外区，滑车内、外区，股骨内、外侧负重区，胫骨内、外侧负重区，胫骨髁间棘区	髌骨内、外区，股骨内、外区及其前、中、后区，胫骨内、外区及其前、中、后区（胫骨髁间棘仅用于 BML）

随着肌骨超声的发展，其在 KOA 的诊断评估上受到更多的关注，和 MRI 类似，超声也能很好地显示出膝关节的软骨变化、积液多少、滑膜增生和腘窝囊肿等表现。超声还具有简便、无创、经济等优势，在未来的 KOA 诊断与分级评估上应当有其一席之地。

第三节　膝骨关节炎的功能评估

一、膝关节基本功能评估

关节的基本功能包括关节活动度（ROM）和关节运动时的肌力。在患 KOA 时，因疼痛、炎性渗出、肌肉萎缩等病理改变，导致关节基本功能受限，最终可影响关节的正常使用，导致生活、工作等综合能力下降。

1.ROM

正常膝关节的 ROM，以膝关节伸直为中立位，屈曲 120°～150°，过伸 5°～10°，屈膝时可内旋约 10°、外旋约 20°。行走时膝关节的活动度一般保持在 5°～60°。屈曲超过 120° 可完成下蹲动作，达 90° 时上楼运动不受限制，而平地步行时屈膝在 30°～60°。膝关节的 ROM 与其功能关系密切。

　　Ersoz 等在 2003 年的一项研究显示，KOA 患者受累关节的 ROM 与其 K–L 评级之间存在明确的负相关性，即 K–L 评级越高，其 ROM 越小，关节活动受限越明显。屈曲受限与股骨内髁退变相关，屈、伸和外旋受内侧胫股关节间隙退变的影响，而外侧胫股关节间隙退变则影响伸直和内旋功能。调查中的 40 只膝关节平均 ROM 为屈曲 131.5°、伸直 4°～0°，关节总活动度平均值为 127.6°，伸直受限者占 82.5%。另一项调查显示 198 名 KOA 患者关节平均 ROM 为屈曲 136.3°±11.4°（65°～155°）、伸直 0.3°±5.3°（–20°～13°）。

2. 肌力

　　膝关节周围肌肉力量的大小决定了关节应力平衡，KOA 患者关节周围肌肉萎缩、屈伸功能障碍，导致控制膝关节运动的相关肌肉肌力下降，因此，测定膝关节运动相关肌肉的肌力对 KOA 病情评估同样重要。

　　与健康对照者相比较，KOA 患者的肌肉力量、耐力和速度均降低 50%。控制膝关节屈伸运动的两组主要肌群为股四头肌和腘绳肌，KOA 患者的两组肌群的等长肌力均有所减弱，只有同龄、同性别的健康人伸膝肌力的 40%～53% 和屈膝肌力的 35%～46%，股四头肌群降低的更明显，这可能是疼痛引起的反射抑制造成的，且这种反射抑制可导致单膝受累患者健侧膝关节屈伸肌力下降，而且随着病情进展，肌力会进一步降低。有研究表明，和基线值相比，2 年后在影像学上有进展的 KOA 女性患者膝屈伸肌力有所降低。

　　徒手肌力测定为传统肌力评估方法，临床运用广泛，其六级（0～5 级）肌力评估，操作简便易行，无须借助任何仪器，医生徒手便能完成。但其主观性强，肌力分级也只是在一区间范围，能作为临床病情的基本评估手段，却无法满足科研及疗效判定的需求，若要对大于 3 级的肌力进行更为精细的定量评估则须借助仪器。

　　使用手持式拉力测量仪对膝屈伸肌进行等长肌力测定，可进一步精确其力量大小，且此方法在不同的测量者间有较高的一致性，但与 KOA 的放射学改变相关性不高，这可能是因为关节的运动是一个连续的动态过程，某一角度的等长肌力并不能准确反映实际运动情况下关节肌力的真实水平，但等速测试可解决这一问题。

　　肌肉等速运动是指运动时的角速度恒定而阻力变化的一种模式，等速测试需借助动力仪传导系统和电脑分析系统，预先设置的角速度限制了力矩输出增加本应产生的加速度，肌肉在整个收缩过程中都承受着最大负荷。肌肉等速运动兼具等长、等张收缩的特性和优点，可反映肌肉收缩的多种功能参数。膝关节等速测试指标包括力量指标、活动度指标、时间指标、平衡指标、耐力指标等，常用的如峰力矩（PT）、峰力矩对应角度（APT）、到达峰力矩时间（TPT）、屈伸膝肌力比（H/Q）等。研究发现，KOA 患者 PT 值较正常人群低，且发生此变化时患者大腿围度和膝关节 ROM 并未降低，由此推测 KOA 患者早期肌力下降并非由肌肉萎缩导致，而可能是源于肌肉功能紊乱。

二、膝骨关节炎患者综合能力评估

（1）西安大略和麦克马斯特大学骨关节炎指数（WOMAC）：是 KOA 治疗评价中的经典量表之一，问卷包括 24 个问题，分为 3 个子量表，即疼痛、僵硬和关节功能，其中疼痛部分有 5 个项目，僵硬部分有 2 个项目，关节功能部分有 17 个项目。评分时可采用 VAS 或 Likert 量表（评估结果为无、轻度、中度、重度、非常严重）。

（2）Lysholm 膝关节评分（LKS）：1982 年制定，1985 年修订，用于各种膝关节相关疾病中对膝关节功能的评估，为问卷式他评量表，从跛行、支撑、交锁、疼痛、不稳定、肿胀、上楼、下蹲 8 个项目对患者功能进行评估，评分为 0 ~ 100 分，疼痛和不稳定占分较高，其强调患者对症状的主观感受。

（3）Lequesne 功能演算指数：1987 年提出，对膝骨关节炎病情和关节功能进行评估，量表共 10 个问题，包括疼痛或不适、最长步行距离、日常生活功能障碍三大部分。该评估系统简便易行，有较好的重复性，缺点是不能区分双膝病变的轻重程度。

（4）关节炎生活质量测量表 2- 短卷（AIMS2-SF）：AIMS 于 1992 年由美国波士顿大学关节炎中心研制，最初用于类风湿关节炎患者的自我生活质量评估，后经简化而成 AIMS2-SF，用于 KOA 患者自我评估同样具有可靠性。AIMS2-SF 量表分为躯体、症状、影响、社会和工作 5 个维度，共有 26 个问题，所有条目均采用 1 ~ 5 分评分，得分越高，生活质量越好。

（5）日本膝骨关节炎功能评估量表（JKOM）：由日本骨科学会、日本运动器官康复学会、日本临床骨科学会于 2002 年共同制订，从疼痛、僵硬、日常生活状态、健康状态等方面对 KOA 患者的功能进行评价，具有内容全面、简单的优点，量表同时考虑到亚洲人的健康特点、生活方式、环境特征，汉化版 JKOM 也具有良好的可信度，适用于我国患者 KOA 的评价。

　　WOMAC 和 Lequesne 多用于评估慢性中老年 KOA 患者，也可用于病情的随访；AIMS2-SF 多用于评估 KOA 患者的生活质量；JKOM 更适用于亚洲患者；Lysholm 则常用于膝关节镜手术前后患者日常生活功能的评估。

参考文献

[1] 中华医学会骨科学分会关节外科学组 . 骨关节炎诊疗指南（2018 年版）[J]. 中华骨科杂志，2018, 38（12）：705–715.

[2] 中华医学会骨科学分会关节外科学组，中国医生协会骨科医生分会骨关节炎学组，国家老年疾病临床医学研究中心（湘雅医院），等 . 中国骨关节炎诊疗指南（2021 年版）[J]. 中华骨科杂志，2021, 41（18）：1291–1314.

[3] Skou S T, Koes B W, Grønne D T, et al. Comparison of three sets of clinical classification criteria for knee osteoarthritis: a cross-sectional study of 13459 patients treated in primary care[J]. Osteoarthritis and cartilage, 2020, 28（2）：167–172.

[4] KELLGREN J H, LAWRENCE J S. Radiological assessment of osteo-arthrosis[J]. Ann Rheum Dis, 1957, 16（4）：494–502.

[5] Kohn M D, Sassoon A A, Fernando ND. Classifications in Brief: Kellgren–Lawrence Classification of Osteoarthritis[J]. Clin Orthop Relat Res., 2016, 474（8）：1886–1893.

[6] Wright R W, Ross J R, Haas A K, et al. Osteoarthritis classification scales: interobserver reliability and arthroscopic correlation[J]. The Journal of bone and joint surgery（American volume）2014, 96（14）：1145–1151.

[7] Chan W P, Lang P, Stevens M P, et al. Osteoarthritis of the knee: comparison of radiography, CT, and MR imaging to assess extent and severity[J]. AJR. American journal of roentgenology, 1991, 157（4）：799–806.

[8] Bousson V, Lowitz T, Laouisset L, et al. CT imaging for the investigation of subchondral bone in knee osteoarthritis[J]. Osteoporos Int, 2012, 23（8）：5861–5586.

[9] Fernandez-Madrid F, Karvonen R L, Teitge RA, et al. MR features of osteoarthritis of the knee[J]. Magn Reson Imaging, 1994, 12（5）：703–709.

[10] Kornaat P R, Ceulemans R Y T, Kroon H M, et al. MRI assessment of knee osteoarthritis: Knee Osteoarthritis Scoring System（KOSS）—inter-observer and intra-observer reproducibility of a compartment-based scoring system[J]. Skeletal radiology, 2005, 34: 95-102.

[11] Peterfy C G, Guermazi A, Zaim S, et al. Whole-Organ Magnetic Resonance Imaging Score（WORMS）of the knee in osteoarthritis[J]. Osteoarthritis Cartilage., 2004, 12（3）: 177-190.

[12] Ersoz M, Ergun S. Relationship between knee range of motion and Kellgren-Lawrence radiographic scores in knee osteoarthritis[J]. Am J Phys Med Rehabil, 2003, 82（2）: 110-115.

[13] Steultjens M P, Dekker J, van Baar M E, et al. Range of joint motion and disability in patients with osteoarthritis of the knee or hip[J]. Rheumatology（Oxford）, 2000, 39（9）: 955-961.

[14] Fisher N M, Pendergast DR, Gresham G E, et al. Muscle rehabilitation: its effect on muscular and functional performance of patients with knee osteoarthritis[J]. Arch Phys Med Rehabi, 1991, 72（6）: 367-374.

[15] Hayes K W, Falconer J. Differential muscle strength decline in osteoarthritis of the knee[J]. A developing hypothesis. Arthritis Care Res, 1992, 5（1）: 24-28.

[16] Fransen M, Crosbie J, Edmonds J. Isometric muscle force measurement for clinicians treating patients with osteoarthritis of the knee. Arthritis Rheum[J].Arthritis Care & Research: Official Journal of the American College of Rheumatology, 2003, 49（1）: 29-35.

[17] Steidle-Kloc E, Wirth W, Glass N A, et al.Is Pain in One Knee Associated with Isometric Muscle Strength in the Contralateral Limb?: Data From the Osteoarthritis Initiative[J].Am J Phys Med Rehabil, 2015, 94（10）: 792-803.

[18] Eckstein F, Hitzl W, Duryea J, et al.Baseline and longitudinal change in isometric muscle strength prior to radiographic progression in osteoarthritic and pre-osteoarthritic knees-data from the Osteoarthritis Initiative[J]. Osteoarthritis Cartilage, 2013, 21（5）: 682-690.

[19] Theiler R, Stucki G, Schütz R, et al.Parametric and non-parametric measures in the assessment of knee and hip osteoarthritis: interobserver reliability and correlation with radiology. Osteoarthritis Cartilage[J]. Osteoarthritis and Cartilage, 1996, 4（1）: 35-42.

[20] 成鹏, 毕霞. 用等速测试指标评定膝关节的运动功能 [J]. 中国康复理论与实践, 2002, 3: 191-192.

[21] Emrani A, Bagheri H, Hadian M R, et al. Isokinetic strength and functional status in knee osteoarthritis[J]. Journal of Physical Therapy Science, 2006, 18（2）: 107-114..

[22] Lysholm J, Gillquist J. Evaluation of knee ligament surgery results with special emphasis on use of a scoring scale[J]. Am J Sports Med, 1982, 10（3）: 150-154.

[23] Lequesne MG, Mery C, Samson M, et al. Indexes of severity for osteoarthritis of the hip and knee. Validation-value in comparison with other assessment tests[J]. Scand J Rheumatol Suppl, 1987, 65: 85-89.

[24] Guillemin F, Coste J, Pouchot J, et al. The AIMS2-SF: a short form of the Arthritis Impact Measurement Scales 2[J]. French Quality of Life in Rheumatology Groupijj. Arthritis Rheum, 1997, 40（7）: 1267-1274.

[25]　Akai M，Doi T，Fujino K，et al. An outcome measure for Japanese people with knee osteoarthritis[J]. The Journal of rheumatology，2005，32（8）：1524–1532.

[26]　徐守宇，姚新苗，吴燕，等. 汉化版日本膝关节骨关节炎功能评估量表的信度研究 [J]. 中国康复医学杂志，2014，29（8）：723–725.

[27]　黄乐春，胡惠民，梁宇翔. 膝关节功能评分量表评述 [J]. 中国医药科学，2016，6（13）：50–53.

（许　静）

第**12**章　膝骨关节炎的相关鉴别诊断

KOA 是一种需要排他性诊断的疾病，临床上尤其需要与各种发生在膝关节的关节疾病相鉴别。如 KOA 处于炎症状态时需与类风湿关节炎（RA）相鉴别，KOA 同时伴有焦磷酸钙盐沉积时需要与假性痛风相鉴别，年轻患者的 KOA 需与地方流行病或遗传性发育性疾病相鉴别等。

第一节　类风湿关节炎

类风湿关节炎是一种常见的自身免疫性疾病。该病呈慢性病程，以侵蚀性关节炎为主要特征，同时可伴发热、贫血、皮下结节及血管炎等关节外的全身表现。RA 的患病率在不同地区、不同人种之间存在较大的差异，我国约为 0.3%，以女性多见，男女之比为 1:3 ~ 1:2。RA 的病因未明，但多种免疫细胞、免疫分子的参与以及大量自身抗体的出现构成了 RA 免疫病理的特征。RA 临床表现多种多样，发病方式不尽相同，多为缓慢或隐袭起病，少数患者可呈急性起病；部分患者可表现为发作与缓解交替；多数患者以多关节炎起病，单关节炎发病者仅占少数。因此，详细的病史和全面的查体资料是做出正确诊断的基础。

一、关节表现

关节症状是 RA 患者最为突出的表现。本病最初受累关节多为近端指间关节、掌指关节或腕关节，膝、踝和趾关节首先发病者只在少数。其中近端指间关节、掌指关节及腕关节在 RA 中最具特征性和诊断意义。在 RA 起病之初，可表现为单关节炎、少关节炎或多关节炎，其中以少关节炎起病最为常见，多呈慢性进展病程，常伴有血清自身抗体阳性；单关节炎起病者病初常表现为血清自身抗体阴性关节炎，应注意与其他常以单关节发病的关节炎相鉴别；多关节炎者多为急性起病，病情较重，常伴有关节炎外表现。RA 一般具有如下几个特点：

（1）伴有明显的晨僵，持续可超过 1 小时，甚至整个上午，而且程度较重。

（2）关节疼痛及触痛是 RA 患者最为突出的主诉之一，多数患者有明显的关节处疼痛及按压痛，严重者可有拒按等重度疼痛的表现。

（3）受累关节发生肿胀，这主要是由于关节腔积液、滑膜增生及组织间水肿而致。

（4）晚期出现关节各种畸形和活动受限。

（5）RA 患者多伴发骨质疏松，而且发生率随病程延长而上升。

二、关节外病变

约 50% 的 RA 患者可出现关节外表现，以继发性干燥综合征最为常见，约见于 35% 的患者。其他脏器或组织，包括血管、心、肺、肾、神经系统及造血系统等均可出现不同程度的受累表现。

三、实验室和辅助检查

自身抗体对于 RA 的诊断和鉴别诊断具有重要意义。除传统的类风湿因子外，抗环瓜氨酸肽抗体的发现使得 RA 的诊断可以更早，同时抗环瓜氨酸肽抗体也可作为判断预后的指标。RA 的 X 线片改变可有软组织变化、关节间隙异常、软骨侵蚀、软骨下骨质破坏、骨质疏松、关节融合或畸形。关节超声是近几年发展起来的检查手段，可发现查体无法察觉的关节积液，有利于关节炎的诊断和评估。

第二节　痛风性关节炎

痛风性关节炎是由尿酸代谢障碍引起关节局部尿酸盐晶体堆积而导致的一类关节炎。按照痛风的自然病程，其临床表现可分为急性期、间歇期、慢性期。

一、急　性　期

急性痛风性关节炎多在清晨或半夜突然发病，表现为数小时内受累，关节周围软组织出现红、肿、热和剧痛，活动受限，在 48 ~ 72 小时达到高峰，如刀割或咬噬样剧烈，局部不能忍受被单覆盖和周围震动。60% ~ 70% 的患者首发于单侧第 1 跖趾关节，在病程中 90% 以上的患者累及该部位，其次为足弓、踝、膝、腕、肘和指关节，肩、髋及脊椎关节等则少见。反复发作逐渐影响多个关节，大关节受累时可有关节积液。发作持续数天或数周后可自行缓解。多数不伴有全身症状，少数可伴有发热、头痛、恶心、心悸、寒战不适以及白细胞升高、血沉增快。饱餐饮酒、过度疲劳、受湿冷、关节局部损伤、穿鞋紧、走路多、感染及外科手术等可诱发。

二、间　歇　期

急性痛风性关节炎发作缓解后，多数无明显后遗症状，但部分患者发作后可有一段时间的轻度疼痛不适遗留，特别是足部行走不适感，发作部位皮肤色素可加深，呈暗红色或紫红色，脱屑，发痒。多数患者在初次发作后出现 1 ~ 2 年的间歇期，但间歇期长短差异很大，随着病情的进展，间歇期逐渐缩短，发作愈来愈频繁，受累关节越来越多，甚至累及关节周围滑囊、肌腱、腱鞘等处。少数患者初次发作后无间歇期，直接延续发展为慢性关节炎。

三、慢　性　期

痛风性关节炎反复发作可引起尿酸盐晶体大量沉积，导致局部组织发生慢性异物样反应，沉积物周围被单核细胞、上皮细胞、巨噬细胞包绕，纤维组织增生形成结节，称为痛风石。痛风石多在起病 10 年后出现，是病程进入慢性期的标志，可见于关节内、关节周围、皮下组织及内脏器官等。典型部位在耳郭，亦常见于第 1 跖趾关节、指、腕、膝、肘及跟腱等处，隆起于皮下，最初小而软，逐渐变大变硬，由少增多，芝麻大到鸡蛋大的黄白色赘生物，破溃后可流出白色粉状或糊状物，可查见尿酸盐晶体，经久不愈，但较少继发感染。痛风石发生在关节及关节周边，可造成关节软骨及骨质侵蚀破坏、关节周围组织纤维化，出现关节持续肿痛、强直、畸形，重者可致骨折。

四、辅助检查

痛风性关节炎患者绝大多数血清尿酸水平增高，但部分患者在痛风急性发作时血清尿酸水平仍然正常。对于少数患者而言，其可耐受的血清尿酸阈值可低于正常水平，尽管其血清尿酸值处于正常范围的偏高水平，但仍见其痛风发作。痛风性关节炎诊断的金标准是在偏振光显微镜下可见到关节液中有存在白细胞内或呈游离状态的尿酸盐晶体，呈针状（5 ~ 20 μm），并有负性双折光现象。影像学检查可见关节隙狭窄，软骨下骨内及骨髓内均可见痛风石沉积，骨质疏松，以致骨质呈穿凿样缺损，又如虫蚀，大小不一，其边缘锐利呈半圆形或连续弧形，边缘可有增生钙化。

第三节　反应性关节炎

反应性关节炎为泌尿生殖道或肠道感染导致的关节肿痛性疾病，临床可表现为关节症状与关节外症状。

一、外周关节炎

反应性关节炎患者受累的外周关节主要是下肢，呈非对称分布的单或寡关节炎。一般关节炎在感染后 10 ~ 18 天发作，持续大约 18 周。1/3 的患者有多次发作史，5% ~ 20% 的患者可变为慢性。有时也可以被其他的肠道或尿路感染再次激发。滑液检查为炎性改变，主要是中性粒细胞，但骨质破坏并不常见。大约 10% 的患者会出现肌腱病和指（趾）炎。有时患者也会出现下背痛，在 6% ~ 9% 的患者中可发现 X 线片呈骶髂关节炎表现，更常见于慢性或复发的病例。前驱症状出现在关节炎发生前 3 天至 1 个月，前驱感染以腹泻最为多见，其次为尿道炎、眼炎。膝关节是最常见的受累关节，除此外还可见于踝、髋，其他如肩、肘、颞颌关节及手足小关节炎均有作为首发表现的，但较少见，整体上上肢受累程度显低于下肢。

二、关节外表现

反应性关节炎患者的发热和腹泻症状几乎总是先于炎性关节症状出现，但肠道症状的严重性与关节症状的严重性之间并无相关性。眼部损害，主要是结膜炎，见于 30% 的患者，并与病情相关。急性前葡萄膜炎多为单发的、非同时发作的损害。泌尿生殖道的损害，主要是尿道炎、龟头炎或者生殖道感染，见于大约 20% 的患者，主要为志贺菌诱发的反应性关节炎。皮肤损害，如口腔溃疡和结节性红斑也有报道。

第四节　银屑病关节炎

银屑病关节炎发病隐匿，但大约 1/3 的患者呈急性发病。约 70% 的患者皮肤病变先于关节炎数月至数年出现，另有 15% 的患者两者同时发生，仅部分成人及较多儿童的关节炎表现在皮肤、指甲改变前。多数患者有银屑病家族史。银屑病关节炎临床表现多种多样。从诊断、治疗角度可分为以下三个亚型：①非对称性寡关节或单关节炎（30% ~ 50%）；②类似类风湿关节炎的对称性多关节炎（30% ~ 50%）；③有或没有外周关节病变，以中枢关节受累为主（约 5%）。其中第一型最需要与 KOA 鉴别。

一、寡关节型关节病变

近 2/3 的银屑病关节炎患者以寡关节炎或寡关节炎起病，类似其他脊柱关节病的外周关节炎。其中 1/3 ~ 1/2 演变成对称性多关节炎，不易与类风湿关节炎区别。经典表现包括大关节受累的寡关节炎（如膝关节）及 1 ~ 2 个指（趾）间关节炎和指（趾）炎，后者由远端、近端指（趾）关节炎和腱鞘炎所致。有些患者的关节炎出现在外伤之后，易被误诊为外伤性关节炎或机械性关节炎。此类寡关节炎更易合并肌腱端病，最常见于跟腱和足底筋膜附着于跟骨处。

二、皮肤病变

银屑病关节炎患者虽然关节炎可以出现在皮肤病变之前，但要确诊银屑病关节炎必须有银屑病典型的皮肤和指甲病变。典型的银屑病皮肤改变为边界清楚、被覆银白色痂皮的红斑，形状多样，直径可从早期急性银屑病的1 mm 或更小到晚期的几厘米。多见于肘、膝关节的伸侧、头皮、耳朵等部位，也可见于躯体的任何地方，如手掌、脚掌、皮肤皱褶处、下腰部、发际、肛周和外生殖器等。临床医生要在头皮、脐周和肛周等处搜寻小的病损。轻轻搔刮患处常出现针尖样出血点。此外，80% 的银屑病关节炎患者可出现指甲异常，而无关节炎的银屑病患者只有 20% 有指甲病变。指甲的改变包括凹陷、甲剥离、纵嵴、甲裂、甲下角化过度、油滴样变色和甲面发白、粗糙等，这些改变虽非银屑病关节炎所特有，但可作为早期诊断的线索。特别是有指炎或远端指间关节炎伴有单个指甲 20 个以上的凹陷时，强烈提示本病。

第五节　感染性关节炎

由致病微生物直接侵袭关节引起感染性关节炎。这也是临床中单关节炎时最需要警惕的病因可能。大多数（90%）感染性关节炎是由金黄色葡萄球菌、链球菌、淋球菌及革兰阴性杆菌等细菌所致。病毒、真菌、分枝杆菌、螺旋体、寄生虫也可致病。传播途径以血行感染最常见，其后依次是创伤和邻近蔓延。由于急性细菌感染可迅速破坏关节软骨，一旦疑诊，就应及时评价，以免延误抗菌药物的使用，并及时引流处理。

临床症状、影像学和滑液分析是诊断的主要依据。急性细菌感染通常累及单关节或少关节；亚急性、慢性单关节炎或少关节炎提示分枝杆菌或真菌感染；间断炎性关节病变见于梅毒、莱姆病或继发于肠道或泌尿系统感染的反应性关节炎。

大多数怀疑感染性关节炎的患者可行关节腔穿刺抽液检查。正常滑液细胞数在 0.2×10^9/L，且以单核细胞为主，典型的细菌感染滑液细胞数 > 50×10^9/L，中性粒细胞占 90% 以上；晶体性关节炎、类风湿关节炎和其他非感染性关节炎细胞数常在（20 ~ 50）$\times 10^9$/L；分枝杆菌和真菌感染细胞数常在（10 ~ 20）$\times 10^9$/L，中性粒细胞占 50% ~ 70%，其他为淋巴细胞。确诊有赖于滑液染色涂片或滑液及血培养分离出病原体，或者通过基于聚合酶链反应（PCR）的免疫技术检测到微生物的核酸或蛋白。

第六节　肥大性骨关节病

　　肥大性骨关节病以杵状指和管状骨骨膜增生为特征，按病因不同分为原发性和继发性两类。继发性肥大性骨关节病在临床上更为常见，约占 95%，主要继发于心肺疾病、恶性肿瘤或类癌综合征等。原发性肥大性骨关节病又称厚皮骨膜增生症，仅占 5%，是一种主要累及皮肤和骨骼的常染色体显性遗传病。临床上可以将原发性肥大性骨关节病分为 3 种亚型：

　　（1）完全型，表现为典型的杵状指、进行性皮肤增厚和骨膜增生。

　　（2）不完全型，表现为骨膜增生明显而皮肤增厚不明显。

　　（3）非典型，表现为皮肤增厚明显而骨膜增生不明显。

　　继发性肥大性骨关节病根据其原发病因可大致分为继发于心肺疾病和心肺以外疾病两类。严重肺部疾病如肺癌或者导致肺动静脉短路的心脏疾病如法洛四联症，可以导致前列腺素无法经肺代谢，从而出现肥大性骨关节病症状；而心肺以外的疾病包括各种肺外恶性肿瘤并且无肺部转移者、类癌综合征、炎症性肠病和甲亢等，这些患者的前列腺素降解功能并未受损，可能的发病机制是前列腺素合成增加，或者细胞内外转运出现障碍。

一、杵　状　指

　　杵状指为肥大性骨关节病最突出的临床表现之一，指（趾）端呈球状，正常的 Lovibond 角（160°）角度减小，手指在甲床基部厚度超过远端指间关节的厚度，甲床基部周径大于远端指间关节的周径。由于甲床软组织增生和水肿，指甲触诊有一种"摆动感"。晚期皮肤增厚，指甲变弯，发绀，产生鼓槌样畸形。部分患者手足增粗变厚，长度不增加而呈铲状或兽掌状。

二、皮肤表现

　　肥大性骨关节病的皮肤表现主要是皮肤增厚和皮肤腺体肥大，进行性皮肤增厚以脸部皮肤和头皮进行性增厚、逐渐形成皱褶为特征。皮肤腺体肥大包括油脂腺肥大和汗腺肥大，主要表现为脂溢、痤疮及多汗。

三、骨骼病变

肥大性骨关节病的骨骼病变主要表现为骨膜增生。20% ～ 40% 患者出现关节疼痛肿胀、关节积液。以膝、踝、腕关节受累多见，尚可累及肘、掌指关节和跖趾关节，一般呈不对称性，疼痛以夜间为主，表现为关节轻度酸痛乃至剧烈疼痛。体征包括关节局部发红、发热，触痛肿胀，关节积液和活动受限，也有表现为无痛性关节积液。在没有大量肌肉覆盖的部位，由于长骨骨膜、新骨形成，可出现前臂或小腿日益增粗，腕及踝关节亦相应粗大。

四、其他表现

除上述表现外，肥大性骨关节病患者还可有乏力，男性乳房女性化、阴毛女性样分布，骨髓纤维化，胃肠增生性病变及染色体异常等症状。

第七节　大骨节病

大骨节病（KBD）是一种地方性、慢性、变形性骨关节病，主要发生于发育期间的儿童四肢骺软骨、骺板软骨及关节软骨，致其变性和深层软骨细胞坏死。KBD 在临床上表现为多发性、对称性关节受累，患者多在 4 ～ 8 岁甚至更早出现手指（趾）关节增粗、变形，严重者发展为膝、踝关节内外翻畸形及继发性骨关节炎等症状和体征。KBD 区别于其他骨关节病的特征，主要是病理变化为软骨细胞坏死以深层为主，而表层细胞损伤较轻、较晚。与正常人相比，KBD 患者关节软骨破坏严重，出现大量围绕坏死区的软骨细胞簇；当干骺与骨骺未闭合时，常导致生长板软骨发生多发性点状、带状和片状的凝固性软骨细胞坏死，进而通过坏死灶的钙化、骨化形成横骨梁致软骨发育障碍、抑制管状骨纵行生长，造成患者骨骼发育不良、身材矮小及骨端膨大。与其他退行性关节疾病相似，成人 KBD 患者以负重大关节退化最为严重，尤其是膝关节。KBD 治疗的主要目标是减轻疼痛，保护关节活动度和预防继发性功能障碍和关节损伤。目前还没有任何医学研究显示可以阻止 KBD 进展或逆转关节损伤，对医学治疗方法有效性的研究也很少。KBD 不仅严重损害病区居民健康，而且制约当地发展经济，同时也是造成"因病致穷、因病返贫"的重要公共卫生问题之一。

一、少年时期发病

少年时期发生 KBD 往往是由于骨骺板提前骨化，使发育出现障碍，表现为侏儒症状，即出现体型矮小，关节粗大，并有疼痛与活动受限，以踝关节发病最早，接着顺序为手指关节、膝、肘、腕、足趾关节和髋部。因骺板融合速度不一致，两下肢往往出现膝内翻、膝外翻或髋内翻畸形；手指短粗小，足部扁平。发病年龄愈轻，畸形愈重。

二、青春后期发病

青春后期发生 KBD 者，畸形不明显。主要表现为骨关节炎症状，关节肿胀，有少量积液，活动时有摩擦感，并伴有交锁症状，有时还可检查到关节内有游离体。成人下肢发病多，因踝、膝肿胀疼痛，行走十分不便。

三、影像学表现

KBD 患者的干骺端边缘模糊或凹凸不平，呈波浪状或锯齿状。如病变继续发展，指骨端不整齐的边缘可呈碎裂现象。此时，关节无明显变形。以骨骺与骨干开始融合为特征。骨骺自中央部分开始融合，渐扩展到边缘，骨骺本身亦有破坏、分节、不整等现象，也可能完全被吸收。干骺端可呈杯口状凹陷，骨髓嵌入其中而早期愈合，停止发育。干骺完全融合，骨的纵向发育停止，病骨变短变粗。因为各干骺的融合迟早不同，以致各指骨可呈现长短不齐、骨端宽大变形，关节粗大。如干骺端愈合以后的青年发病，临床症状多见且严重。关节相对骨端都有损害，可影响整个关节，表现为大骨节畸形，可伴有短骨干。大骨节病所见的系列征象都是软骨坏死后的修复和继发变化。只有经过修复的组织特别是骨的改变塑形，病变才能发展到消退、稳定或发生畸形。

第八节　肿瘤相关性骨关节病

肿瘤与骨关节炎有密切而又复杂的关系，有些为肿瘤骨转移引起的，以实体瘤多见，如消化系统肿瘤、肾癌、前列腺癌、乳腺癌、肺癌等发生率较高。有些则为副肿瘤综合征的表现，而有些为肿瘤疾病本身的表现，如血液系统肿瘤。

一、副肿瘤综合征

有些肿瘤会发生与肿瘤病灶浸润无关的特殊症状，往往是由于肿瘤组织产生某种类激素样体液因子所致，这些特殊症状即副肿瘤综合征。副肿瘤综合征临床表现多样，表现为结缔组织和皮肤病变、神经肌肉综合征及血管、胃肠道和血液系统的异常。其中，骨的变性多见于非小细胞肺癌，如杵状指及肥大性骨关节病变，受累的关节肿胀、压痛。长骨远端骨干 X 线显示骨膜增厚、新骨形成，核素骨显像呈现病变处有核素浓聚，肿瘤切除术后可迅速恢复。在老年膝关节痛的患者中，如果出现局部症状与影像学改变矛盾情况，尤其需要警惕本病可能。

副肿瘤综合征可根据其临床表现诊断，但临床诊断率却很低，误诊及漏诊原因考虑有以下几点：

（1）此类综合征的临床表现错综复杂，症状可单独出现，也可合并发生或重叠，累及肌肉、周围神经和中枢神经的不同部位。

（2）该综合征的临床表现常与原发病的症状无任何联系，可以是肿瘤的首发症状发生以后再有原发肿瘤的表现，也可先于肿瘤数月或数年或与肿瘤同时发生，或在肿瘤数月或数年后发生，这给诊断造成许多困难。

（3）临床医生对该综合征认识不足，重视不够。从临床上认识本病十分重要，因为神经系统症状常在肿瘤症状出现之前发生，如果早期做出肿瘤的诊断，有可能发现潜在性的可治愈的肿瘤。

二、白血病

白血病是一类造血干／祖细胞的克隆性恶性疾病。在骨髓和其他造血组织中白血病细胞大量增生积聚，并浸润其他器官和组织，而使正常造血功能受到抑制。其中以急性白血病侵犯骨髓、骨及关节多见。白血病细胞侵犯骨髓时出现胸骨压痛，发生骨髓坏死时可以引起骨骼剧痛；累及关节时可出现白血病性关节病，受累关节约 90% 见于下肢，40% 见于上肢，以膝、踝、肩关节及脊柱为常见。受累关节多数为非对称性或游走性，部分为对称性，既可急性发作也可缓慢发作，关节有疼痛、肿胀、发热和压痛，常伴体温升高。

经治疗白血病缓解，关节症状可减轻或消失。

三、多发性骨髓瘤

多发性骨髓瘤也称为浆细胞骨髓瘤，是由于具有合成和分泌免疫球蛋白的浆细胞发生恶变，大量单克隆的恶性浆细胞增生引起的。其特征为骨髓浆细胞瘤和一株完整性的单克隆免疫球蛋白（IgG、IgA、IgD 或 IgE）或游离的单克隆性 κ 或 λ 轻链过度增生。本病多发生于 40 ~ 70 岁的中年及老年人，男性多于女性。临床有溶骨性病变、贫血、肾功能损害及血浆蛋白异常引起的表现，如感染、出血倾向、淀粉样变性、雷诺现象、高黏滞综合征等。肿瘤多侵犯骨质和骨髓，产生溶骨性病变。骨痛常为早期主要症状，发生率为 70% ~ 80%，腰背痛和肋骨痛多见，偶有下肢关节的疼痛不适，可因活动而加剧，持续性局部疼痛或压痛提示可能有病理性骨折。溶骨性病变多见于椎骨、颅骨、肋骨、锁骨、肩胛骨及骨盆。经化疗缓解后，可考虑自身或同种异体骨髓移植。

第九节　白　塞　病

白塞病又称贝赫切特病，是一种慢性炎性疾病，其主要特点是复发的口腔溃疡。该病的主要病理特征是多系统的血管炎改变，包括口腔溃疡、生殖器溃疡、眼炎、皮肤损害、神经系统损害、血管病变和关节炎等。在受累关节中以膝关节最为常见。

一、复发性痛性黏膜溃疡

白塞病患者的口腔溃疡通常每年至少发作 3 次，发作部位可累及口腔颊黏膜、唇、唇缘、软腭等不止一个部位，溃疡直径一般为 2 ~ 3 mm，伴有疼痛，疼痛严重时影响患者进食和饮水等日常生活。溃疡一般在 1 ~ 3 周可以愈合，亦有持续数周不愈合，最后遗留瘢痕的情况。溃疡大多反复发作，甚至此起彼伏，连续不断，也有部分患者溃疡完全愈合后，间隔一段时间再次发作，如此反复循环。98% 以上的患者有复发性痛性黏膜溃疡，通常这是本病的首发表现，也是诊断本病的必要条件之一。

二、复发性生殖器溃疡

复发性生殖器溃疡大约在 75% 的白塞病患者中会发生。生殖器溃疡通常易发生在男性的阴囊、阴茎部位，以及女性的外阴、大小阴唇和阴道等部位，也有溃疡发生在会阴或肛门周围。反复发作的生殖器溃疡易形成瘢痕，但较口腔损害要相对少见。输卵管炎、附睾炎和其他盆腔炎症也可发生。

三、皮肤损害

临床以结节性红斑、痤疮样毛囊炎、假性毛囊炎、结节、丘疹水疱样损害、表皮的血栓性静脉炎、可触及的紫癜、坏疽脓皮病样溃疡等形式多见。有痤疮样毛囊炎的患者似乎容易伴有关节炎病变。皮肤针刺反应被认为是皮肤对局部损伤的一种高敏反应，表现为红斑丘疹或脓疱疹。在针刺皮肤后 24 ~ 48 小时出现皮肤表面直径 ＞ 2 mm 的红斑丘疹或脓疱疹即被认为针刺反应呈阳性。针刺反应在白塞病检查中特异性高。

四、眼部疾病

有 25% ~ 75% 的白塞病累及患者眼部。最常见的眼部病变是葡萄膜炎或称色素膜炎。葡萄膜炎又分前葡萄膜炎（虹膜睫状体炎）和后葡萄膜炎（主要累及视网膜的视网膜炎），后者影响视力的危险性更大。葡萄膜炎通常呈慢性、双侧、发作性，可累及整个葡萄膜。前房积脓是前房炎症导致的严重前葡萄膜炎，在白塞病中较常见。后葡萄膜炎、视神经炎、视网膜炎和血管阻塞可快速导致不可逆的视力损害。在白塞病患者中还可见神经血管病变、青光眼、白内障和结膜溃疡。结膜炎、巩膜炎、眼干燥症和孤立的前葡萄膜炎相对少见。

五、关节炎

大约有 50% 的白塞病患者会出现关节受累，典型的关节表现是非侵蚀性、非对称性和非残疾性的寡关节炎。中等或大关节较小关节更易受累，关节液呈炎性改变。关节炎通常发生在疾病加重期，1~3 周可缓解。

六、消化道受累

有消化道受累的白塞病通常又称肠白塞病。10% ~ 15% 的白塞病患者可有累及消化系统的表现。消化道症状包括腹痛、恶心、呕吐、腹胀、食欲缺乏、腹泻和吞咽不适等，其中弥漫性的胃肠道溃疡可导致肠穿孔。肠白塞病最易受累的部位是回盲部，其他受累部位有升结肠、降结肠、胃、食管。临床上对于鉴别白塞病的胃肠受累和炎性肠病有一定困难，需要借助其他临床表现或胃肠镜及病理结果。

参考文献

[1] 巩勋, 姜泉, 韩曼, 等. 类风湿关节炎患者临床诊断相关特征研究 [J]. 中国中医骨伤科杂志, 2020, 28 (5): 14–17.

[2] 谢文慧, 张卓莉. 类风湿关节炎达标治疗: 十年磨一剑 [J]. 中华风湿病学杂志, 2020, 24 (11): 721–724.

[3] 尤旭杰, 李茹, 栗占国. 2019 年类风湿关节炎治疗相关术语及其定义 [J]. 中华风湿病学杂志, 2020, 24 (4): 288–288.

[4] 王洁, 房丽华, 刘晓萍, 等. 老年类风湿关节炎及其合并骨关节炎临床特点比较分析 [J]. 中华风湿病学杂志, 2019, 23 (9): 593–598.

[5] 吴华香. 美国风湿病学会痛风治疗指南解读 [J]. 浙江医学, 2014, 2 (2): 92–92.

[6] 王素青, 王峻. 膝关节痛风性关节炎的 MRI 表现与关节镜对比应用研究 [J]. 中国医药指南, 2015, 6: 104–105.

[7] 刘晓洋. 彩色多普勒超声对痛风性关节炎和骨性关节炎的鉴别价值 [J]. 中国医药指南, 2020, 18 (24): 89–90.

[8] 薛丹丹, 冯苏, 陈娟. 反应性关节炎的 MRI 表现 [J]. 中国医学影像学杂志, 2019, 27 (4): 71–74.

[9] 陶锡东. 反应性关节炎 65 例治疗体会 [J]. 中国中医骨伤科杂志, 2008, (11): 40–41.

[10] 苏哲坦. 反应性关节炎 [J]. 中华风湿病学杂志, 2001, 5 (1): 49–51.

[11] 刘慧兰, 陆超凡, 冷晓梅. 银屑病关节炎的药物治疗 [J]. 中华内科杂志, 2020, 59 (11): 911–915.

[12] 陆超凡, 冷晓梅, 曾小峰.《2018 年 ACR/NPF 银屑病关节炎治疗指南》解读 [J]. 中华临床免疫和变态反应杂志, 2019, 13 (1): 13–18.

[13] 童强, 戴生明.《欧洲抗风湿病联盟银屑病关节炎药物治疗管理推荐: 2019 更新》解读 [J]. 中华风湿病学杂志, 2020, 24 (8): 573–576.

[14] 杨大伟, 李莹, 李志军. 银屑病关节炎的诊断及治疗 [J]. 中华全科医学, 2020, 9: 1437–1438.

[15] 王广芬, 王福斌, 陈剑明. 相关感染实验室项目在感染性关节炎中的临床应用分析 [J]. 中国卫生检验杂志, 2020, 30 (18): 2238–2240.

（李　敏）

第 **13** 章 膝骨关节炎的治疗原则和策略

第一节 概 述

近年来对 KOA 的认识较传统的局部软骨退变为主的增生性关节病有了较新的发展，目前学术界认为 KOA 是一种累及全身的、全关节病变的、异质性较强的慢性低水平炎症性疾病。随着对本病认识的更新，临床对其治疗的思路与策略也有了新的理念，提出更加明确的个体化和阶段性的治疗策略，并有机结合现代医学和传统医学对本病不同阶段的认识，整合风湿科、骨科、康复科、疼痛科、中医科等相关科室的特色治疗手段和理念，以期更加合理和规范化地帮助本病患者。

KOA 的治疗目标是控制疼痛、改善关节功能和生活质量，尽可能避免治疗的毒副作用。其治疗应该以基于非药物和药物联合治疗为主转向预防为主，以降低患病风险和减缓疾病进展为目标。此外，KOA 的治疗方案并非固定的、一成不变的，患者个体治疗方案的最终确定取决于医生和患者共同制订的治疗目标。尽管 KOA 尚缺乏治愈手段，但作为一种慢性疾病，医生需更加重视对患者的健康教育、康复治疗和心理干预。

《骨关节炎诊疗指南（2018 年版）》对国内 KOA 的诊断及治疗起到了巨大的指导和规范作用，近年来提出的 KOA 阶梯化治疗更是针对 KOA 不同阶段和人群的特点，个体化开展治疗的新尝试，以尽可能地整合各个亚专科对本病的认识，更加规范化地对患者开展系统治疗。从第一阶梯的基础治疗（适用于所有 KOA 患者），到第二阶梯的药物与微创治疗，再到第三阶梯的手术治疗。

综上所述，针对 KOA，应全面评估个体情况，提出个体化的治疗方案——KOA 的阶梯治疗，兼顾保关节治疗与关节置换治疗，并兼顾考虑患者疼痛的缓解和功能的保护，以及患者满意度，选择出真正适合患者的治疗方案。因此，如何在 KOA 的系统性诊治中制订出具有客观性、针对性、个体化的最优方案仍需要在今后临床及研究工作中进一步深入探讨及实践。现将 KOA 临床治疗中的不同方面的具体治疗原则和策略分述如下。

第二节　膝骨关节炎的基础治疗原则和策略

一、患者教育

尽管 KOA 患者需要专家的长期医护帮助，但是最终的结果在很大程度上取决于医生对患者的健康教育和动员。治疗成功与否取决于患者能否积极参与，所以患者接受疾病教育和发挥能动性非常重要。对于有些患者，药物治疗加上简单的康复练习似乎过于简单，但是必须向患者强调，这些看似简单的方法是取得良好治疗效果的基础，是很重要的。

此外，患者还应进行的自我管理包括：

（1）了解疾病的自然病程，消除心理负担。

（2）了解所用药品的用法和不良反应。

（3）避免不合理姿势及长时间站、蹲、跑、跳，减少爬楼梯等。得到相关指南支持的运动类型包括：水中运动、有氧运动、力量训练、关节活动度锻炼及拉伸运动、太极拳。上述核心治疗以外的其他非药物治疗如特制鞋垫、支具、针灸、按摩、经皮电刺激等。

耐心咨询并且帮助患者制订个体化方案，使患者能够并且愿意将其作为一种生活方式而采纳，这有利于调动患者的能动性。在长期治疗过程中，患者往往需要经常性的鼓励，从而使自己的生活适应疾病的存在。医患之间良好的关系是对患者长期治疗的一种心理支持。但是开始时，患者可能需要职业顾问、社会工作者以及心理医生的参与和帮助。对患者家属、朋友和其他护理人员的健康教育是 KOA 患者治疗方案整体的一部分。应该鼓励患者参与自身治疗计划，例如关节炎基金会的自身治疗计划。参与这些计划者需经常报告自身关节疼痛改善情况、就诊的次数改变和总体生活质量的状况。也可以应用其他教育资料包括录像、手册和信件等。另外一项具有良好效益比的非药物治疗手段是直接或定期的电话回访为 KOA 患者提供人性化社会支持。研究显示，经过培训的非医疗专业人员能每月与患者进行电话交流，来询问疼痛、治疗的依从性、药物毒性以及下一次门诊预约，并了解维持临床治疗的主要困难，这些交流可以在不增加花费的情况下达到一定的疼痛缓解和功能改善效果。这些研究强调了增强沟通和健康教育对于 KOA 患者疼痛减轻和功能改善的重要性。

二、减 肥

肥胖是 KOA 发生、发展的重要影响因素，KOA 发生风险与 BMI 呈正相关。流行病学、病理生理学和分子生物学研究表明，脂肪因子在骨关节炎的关节软骨退化方面有重要影响，是导致骨关节炎发生的主要原因之一。因此减肥可以降低 KOA 的发生风险，尤其是控制腹型肥胖的问题，它也是可以干预的最重要的危险因素之一，通过减肥可有效改善关节的疼痛和功能活动。但需要指出的是，对中老年女性 KOA 患者进行全身体重控制是一项任重道远的任务，需要多种手段联合使用，单纯依靠改善饮食结构、强化锻炼很难实现减肥的目标，可适当联合针灸、埋线等措施。

三、功能锻炼

功能锻炼又称运动疗法，是指通过适当体育运动来调整患者身心状态，恢复健康和功能活动的方法。对于 KOA 患者而言，加强关节肌肉功能锻炼可维持关节稳定，减轻关节肿痛不适，提高日常活动能力，但功能锻炼并不适用于 KOA 的急性发作期，因为其会加重患者的疼痛症状及局部炎症表现。运动疗法的形式和强度也需适度，应尽量避免爬山、远足等高强度运动。

（一）运动形式

建议患者尽量避免长跑、跳、蹲、爬楼或爬山等运动，提倡低强度有氧运动，如游泳、慢走、骑自行车等，指导患者进行膝关节功能及肌肉训练。膝关节功能训练主要指膝关节在非负重位的屈伸运动，以保持膝关节的最大活动度，方法包括被动活动、牵拉、助力运动和主动运动。肌肉训练包括股四头肌等长收缩训练和直腿抬高加强训练、大腿外展肌群训练和肌肉抗阻力训练等。

（二）行动支持

行动支持主要是减少受累关节负重和改变负重力线，可使用手杖、拐杖、助行器，穿平底、厚实、柔软、宽松的鞋，佩戴膝关节支具、护膝等。手杖适用于单侧 KOA 患者，手杖或拐杖应当挂在健侧，而框架助行器或轮式助行器适用于双侧 KOA 患者。根据 KOA 伴发膝内翻或外翻畸形情况，可采用相应的生物力学干预措施，如膝支具、护膝、足矫形器以平衡各关节面的负荷，有效减少疼痛和药物剂量、缓解关节僵硬。

四、心理干预

有研究发现 KOA 是导致中国老年患者失能的重要疾病之一，所以很多症状性 KOA 患者心理健康水平明显低于健康同龄者，因此在治疗 KOA 的同时，应对患者进行有针对性的心理干预。医生可以通过正确关怀以及疾病知识的普及使患者树立信心，得到患者的充分信任，这也是 KOA 治疗的基础。

第三节　膝骨关节炎的抗炎治疗原则和策略

KOA 是一种低水平炎症性关节炎，在 KOA 患者的关节滑液内可检测出致炎、致痛因子，如 IL-1、IL-6、IL-8、TNF-α、P 物质（SP）、前列腺素、前列腺素 $F_{2\alpha}$、白三烯；炎症调节因子，如血管舒缓激肽、组胺、5-HT、前列腺素 E_2、前列环素、神经生长因子。这些因子可增强外周神经的敏感性，同时也能增加中枢疼痛通路，从而使患者在正常刺激下出现疼痛的感觉。所以抗炎治疗对 KOA 疗效确切，尤其是在急性阶段。

针对 KOA 的抗炎治疗，主要是采用非甾体类抗炎药（NSAIDs）、激素等，此外一些清热解毒的中药也能发挥较好的抗炎镇痛作用，值得临床广泛尝试。就给药形式来讲，KOA 患者的抗炎镇痛可以采用局部外用、局部注射、内服的形式。在使用上述药物的过程中，尤其需要考虑到中老年人群的肝肾功能，以及胃肠道和心血管的风险问题。此外，共患病所导致的药物协同作用，也需要在用药疗程中引起重视，应避免此类药物长期、足量的使用。

一、局部外用药

1. NSAIDs

局部外用 NSAIDs 制剂，可减轻关节疼痛，不良反应小。

2. 辣椒碱乳剂

辣椒碱乳剂可消耗局部感觉神经末梢的 P 物质，达到减轻关节疼痛和压痛的目的。

3. 中医膏药

中医膏药有很好的局部镇痛的疗效，可通过活血通络、温经散寒、凉血解毒等诸多功效达到消炎的目的，如四川省骨科医院的丁桂活络膏等。

二、其他药物

1. 口服 NSAIDs

口服 NSAIDs 既有镇痛作用又有抗炎作用，是最常用的一类控制 KOA 症状的药物，其主要不良反应有胃肠道症状、肾或肝功能损害、影响血小板功能、增加心血管不良事件发生的风险。NSAIDs 应使用最低有效剂量，短疗程用药；有胃肠道危险因素者应用选择性环氧合酶 –2（COX–2）抑制剂或非选择性 NSAIDs+ 质子泵抑制剂（PPI）。如患者有发生心血管不良事件的危险则应慎用 NSAIDs。总之，药物种类及剂量的选择应个体化，充分考虑患者个人的基础情况，对老年患者应注意心血管和胃肠道的双重风险。

2. 关节腔内注射药

关节腔注射长效糖皮质激素可缓解疼痛、减少渗出，疗效持续数周至数月，但在同一关节不应反复注射，注射间隔时间不应短于 3 个月，一年内不超过 3 次。

第四节　促软骨修复的治疗原则和策略

软骨退变是 KOA 基础病变，也是特征性病理改变，促进软骨修复一直被认为是治疗 KOA 的治本之法。故风湿科医生常将能够抑制骨关节炎软骨破坏，促进其软骨修复的药物叫作改善病情药物（DMOAD）或软骨保护剂，此类药物一般起效较慢，需治疗数周才见效，长期使用有降低 MMPs、胶原酶等活性的作用，既有一定程度的抗炎镇痛作用，又有保护关节软骨，延缓

KOA 发展的作用。目前尚无公认的理想药物，常用药物如氨基葡萄糖、双醋瑞因、硫酸软骨素等可能有一定的作用，但循证医学的证据不够充分。

此外，关节腔内注射透明质酸也被认为能对部分 KOA 患者起到缓解疼痛、延缓软骨细胞死亡、恢复基质的黏弹性以及润滑等作用，故而在临床中也推荐此药的使用，尤其是在髌股关节型的 KOA 中，此药具有良好改善关节腔软骨退变、缓解临床症状的作用。

如果近年来使用药物治疗效果不明显，可采用保护覆盖关节软骨面间充质干细胞的方法进行治疗。此类干细胞具有多向分化能力、可塑性强、免疫原性低和可旁分泌多种生物活性因子等优良生物学特点，并已逐渐被用于局灶性缺陷和广泛性骨关节炎的临床治疗，在骨关节炎和软骨缺损的治疗中具有重要意义。另外一些研究表明，联合应用脂肪来源间充质干细胞及滑膜来源间充质干细胞对炎性软骨细胞退变具有协同抑制作用。

另外，富血小板血浆（PRP）技术也开始被应用于临床治疗 KOA，在自体富血小板血浆中存在大量血小板，通常浓度在正常血小板浓度的 5 倍以上。目前关节腔内注射 PRP 疗法在部分患者中取得良好疗效——关节软骨出现部分重建，关节炎的状况也显著改善，但对部分患者无效，需要进一步在临床中观察总结。

第五节　膝骨关节炎慢性疼痛的治疗原则和策略

KOA 是以关节软骨的变性、破坏及骨质增生为特征的慢性关节病，其所导致的疼痛是一种非保护性疼痛，是对患者生活质量影响最大的症状。现代观点认为，KOA 的疼痛并不完全是局部病变造成的，它与神经病学、肌肉和心理等多种因素有关。KOA 的疼痛机制复杂，涉及关节滑膜、半月板、韧带及软骨下骨等多组织结构病变，外周和中枢神经系统敏化机患者个体差异等。软骨降解可能是启动疼痛机制的主要因素。因为软骨降解产物可以促进炎症因子和化学物质如神经肽、前列腺素及组胺等的释放，这些物质通过刺激痛觉感受器，降低其疼痛阈值（简称痛阈）或刺激滑膜中纤维细胞核巨噬细胞产生 TNF 及 IL 等炎性介质等方式而引发疼痛。除结构性疼痛以外，关节疼痛和周围神经系统也有联系。研究表明，神经生长因子能改善 KOA 疼痛的症状，随着 KOA 的进展和疼痛的持续，可导致疼痛性质和机制发生变化，即疼痛从伤害感受性进展到神经病理性，中枢敏化在其中发挥重要作用。中枢敏化状态下神经元容易兴奋，导致下行抑制和下行易化的平衡遭受破坏，从而加重 KOA 患者的疼痛。

人体是一个极为复杂、精密的系统，不同个体疼痛反应的外在表现可能有很大差异，对症状性 KOA 患者的疼痛评估是一个动态的、全面的评估，简单依赖某一种方法，往往错误地判断了患者的疼痛程度，以致给临床治疗带来了错误的指导。实际上，对 KOA 患者而言，只有结合临床进行多方位综合评估，才能取得最客观的评估结果。

一、疼痛评估的常见错误

（1）错误地使用了不恰当的评估方法。

（2）对选择的评估量表的使用方法缺乏准确的认知。

（3）错误地将疼痛当作了疾病严重程度判断的唯一标准，单纯依赖疼痛评分法，而忽略了从症状、功能等方面进行综合评估。

（4）仅评估了患者疾病发作时的疼痛分级，而没有评估患者在日常状态下的疼痛程度。

二、疼痛评估的注意事项

（一）相信患者的主诉

疼痛是一种主观的感受和体验，临床上对症状性 KOA 疼痛的评估在很大程度上依赖患者与医护人员之间的交流，医护人员应充分相信患者的主诉。疼痛的主诉是症状而不是诊断，受多种因素的影响。由于疼痛的评价缺乏客观的指标，主诉是最重要的依据，在评估时应注意引导患者将最主要的问题阐明，避免混乱，防止遗漏重要病史，同时不应将医护人员的观察代替患者自身感受。在医疗实践中大多数的评估量表主要由患者完成，医护人员通过询问患者的疼痛情况，并把患者的主诉作为评估疼痛的原始资料来完成评估。

（二）注意选择可靠的评估量表

对症状性 KOA 患者的疼痛进行反复评估，应选择最合适该患者的评估量表，所选择的评估量表应具有易于使用、可重复性强、患者易于接受等特点，常用的 WOMAC 评分量表并不能完整地反应患者的膝痛情况。

（三）合理参考影像学检查结果

目前临床上常使用 X 线、MRI 等结合症状来诊断 KOA。但由于 KOA 的影像学严重程度与疼痛程度并不完全一致，因此评估者一定不要先入为主地让影像学检查结果影响到对症状性 KOA 患者疼痛的评估。

（四）注意患者心理状态对疼痛的影响

心理状态与患者的疼痛有一定的关系，尤其对于症状性 KOA 患者，由于大多数疼痛持续的时间都较长，心理问题对疼痛的评估结果必然会产生影响。因此，在 KOA 患者疼痛评估过程中一定要注意心理状态的评估。

（五）对治疗后疼痛进行评估的重要性

注意对 KOA 患者治疗后的疼痛进行评估，反复进行镇痛药物效果和不良反应的评估是提高镇痛效果、减少药物不良反应的重要手段。镇痛治疗后的评估应反复持续进行，只要患者接受了治疗，治疗后疼痛评估就是必要的，在临床治疗中应给予必要的重视。

（六）其他

医护人员应教会患者和家属使用简单的疼痛评估方法，嘱症状性 KOA 患者当疼痛性质、程度有所改变或出现新的疼痛部位时应及时就诊并配合医生修改治疗计划。

三、KOA 疼痛病理改变与病机分析

从中医角度讲，应区分 KOA 是筋病还是骨病，或是筋骨同病；从西医角度讲，KOA 疼痛的病理改变涉及关节软骨、软骨下骨、滑膜和肌肉等，这些病理改变之间又存在相互作用与影响。因此，KOA 是一种异质性很高的疾病，病变累及的组织不同，所造成的疼痛表现也不同。应注意从运动解剖与神经、心理等进行多角度、多学科求证，尤其是需要关注三个方面：滑膜炎与附着点炎、骨髓水肿和痛阈改变。

（一）滑膜炎与附着点炎

滑膜炎与附着点炎是 KOA 疼痛病变中重要的病理机制。软骨碎片及其他"关节碎屑"是继发性滑膜炎的可能原因，含钙的结晶物，包括碱性磷酸钙和二水焦磷酸钙可导致滑膜炎发生。神经肽、炎症介质等的积聚则加剧了滑膜炎。此外,鹅足肌肌腱、髌下滑囊、内侧副韧带等也是KOA疼痛加重的常见发炎部位。

（二）骨髓水肿

骨髓水肿是 MRI 中的一种征象，可见于骨髓组织变异、坏死、创伤，骨关节病，骨质疏松，肿瘤等，该征象在 MRI 上显示最敏感、清楚。其病理表现为软骨下骨暴露和骨内压增高。骨髓水肿与关节软骨的损害具有密切相

关性，也是 KOA 预后不良的重要因素之一。伴有骨髓水肿的 KOA 患者关节面软骨剥脱，软骨下骨质和骨髓内血管、神经暴露，在 SP、前列腺素 E_2、TNF-α 等神经肽、细胞因子、炎症介质的作用下，激活软骨骨髓腔内的感觉神经纤维而产生疼痛。滑膜组织中增多的神经肽、细胞因子、炎症介质等进入滑液，作用于软骨下骨髓腔内的感觉神经而产生疼痛。

（三）痛阈降低与中枢敏化

正常关节组织对疼痛的敏感性相对较低（痛阈高），KOA 疼痛属慢性疼痛，包括外周感受性疼痛和中枢敏化性疼痛。外周水平的痛觉感受来源于关节组织、外周神经和神经根等，而中枢水平的痛觉感受来源于大脑和脊髓。外周感受性疼痛的主要机制为局部炎症介质的释放，现已证实多种炎症因子如 IL-1 等参与了 KOA 的疼痛过程。中枢性疼痛的主要机制为中枢敏化。因此 KOA 的疼痛原因部分可能归咎于外周或者中枢痛阈降低，从而使患者在感受正常刺激时出现疼痛的感觉，这造成了 KOA 疼痛的复杂性。

四、从中医角度探讨 KOA 疼痛的机制

中医学将 KOA 纳入"痹证"范畴，认为本病的发生多由机体气血亏虚，肝肾不足，风、寒、湿邪乘虚侵入骨间，导致气血为邪所阻，经脉壅滞，凝涩不通，不通则痛。根据膝痹疼痛特点又分为：

（一）从瘀论治

从瘀论治理论认为血瘀可导致骨内高压，骨内高压可使血流变化及血流动力发生异常改变，KOA 疼痛的产生也与骨内瘀血、骨内压增高密切相关，所以补肾活血治疗对此有效。

（二）从经筋论治

从经筋论治理论认为 KOA 发生疼痛的部位多在附着于膝关节周围的肌肉、韧带、筋膜、滑囊等经筋组织处，可称为"结""聚"，分布于结聚点的神经很容易受到关节软骨退变造成的炎症刺激产生疼痛，并且神经在结聚点的集中，会因其筋膜腔室内的压力和张力增高产生牵拉和压迫，从而导致关节疼痛进一步加重，这些"结""聚"是产生关节疼痛的综合因素，所以采用中医针刀治疗此类疼痛常常能快速起效。

总之，在 KOA 疼痛的治疗中要避免轮番试用各种疗法，致使患者对各种疗法依次出现抗药性、耐受性而迁延不愈，加重疼痛和残疾，也容易使患者对治疗丧失信心，应该采用将药物、心理疗法、康复训练和微创手术结合

起来的综合疗法，发挥其协同作用，力争做到慢痛快治、精准治疗，以期在最短时间内使疼痛缓解，防止药物的耐受与成瘾，避免中枢敏化，其整体作用远大于各疗法的简单相加作用。

五、KOA 的骨代谢调节治疗原则和策略

虽然有大量相关指南指出骨代谢调节剂对 KOA 治疗无效，但近年来随着 MRI 广泛用于症状性 KOA 的研究，发现在 KOA 的早期和晚期，特别容易出现骨髓水肿改变，而导致骨髓水肿的原因是关节软骨下骨的系列病理改变，而软骨下骨的改变能触发 KOA 的形成，引起关节面的硬化和关节面骨赘形成，是 KOA 的重要不良预后因素。所以，对软骨下骨的治疗和 KOA 的预后密切相关，对软骨下骨的研究方向应该是成骨和破骨细胞的生理机制及骨的重塑过程。笔者团队近 10 年围绕骨代谢因素对 KOA 骨髓水肿机制中的意义进行了深入研究，发现通过系统化地骨代谢干预可有效促进 KOA 骨髓水肿的改善。

常用的骨代谢调节剂如甲状旁腺激素（PTH）、二膦酸盐类药物、降钙素等在调节骨代谢，维持骨合成、骨吸收代谢平衡和抑制软骨退变方面具有重要作用，可以改善关节炎症环境进而减慢 KOA 的疾病进展。

（一）PTH

PTH 对 KOA 患者的治疗作用是通过抑制软骨细胞退化，加速其细胞基质合成，减慢软骨细胞终末期成熟分化，维持软骨正常功能；或在软骨下骨的治疗方面，通过调节钙磷代谢，增强骨密度，增加骨小梁骨量和软骨下骨的骨体积分数，对抗关节软骨异常应力，保证关节软骨的完整性，从而产生显著的软骨保护和减慢 KOA 疾病进展的效应。

（二）二膦酸盐

二膦酸盐是一种常见的抗骨吸收药物，目前用于防治以破骨细胞活化为主的各种代谢性骨病。它能通过抑制破骨细胞活性，减少软骨下骨吸收，间接对软骨下骨起保护作用，笔者团队近 10 年针对伴骨髓水肿的 KOA 给予二膦酸盐治疗，取得良好疗效。

（三）降钙素

降钙素是一种常用的抗骨再吸收剂，能抑制破骨细胞的活性，同时可发挥内啡肽样镇痛作用。此外，有研究表明，降钙素联合骨化三醇的治疗方法能有效缓解 KOA 患者的疼痛，提高患者关节功能，减少镇痛药物的用量，减轻不良反应，不仅能够治疗骨质疏松，在 KOA 患者的治疗中也发挥了明显的

治疗作用。

总之，骨代谢调节剂应用于临床可以保护关节软骨，抑制软骨下骨的结构破坏，调节钙磷代谢，维持骨合成与骨吸收正常水平，促进关节内环境稳定状态，减轻炎症反应，减少患者疼痛引起的生理不适和心理负担，很大程度上能延缓 KOA 样关节退行性病变。另外，骨代谢调节剂对关节周围软组织同样能起到保护作用，为 KOA 患者关节的修复提供条件。此外，骨代谢调节剂联合非类固醇抗炎药使用可以减少相关药物的使用量，降低单一用药的不良反应，可能对 KOA 的治疗具有更好的治疗效果。

六、KOA 生物力学的治疗原则和策略

生物力学和 KOA 关系密切，力学结构改变是导致 KOA 进展的重要因素之一。导致膝关节生物力学改变的主要因素如下。

（一）关节损伤

理论上，关节软骨可能因两种形式的损伤而破坏，一种是突发性创伤，另一种是反复性活动超出了关节周围肌肉和韧带的承受能力，造成关节软骨的损伤。

（二）体重

超重的人更易患 KOA（体重变化较体重增加更容易影响 KOA 的进展）。在 KOA 的病史研究中，发现肥胖会增加影像学的改变，但是与疼痛的加剧和活动受限并无明显相关性。体重增加可能通过以下两种机制促进 KOA 发生。首先，超重增加了承重关节的负荷，促进软骨破坏，例如在步行过程中，作用在髋、膝关节处的作用力为体重的 2 ~ 3 倍；其次，肥胖可能通过代谢过程的中间产物诱发 KOA，如瘦素、脂联素等。

（三）先天性发育异常

一些膝关节结构异常，如盘状半月板、二分髌骨、滑膜皱襞等都可以导致膝关节内部生物力学分布异常，从而加重膝关节软骨退变。

（四）肌肉无力

研究发现超过 70% 的 KOA 患者均存在股四头肌肌力减弱，内收肌萎缩或脂肪化改变。通过加强肌力可以使失稳的膝关节增加稳定性，分散负荷，

减少关节损害。

　　总之，针对生物力学问题，应积极从运动医学角度、关节手术等角度入手，按阶梯治疗目标，合理制订相关治疗策略。

七、KOA 康复治疗原则和策略

　　对于 KOA 患者来说，康复治疗组需要了解 KOA 的程度和分期、膝关节功能异常造成的生物力学改变患者的痛阈和原因，并评估疾病和残疾对患者独立、自身形象和家庭与社会地位的影响。针对 KOA 患者制订的康复目标是减少关节症状，防治关节畸形。第一阶段应该是控制疼痛，包括减轻急性疼痛和慢性疼痛。疼痛使肌肉活动减少、肌肉萎缩和骨量下降而影响运动功能，造成关节活动度下降，影响睡眠和形成心理压力。第二阶段是保持肌力和关节活动度，保持关节功能水平，防止进一步的疼痛、虚弱和残疾发生。第三阶段是储备能量，即教会患者保持功能状态，避免肌肉疲劳。第四阶段是提供支持治疗，或者利用支具或者对患者丧失的部分功能进行替代。第五阶段是向患者提供足够的知识，帮助患者根据目前的功能状态和残疾程度采取相应的行为措施。

　　在众多康复手段中，物理治疗和中医外治是推荐的手段。在急性期外治的主要目的是镇痛、消肿和改善关节功能；在慢性期外治的目的是以增强局部血液循环和改善关节功能为主。常用的外治手段包括水疗、热疗、冷疗、按摩、针灸和电刺激等。热疗能够改善膝血液循环，通过增加胶原纤维扩展性改善关节功能，提高痛阈并影响肌肉代谢而达到镇痛作用，但在急性期可能造成组织渗出增加而加重肿痛，因此建议在缓解期使用。冷疗能够减轻局部炎症反应，抑制神经冲动信号传导速度而减轻疼痛，尤其适用于急性期治疗。按摩可用于 KOA 缓解期，结合运动手法可减轻疼痛、改善功能。针灸于多项多中心研究中被证实能够缓解疼痛，改善膝关节功能。

参考文献

[1] Goldring M，Berenbaum F.Emerging targets in osteoarthritis therapy[J].Curr Opin Pharmacol，2015，22：51–63.

[2] 雷光华，王坤正.骨关节炎诊疗指南（2018年版）解读[J].中华骨科杂志，2018，12（38）：716–721.

[3] Tew S，McDermott B，Fentem R，et al.Transcriptome–wide analysis of messenger RNA decay innormal and osteoarthritic human articular chondrocytes[J].Arthritis & rheumatologg，2014，66（11）：3052–3061.

[4] Cai D，Yin S，Yang J，et al.Histone deacetylase inhibition activates Nrf2 and protects against osteoarthritis[J].Arthritis Res Ther，2015，17：2269.

[5] 李明辉，刘洋，王彩民，等.盐酸氨基葡萄糖联合塞来昔布治疗膝骨性关节炎的随机对照[J].中国组织工程研究，2013，17（43）：7654–7660.

[6] 翟利锋，马苟平，黄凯，等.富血小板血浆关节腔注射联合穴位注射治疗膝骨性关节炎临床研究[J].浙江中西医结合杂志，2018，28（10）：871–874.

[7] 宋卓悦，王洋，连晓磊，等.人脂肪间充质干细胞和滑膜间充质干细胞协同抑制炎性软骨细胞的退变[J].中国组织工程研究，2018，22（17）：2661–2668.

[8] 李万山，贺必梅，招伟贤.骨关节炎的疼痛治疗方法[J].中国临床康复，2005，9（6）：365–367.

[9] 罗灏，刘君.康复训练在早期膝骨关节炎患者中应用价值的对比研究[J].安徽医药，2014，18（6）：1077–1079.

[10] Davidson R K，Jupp O，de Ferrars R，et al.Sulforaphane represses matrix–degrading proteases and protects cartilage from destruction in vitro and in vivo[J].Arthritis Rheum，2013，65：3130–3140.

[11] Pecchi E，Priam S，Mladenovic Z，et al.A potential role of chondroitin sulfate on bone in osteoarthritis：inhibition of prostaglandin E and matrix metalloproteinases synthesis ininterleukin–1β–stimulated osteoblasts[J].Osteoarthritis Cartilage，2012，20（2）：127–135.

[12] Hochberg M C，Martel–pelletier J，Monfort J，et al.Combined chondroitin sulfate and glucosa mine for painful knee osteoarthritis：a multicentre，randomised，double–blind，non–inferiority trial versus celecoxib[J].Ann Rheum Dis，2016，75（1）：37–44.

[13] 中华医学会骨科学分会关节外科学组，中国骨关节炎疼痛管理临床实践指南（2020年版）[J].中华骨科杂志，2020，4（40）：469–473.

[14] Yang L，Zhang J，Wang G.The effect of sodium hyaluronate treating knee osteo–arthritis on synovial fluid interleukin–1β and clinical treatment mechanism[J].Pak J Pharm Sci，2015，28（1）：407–410.

[15] Pers Y M，Ruiz M，Noel D，et al.Mesenchymal stem cells for the management of inflammation in osteoarthritis：state of the art and perspectives[J].Osteoarthritis Cartilage，2015，23（11）：2027–2035.

（李　敏）

第**14**章 膝骨关节炎的分级治疗（阶梯治疗）

2018 年，中华医学会骨科分会关节外科学组和吴阶平医学基金会骨科学专家委员会结合 KOA 疾病特点提出了金字塔形的阶梯化分级治疗策略，规范化了 KOA 的治疗，以尽量在早期遏制疾病进程，减少患者痛苦，减轻个人及社会医疗损失。

一、KOA 的临床分期

初期（K–L 分级Ⅰ级）：膝关节出现偶发的关节疼痛，可正常进行日常活动，无肿胀和明显畸形，X 线片显示关节间隙可疑变窄，可能出现骨赘。

早期（K–L 分级Ⅱ级）：经常膝关节疼痛，日常活动基本不受影响，少数患者平路行走偶有影响，常于起立、下蹲或上、下楼梯时疼痛，活动轻微受限，偶发肿胀，无明显畸形，X 线片显示关节间隙轻度狭窄，有明显小骨赘。

中期（K–L 分级Ⅲ级）：经常膝关节严重疼痛，日常活动因疼痛而受限，复发性肿胀，可能出现明显轻度内翻或外翻畸形，X 线片显示明确的关节间隙狭窄，有中等量骨赘，软骨下骨骨质轻度硬化，可能出现膝关节骨性畸形。

晚期（K–L 分级Ⅳ级）：膝关节疼痛非常严重，日常活动严重受限，可经常出现膝关节肿胀，可能出现明显严重的内翻或外翻或屈曲挛缩畸形，X线片显示严重的关节间隙狭窄，有大量骨赘，明显软骨下骨骨质硬化和膝关节骨性畸形。

二、KOA 的四级阶梯治疗

初期治疗：基础治疗。

早期治疗：药物治疗 + 基础治疗。

中期治疗：修复性治疗 + 药物治疗 + 基础治疗。

晚期治疗：重建性治疗 + 基础治疗 + 药物治疗 + 术后康复。

KOA 阶梯治疗路径：初期以基础治疗为主，药物治疗为辅。早期以药物治疗为主，辅以基础治疗。中期以修复性治疗为主，辅以基础治疗和药物治疗。晚期以重建性治疗为主，辅以基础治疗、药物治疗和术后康复治疗。

三、KOA 的药物治疗

（一）初期

基础治疗为主，主要包括健康教育、功能锻炼、物理治疗、行为支持治疗及运动治疗。对基础治疗不佳者，可局部外用 NSAIDs 类凝胶剂、贴剂或中药提取物乳膏，如双氯芬酸、酮洛芬、布洛芬、洛索洛芬、氟比洛芬、辣椒碱等。不建议采用全身镇痛药物治疗。局部用药镇痛效果不佳时，需经临床医生严格评估风险后，换用口服镇痛药或联合用药。

（二）早期

（1）NSAIDs 药物（警惕心肌梗死等发生风险）。

（2）延缓病情进展类药物和软骨保护剂（双醋瑞因、氨基葡萄糖等）。

（3）关节腔注射药物（玻璃酸钠、医用几丁糖、PRP 等）。

老年患者宜选择半衰期短的 NSAIDs（双氯芬酸、吲哚美辛、洛索洛芬等），既往有消化道溃疡病史的患者，宜选用选择性 COX-2 抑制剂，联合胃肠道黏膜保护剂。不建议口服阿片类药物及关节腔注射糖皮质激素。

（三）中期

药物治疗首选治疗方案是口服 NSAIDs，中、重度疼痛患者慎用关节腔内注射糖皮质激素。无阿片类药物治疗 KOA 的明确权威性指南推荐，存在成瘾性、安全性等问题，不建议中度 KOA 患者口服阿片类药物。

（四）晚期

患者疼痛剧烈，日常活动严重受限，关节肿胀频繁，畸形严重。X 线片显示关节间隙严重狭窄，骨赘形成明显，软骨下骨硬化，囊变及关节畸形明显。K-L 分级 IV 级。

治疗方法包括关节置换、药物治疗等，以控制症状为目的。NSAIDs 是缓解疼痛的首选药物，优先选择 COX-2 抑制剂或同时服用 PPI 药物，减少胃肠道不良反应。鉴于阿片类药物的成瘾性和安全性，不建议长期使用，择期手术可酌情用于短期或围手术期。严重 KOA 患者往往软骨破坏严重，延缓病情进展的药物和软骨保护剂作用不大，不推荐使用。此外，糖皮质激素对严重 KOA 患者的剧烈疼痛作用不大，不建议使用。

四、KOA 的基础治疗

包括患者健康教育、运动和生活指导、科学合理的关节肌肉锻炼、中医和物理治疗。通过基础治疗，在疾病初期，通过运动指导、生活方式改善及理疗等，可改善患者的膝关节疼痛症状，推迟进一步的疾病进展。对 KOA 疼痛患者开展健康教育，内容包括疼痛相关医学知识与患者自我管理等。肥胖的 KOA 疼痛患者应控制体重，包括饮食管理、调整生活方式等。运动治疗可以有效缓解 KOA 疼痛，改善关节功能，包括有氧运动、肌力训练及关节活动训练等。物理治疗可以有效缓解 KOA 疼痛症状，包括脉冲超声疗法和干扰电流电刺激疗法等。

药物治疗，包括局部外用药物治疗、口服药物、肛门栓剂、静脉输注、关节腔内注射药物等。药物治疗的目的是缓解、消除疼痛，改善关节功能和提高患者生活质量。外用 NSAIDs 可作为 KOA 疼痛首选治疗药物，尤其适用于合并胃肠疾病、心血管疾病或身体虚弱的患者。KOA 疼痛症状持续存在或中重度疼痛患者可口服 NSAIDs，包括非选择性 NSAIDs 和选择性 COX-2 抑制剂，但需警惕胃肠道和心血管不良事件。长期、慢性、顽固性全身广泛性疼痛或合并抑郁的 KOA 疼痛患者可以使用度洛西汀。

五、KOA 的修复性治疗

（一）关节镜清理术

关节镜清理主要针对伴有机械交锁或半月板撕裂等症状的患者，通过关节镜游离体清理、半月板成形等手段，能减轻部分早中期患者的症状。改善膝关节腔内微环境在一定程度上有助于膝关节自我修复。对已出现力线异常、明显骨赘增生的晚期患者，单纯关节镜冲洗或清理手术的效果较差。

（二）关节软骨修复术及生物治疗

采用干细胞、软骨移植，微骨折技术，PRP 等多种组织工程及外科手段可修复 KOA 病损的透明软骨，其疗效尚需进一步研究探索。

（三）膝关节周围截骨术

适合膝关节力线不佳的单间室骨关节炎患者，包括胫骨结节截骨（纠正髌股关节轨迹不良）、股骨髁上截骨（股骨侧力线不良，多为膝外翻）、胫骨高位截骨（胫骨力线不良，多为膝内翻）。选择股骨、胫骨或腓骨截骨术，开放截骨或闭合截骨，要根据肢体长度、韧带肌腱止点是否受干扰、骨折能否愈合等因素进行个体化选择。

六、KOA 的重建治疗

（一）膝关节部分置换术

膝关节单间室骨关节炎，如果不伴有严重力线异常，且交叉韧带功能良好，可以实施单间室人工关节置换术，预后良好。具体手术包括：

（1）单髁置换术，适用于单个胫股关节骨关节炎。

（2）髌股关节置换术，适用于髌股关节炎。

（二）人工膝关节置换术

人工膝关节适用于严重的膝关节多间室骨关节炎，尤其伴有各种严重畸形时，其绝大多数远期疗效满意，可作为 KOA 晚期的终极有效治疗方法。全膝关节置换术后 20 年假体生存率超过 90%。

极少数 KOA 晚期患者由于同时合并的其他疾病而预期无法通过人工膝关节置换术得到理想疗效时，不适宜进行重建治疗，而可以选择膝关节融合术甚至截肢术。

参考文献

[1] 中华医学会骨科分会关节外科学组 . 骨关节炎诊疗指南（2018 年版）[J]. 中华骨科杂志，2018, 38（12）: 705–715.

[2] Kellgren J H, Lawrence J S.Radiological Assessment of Osteo–Arthrosis[J].Ann heum Dis, 1957, 16 （4）: 494–502.

[3] 中华医学会运动医学分会，中国医生协会骨科医生分会运动医学学组，中国医生协会骨科医生分会关节镜学组 . 骨关节炎临床药物治疗专家共识 [J]. 中国医学前沿杂志（电子版）2021, 13（7）: 32–43

[4] Mcalindon T E, Bannuru R R, Sullivan M C, et al.OARSI guidelines for the non-surgical management of knee osteoarthritis[J].Osteoarthritis Cartilage, 2014, 22（3）: 363–388.

[5] 中华医学会骨科学分会 . 骨关节炎诊治指南（2007 年版）[J]. 中华骨科杂志, 2007, 27（10）: 793–796.

[6] Hochberg M C, Altman R D, April K T, et al.American College of Rheumatology 2012 recommendations for the use of nonpharmacologic and pharmacologic therapies in osteoarthritis of the hand, hip, and knee[J].Arthritis Care Res（Hoboken）, 2012, 64（4）: 465–474.

[7] National Clinical Guideline Centre （UK）.Osteoarthritis: care and management in adults[M]. London: National Institute for Healthand Care Excellence（UK）, 2014.

[8] Zhang W, Doherty M, Arden N, et al.EULAR evidence based recommendations for the management of hip osteoarthritis: report of a task force of the EULAR Standing Committee for International Clinical Studies Including Terapeutics（ESCISIT）[J]. Ann Rheum Dis, 2005, 64（5）: 669–681.

[9] Jordan K M, Arden N K, Doherty M, et al. EULAR Recommendations 2003: an evidence based approach to the management of knee osteoarthritis: report of a Task Force of the Standing Committee for International Clinical Studies Including Terapeutic Trials （ESCISIT）[J]. Ann Rheum Dis, 2003, 62（12）: 1145–1155.

[10] Chen B, Zhan H, Marszalek J, et al.Traditional Chinese Medications for Knee Osteoarthritis Pain: A MetaAnalysis of Randomized Controlled Trials[J].Am J Chin Med, 2016, 44（4）: 677–703.

[11] Li L, Liu H, Shi W, et al.Insights into the Action Mechanisms of Traditional Chinese Medicine in Osteoarthritis[J].Evid Based Complement Ahernat Med, 2017, 2017: 5190986.

[12] Wang X,Wei S,Liu T,et al. Effectiveness, medication patterns, and adverse events of traditional chinese herbal patches for osteoarthritis: a systematic review[J].Evid Based Complement Ahernat Med, 2014, 2014: 343176.

[13] Teodoro J S, Varela A T, Rolo A P, et al.High-fat and obesogenic diets: current and future-strategies to fight obesity and diabetes[J].Genes Nutr, 2014, 9（4）: 406.

（吴　佳）

第**15**章　膝骨关节炎的非药物治疗原则

第一节　心理社会干预

患者的健康教育是治疗 KOA 的重要一步。健康教育使患者了解本病的治疗原则、锻炼方法，进而自我关注、照顾和管理。为了更有效地治疗 KOA，患者应了解 KOA 的性质、自然病程、治疗方法以及日常生活中的注意事项，认识到 KOA 是一种进展缓慢的常见病，不像其他关节炎那样容易致残或畸形。而且，KOA 患者因疼痛引起的日常生活变化会令其产生显著的情绪障碍，包括抑郁、失眠等。心理健康的恶化与关节炎疼痛的加重有关，医生应该进行必要的干预或采取相应的治疗来解决这个问题。

心理治疗师运用心理学的理论和方法，通过医患之间的语言和行为交流以及治疗人际关系的沟通，能够帮助患者克服心理上的困难或障碍，从而达到改善其心理状态和行为的目的。中医心理治疗历史悠久，内容丰富，包括如情志相胜法、移精变气法、顺情从欲法、释疑解惑法、疏导疗法、激情疗法、澄心静默法、暗示疗法、威慑疗法、音乐疗法等。西医的心理治疗方法包括支持性心理治疗、心理分析治疗、行为治疗、认知疗法、生物反馈治疗、集体心理治疗等。中医心理治疗和西医心理治疗可以相互配合。

KOA 是一种病因复杂的慢性疾病，病程长，很难治疗，有些不能完全治愈，会造成残疾，对患者的生活、工作和心理状态都会产生一定的影响。因为大多数慢性病都是身心疾病，单靠药物或手术等干预是很难完全有效的，需通过各种康复措施（包括各种功能锻炼、心理治疗等），使患者可以重新认识自己的现状，更好地适应环境，回归社会、家庭。

多数 KOA 患者伴有一定程度的不良行为，最常见的心理问题是抑郁、焦虑。因为 KOA 是慢性病，患者往往无法工作，导致家庭经济损失，个人事业严重受挫。加上病程延长，患者往往对治疗失去信心，自责、自卑甚至厌世。有些患者可能会抱怨、焦虑、烦躁，比如责怪医护人员没有照顾好他，没有用好药，没有注意治疗与护理等。也有患者抱怨说单位或者家庭对他照顾不够。此外，KOA 患者由于长期休养、吃药、打针，需要依靠他人照顾，随着时间的推移，容易形成疾病的心理习惯化，他们可以长时间舒适地休息，从而形成所谓的"患者身份习惯化"。

一、支持性心理治疗

支持性心理治疗又称解释性心理治疗，是一种个体化的心理治疗。做法是先听患者陈述，再由医生帮助患者分析发病和症状延迟的主客观因素，让患者了解疾病症状的发生过程和机制，使患者掌握疾病状况，了解待进行治疗的概况，并对患者进行解释、安慰、启发和说服，打消患者的顾虑和焦虑，从而使患者积极配合医生，与疾病做斗争。

二、认知疗法

认知疗法的理论基础是错误的认知导致心理障碍，从而导致异常的情绪反应（如抑郁、焦虑等）。通过挖掘、发现错误的认知，对其进行分析和批判，用合理、现实的认知取而代之，可以缓解患者的痛苦，使其更好地适应现实环境。对于 KOA 患者，让他接受疾病存在的事实，以"既来之，则安之"的态度去对待，不怨自己，也不怨别人。让患者看到通过锻炼可以提高适应能力，使肢体和器官的功能处于新的动态平衡，从而更好地实施各项康复措施。激发患者奋发向上的战斗精神，积极克服困难，争取各项功能的最佳恢复。

三、行为治疗

（一）操作条件法

操作条件法也称奖励法，是指不支持原来的异常行为，使用另一正性的增强物（条件）强化期望的正常反应，最后用新建立的正常反应代替旧的异常反应。奖励的强化可以采取多种形式，如微笑表扬或物质奖励。例如，当他们的身体条件允许时，应该鼓励他们逐渐摆脱疾病。首先尽量照顾好个人生活，比如铺床，然后逐渐增加活动，直到自己的劳动能力能够最大限度地恢复。在治疗过程中，对患者取得的成绩不断肯定和奖励，使其正常行为不断强化，最终摆脱"患者身份习惯化"。

（二）自我调整疗法

自我调整疗法即根据一套特定的顺序，以机体的一种反应去改善机体本身的另一种反应，从而改变躯体的生理状态和心理状态。其中包括松弛疗法（使全身肌肉放松）、瑜伽等。此法对具有紧张、焦虑症状的神经症或其他慢性躯体性疾病，以及失眠等效果较好。

四、生物反馈疗法

生物反馈疗法对紧张性头痛、高血压病、心律失常、失眠、中枢性瘫痪、焦虑症等均有较好的疗效。

五、支持疗法

支持疗法即合理的营养、作息安排，合体的体育、文娱活动等。

第二节　膝骨关节炎的其他非药物疗法

一、控制体重

肥胖是发生 KOA 的重要危险因素，BMI 越高，发生 KOA 的风险越大，膝关节内翻、外翻畸形等力线不良可以影响体重对膝关节的作用，加重 KOA。因此减肥有助于改善 KOA 患者的疼痛和功能障碍。

二、使用辅助行走支具

使用辅助行走支具，如手杖、双拐等。辅助行走支具能有效地缓解骨关节炎患者的症状，减轻膝关节的负重，有利于 KOA 的恢复。

三、日常保健

告知患者，调整日常生活活动，避免患肢过多负重，切忌长时间行走、长时间站立以及频繁下蹲等动作。

四、运动疗法

运动疗法，也称为体育疗法、医疗体育，是一种将运动或体育锻炼作为预防和治疗疾病的手段的方法。运动疗法是预防和治疗 KOA 的重要方法。通过运动，可以疏通气血、强健脏腑、调理精神、放松筋骨、强健关节，增强身体的抗病能力，预防或减少疾病的发生。

中医学理论强调 KOA 的治疗，需筋与骨同治，并强调筋与骨的运动功能和力线的重要性。人体以骨骼为支架和杠杆，关节为支点和枢纽，筋肉为动力进行活动。KOA 的病理改变为软骨与软骨下骨损伤，导致炎症产生为特点，常导致关节周围软组织与关节骨质的双重损伤，因此，治疗 KOA 不仅要治疗筋的损伤，也要重视骨的损伤，并且恢复其正常的力线，而且要重视其运动功能的恢复，配合积极、恰当的运动，以达到"筋骨并重、骨正筋顺"的目的。可采用运动疗法如直腿抬高、内收夹球、踝泵运动等，根据患者年龄、基础疾病及疾病程度制订个体化运动处方。

1. 肌力训练

在 KOA 的急性发作期，关节有红肿热痛时应尽量避免站立、行走及反复下蹲，多卧床休息，可以做股四头肌锻炼（等长收缩锻炼或被动活动）。在 KOA 的急性发作期过后，鼓励患者逐步做膝关节的主动运动，应注意循序渐进，开始先练习平地行走，逐步过渡到上下楼梯，还可以做游泳锻炼、等速肌力训练等。功能锻炼以关节不感到疲劳和持续性疼痛为度。

（1）改善柔韧性不足：腘绳肌拉伸训练、髂腰肌拉伸训练、阔筋膜张肌拉伸训练、髂胫束放松训练。

（1）改善力量不足：股四头肌力量训练、腘绳肌力量训练、臀肌力量训练。

（3）改善稳定性不足：闭眼单脚支撑平衡训练、燕式平衡训练。

（4）改善核心力量不足：腹肌力量训练、竖脊肌力量训练、多裂肌力量训练、臀肌力量训练。

2. 关节活动度训练

关节活动度训练包括仰卧位闭链屈膝锻炼、持续被动活动（CPM）、站桩等方法。通过改善功能障碍关节的周围肌肉的协同功能，来改善关节的共轴性，使关节重新变得灵活，使应该稳定的关节稳定。

五、中医理疗方法

（一）针灸疗法

针灸疗法对 KOA 有确切疗效。我国最古老的医学方书《五十二病方》中就有针灸治疗的记载。针灸疗法也称刺灸法。针灸法是针法和灸法的合称。针刺工具从最早的砭石发展到九针，才有了正式的针法。九针为古代九种针形的统称，出自《黄帝内经》。《灵枢·官针》载："九针之宜，各有所为，长短大小，各有所施也。……病痹气暴发者，取以圆利针。病痹气痛而不去者，取以毫针。病在中者，取以长针。病水肿不能通关节者，取以大针。"灸法，古称艾灸，是用艾叶制成的艾绒放在穴位上点燃后利用其温热性刺激、药力透入穴位，来治疗疾病的方法。随着社会的进步，针具、针法和施灸材料都得到了发展，并派生出许多疗法。

1. 毫针疗法

毫针，为古代九针之一，历代有关针灸文献中提到的刺法，多指毫针。毫针虽发于古代，但随着社会的发展、科学的进步，在制针的原料，针身的粗细、长短、工艺等方面，现代毫针比古代毫针都有较大的进步。目前使用的毫针是由高级合金不锈钢制成，坚韧而富有弹性，不易折断，锋利无比。应用时，根据患者的体质、体形、年龄、病变部位的深浅及所取腧穴所在的部位等选定毫针。可用于 KOA 的疼痛、功能障碍、感觉异常等症的治疗。

2. 电针疗法

电针疗法是在毫针治疗的基础上，即在针刺腧穴得气后，在针上通以接近人体生物电的微量电流以防治疾病的一种疗法。它的优点是：在针刺腧穴的基础上，加以脉冲电的治疗作用，针与电两种刺激相结合，能提高疗效。

3. 灸法

灸法是利用某些易燃材料或某些药物点燃后产生的温热等刺激，通过经络腧穴发生作用，达到防治疾病目的的一种外治法。《灵枢·官能》载："针所不为，灸之所宜。"说明灸法可以弥补针刺之不足，或与针刺结合，以提高疗效。灸法具有温经散寒、祛风活血、通痹止痛等作用，被广泛运用于临床各科，可用于治疗寒湿凝滞、经络痹阻所引起的膝痹。

（二）推拿疗法

推拿疗法即按摩疗法，是采用按摩法刺激患者体表的一定部位或运动患者的肢体进行治病的一种疗法。《素问》曰："按摩可使筋节舒畅，血脉流通。盖按其经络，则郁之气可通，摩其壅聚，则瘀结之肿可散也。"按摩的作用，首先是通经络，畅气血，而具有消瘀、行滞、散肿、止痛的功效，并有增进局部营养、防止肌肉萎缩废用、促进瘢痕变软和修复损伤的作用。

（三）针刀疗法

针刀疗法来源于古代九针，它是结合现代医学外科手术刀发展而形成的，是与软组织松解手术有机结合的一种产物。它是介于手术和非手术之间的一个闭合性的松解术。针刀治疗切口小，对人体的组织损伤也很小，不容易引起感染，术后无须休息，治疗时间比较短，疗程也比较短，患者容易接受。它主要适用于软组织损伤性疾病，或者是骨关节性疾病。对于顽固性膝疼痛的患者，可选针刀疗法。针刀疗法的操作要点为：确定膝关节局部痛点并标记，常规消毒后，应用一次性针刀快速刺入皮肤、皮下及深筋膜，在深筋膜层高张力点处可以做上下左右减张松解，然后出针，用消毒敷料外敷 24 小时。在24 小时内保持敷料清洁干燥。针刀疗法效果很明显，可以尽快松解软组织，减轻膝关节疼痛症状，从而可以缩短疗程，提高疗效。

六、其他疗法

针对部分常规治疗疗效欠佳者还可配合部分局部理疗方法来改善症状。常见的理疗手段有牵引、中频电疗法、超声波疗法、短波疗法、微波疗法、音频电疗法、磁疗法、蜡疗法、热疗、冰敷、水疗、手指点穴、穴位贴敷、耳穴埋豆等。

参考文献

[1] 赵晓明,张银刚,李艳艳,等.膝骨关节炎的阶梯化治疗研究进展[J].现代中西医结合杂志,2021,30(30):3410-3415.

[2] 膝骨关节炎运动治疗临床实践指南编写组,膝骨关节炎运动治疗临床实践指南[J].中华医学杂志,2020(15):1123-1129.

[3] 龚远青,欧翠萍,刘德虎,等.补肾活血汤联合心理干预对膝骨关节炎患者关节功能及炎性因子的影响[J].光明中医,2021,36(17):2913-2915.

[4] 张吉超,董跃福,牟志芳,等.骨关节炎患者在不同步态角度下膝关节内部生物力学变化的有限元分析[J].中国组织工程研究,2022,26(9):1357-1361.

[5] 李宏龙,马培,董利静.银质针联合手法松解治疗膝骨关节炎临床研究[J].新中医,2021,53(21):186-188.

[6] 彤祎,宋箱,陶江涛,等.观察针灸结合康复指导治疗膝骨关节炎的疗效[J].按摩与康复医学,2015,6(6):33-34.

[7] 吴淮,严萍,刘文刚,等.自身股四头肌松筋手法治疗膝骨关节炎随机对照研究[J].按摩与康复医学,2015,6(19):18-19.

[8] 刘志伟,王彦红.改良青龙摆尾针法联合膝关节旋转屈伸手法对膝骨关节炎的疗效[J].河南医学研究,2021,30(31):5887-5890.

[9] 李阳,李国丽,张丽曼,等.骨痹汤熏蒸联合经筋推拿治疗早中期膝骨关节炎临床研究[J].中国药业,2021,30(21):85-88.

[10] 尤彬,林志国,李存佳,等.PRP联合关节腔清理射频去神经化治疗膝骨关节炎疗效观察[J].实用骨科杂志,2021,27(10):895-899.

[11] 童培建,钟滢.重视膝骨关节炎的中西医结合规范诊疗:《膝骨关节炎中医诊疗指南(2020年版)》解读[J].中医正骨,2021,33(10):6-8.

[12] 施珊妮,黄泽灵,桂苗,等.从"痹阻"与"脾虚"探讨膝骨关节炎的中医病机[J].中医正骨,2021,33(10):56-58.

[13] 江冬梅.中医综合疗法治疗急性膝骨关节炎的临床研究[J].光明中医,2021,36(19):3277-3279.

（吴　佳）

第**16**章 膝骨关节炎的药物治疗原则

第一节 概 述

药物治疗在 KOA 患者的整体治疗中占有重要地位，贯穿于有症状患者的整个治疗过程，大多数患者都需要进行短期或长期药物治疗。药物治疗具有简便易行、疗效可靠及依从性好等优点。

目前 KOA 的药物治疗已逐渐从较单一的抗炎、镇痛、缓解症状转向多方位的改善病情治疗。根据患者的病变部位和病变程度不同，采取早期、联合、长程、个体化的治疗策略是目前 KOA 药物治疗的有效方式。医生必须充分了解药物的作用机制、适应证和不良反应，同时考虑患者的关节症状和并发症，做到合理用药，避免不合理用药造成的不良反应，减少损害。如合并其他疾病，需要配合使用具有不同作用机制的药物，使各种药物相互兼容、协同发挥作用。

KOA 药物治疗包括局部外用药物治疗、口服药物、肛门栓剂、静脉输注、关节腔内注射药物等。药物治疗的目的是缓解、消除疼痛，改善关节功能和提高患者生活质量。外用 NSAIDs 可作为 KOA 疼痛首选治疗药物，尤其适用于合并胃肠疾病、心血管疾病或身体虚弱的患者。KOA 疼痛症状持续存在或中重度疼痛的患者可口服 NSAIDs，包括非选择性 NSAIDs 和选择性 COX-2 抑制剂，但需警惕胃肠道和心血管不良事件。长期、慢性、顽固性全身广泛性疼痛或伴有抑郁的 KOA 疼痛患者可以使用度洛西汀。

第二节 中医药治法

一、中医外治法

1.中药离子导入法

采用电流为 10 ~ 40 mA，每次 15 ~ 20 分钟，每日一次，把自制药物及电极放在关节间隙导入。

2.中药贴敷法

用自制中药如三黄水等局部贴敷，每次 1 ~ 2 小时，每日 1 ~ 2 次，缓解关节肿胀、疼痛首选。

3.中药熏洗法

针对关节冷痛，辨证属风寒痹阻者，可辨证选用祛风除湿、活血祛瘀、软坚散结洗药熏洗患处。每日 1 ~ 2 次。

4.中药外敷法

虚寒者可选生草乌、生川乌、黄芪、杜仲、仙茅、金毛狗脊、锁阳、川芎、当归、白芷、苍术、防己、牛膝、甘松、五加皮、木香、松香、细辛、肉桂、艾叶。将药物研成粉末，配合二黄新伤软膏，用蜂蜜调制后外敷。本法需辨证施治，针对局部关节情况选择组方。

5.穴位注射疗法

常用穴位为：膝眼、阳陵泉、足三里、梁丘、阿是穴。将上述穴位严格消毒，采用当归或威灵仙注射液进行穴位注射，针刺得气回抽无血后，推注药液，每穴 0.5 ~ 1 ml，隔日 1 次，10 次为 1 个疗程。

二、中医辨证内治法

1.肝肾亏虚证

肝肾亏虚证治法为补气血，益肝肾，温经通络。可用右归饮加减或院内制剂如牛杞地黄丸、消增强骨片 / 消增强骨丸、血藤当归胶囊、益尔力口服液、抗骨质疏松胶囊、制香片、玄胡伤痛宁片，或淫羊藿 20 g、骨碎补 20 g、白术 15 g、白芍 20 g、当归 15 g、红花 10 g、鸡血藤 15 g、川牛膝 15 g、威灵先 20 g、川乌 9 g 等。

2. 瘀血痹阻证

瘀血痹阻证治法为活血化瘀，舒筋止痛。方用桃红四物汤加减，可用桃仁、红花、当归、五灵脂、地龙、川芎、没药、香附、羌活、秦艽、牛膝、甘草，或者制香片、玄胡伤痛片、血藤当归胶囊、七味三七口服液等。

3. 风湿热痹证

风湿热痹证治法为清热利湿，化瘀止痛。四妙散加减，或者大黄、石膏、防己、薏苡仁、泽泻、三棱、莪术、丁香、薄荷，或者祛风活络丸等。

4. 风寒湿痹证

风寒湿痹证治法为祛风胜湿，温经通络。独活寄生汤加减或祛风活络丸等。如以关节游走疼痛为主的行痹者，可加防风 10 g，威灵仙 10 g；痛痹者可加制川乌 10 g，肉桂 5 g；着痹者可加防己 10 g，川草薢 18 g，秦艽 6 g。

5. 院内制剂

对伴有气血不足者可以随症加减，如院内制剂益尔力口服液、血藤当归胶囊、消增消片、牛杞地黄丸等；对疼痛剧烈者可加用玄胡伤痛宁片、制香片等；对关节肿胀严重者可以加用膝伤一号方等；对关节畏寒喜温，寒湿较重者可加用冷膝口服液、术桂胶囊等。

6. 辨证选择静脉滴注中药注射液

依据病情选择丹参、血塞通、血栓通、红花、骨肽、鹿瓜多肽等注射液，以加强活血化瘀通络作用，达到"通则不痛"的目的。

第三节　西药治疗

一、外　用　药

外用药物作用于局部，经皮肤渗透发挥作用，具有局部浓度高、系统暴露量少、全身不良反应少等优势，成为药物治疗 KOA 的优选。根据不同作用机制、剂型、不良反应进行合理选用非常重要。

（1）适应人群：轻度 KOA 患者、高龄、合并基础疾病较多或对口服药有胃肠道反应的患者，建议优先选择局部外用药。中、重度 KOA 患者可联合口服 NSAIDs。正确选择和使用局部外用药，涂、搽、贴应时间充足、均匀，间隔和用药量到位。

（2）禁忌人群：当皮肤有伤口、皮疹及局部有感染等不良状况者应禁用，出现过敏反应时及时停药。贴剂应避免使用局部张力过高而引起张力性水疱，对于发痒和已发生皮疹反应的患者应及时停用，并清理皮肤，行抗过敏治疗。

（3）分类：①外用 NSAIDs。目前已上市的药物包括双氯芬酸、洛索洛芬、酮洛芬、布洛芬等，剂型也有所不同，如贴剂、凝胶剂、乳剂／膏、溶液剂、喷雾剂等。常见治疗 KOA 的外用 NSAIDs 包括双氯芬酸二乙胺乳胶剂、洛索洛芬钠贴剂、布洛芬凝胶、酮洛芬凝胶、氟比洛芬凝胶贴膏等。外用 NSAIDs 的凝胶制剂较易被局部组织吸收，疗效更佳。局部使用洛索洛芬钠贴剂治疗 KOA 的效果不劣于洛索洛芬钠片剂；凝胶制剂等较易被局部组织吸收，疗效更直接，研究显示酮洛芬凝胶较其普通剂型疗效明显提升。②非 NSAIDs 搽剂。主要通过影响神经肽 P 物质的释放和储存而发挥镇痛和止痒作用，用于缓解关节或肌肉疼痛，如外用辣椒碱等。③外用麻醉剂。常用药物如芬太尼透皮贴剂等。治疗中、重度慢性疼痛以及仅能依靠阿片类镇痛药治疗的难以消除的疼痛。

二、口 服 药

口服治疗 KOA 的药物根据作用机制和目的分为减轻症状、改善功能类，延缓病情进展类，抗骨质疏松症类，抗焦虑类等。

（一）减轻症状、改善功能类

1.NSAIDs

口服 NSAIDs 是目前控制 KOA 相关症状的首选药物。

（1）作用机制：解热、镇痛，缓解局部骨赘刺激引起的炎症症状，减轻关节肿胀等。

（2）适宜用于症状性 KOA：口服 NSAIDs 由胃肠道吸收，可以达到较高的血药浓度，同时不良反应也相对较多。

（3）禁忌人群：活动性消化道溃疡和近期胃肠道出血者，对阿司匹林或其他 NSAIDs 过敏者，肝功能不全者，肾功能不全者，严重高血压和充血性心力衰竭患者，血细胞减少者，妊娠期和哺乳期女性。

（4）分类：COX 是 NSAIDs 的主要作用靶点，根据对 COX 的选择性，分为非选择性 COX 抑制剂和选择性 COX-2 抑制剂。目前国内治疗 KOA 的常用口服 NSAIDs 包括阿司匹林、布洛芬、洛索洛芬、双氯芬酸、舒林酸、阿西美辛、依托度酸、萘丁美酮、美洛昔康、尼美舒利、艾瑞昔布、塞来昔布、依托考昔等。

（5）用药建议：①宜选用对软骨基质蛋白多糖合成有促进作用的 NSAIDs，如洛索洛芬、艾瑞昔布、塞来昔布、双氯芬酸、美洛昔康、醋氯芬酸等。②在一种 NSAIDs 足量使用 1 ~ 2 周无效后再更改为另一种；避免同时服用两种及以上 NSAIDs。③不要空腹服药，用药期间不建议饮酒；不宜与抗凝药（如华法林）联用，可能增加出血风险。④必要时可选择特殊剂型，如肠溶剂型可减少对胃黏膜的刺激，而缓释剂型能较好地控制血药浓度，提高患者对药物的依从性。

（6）不良反应：①胃肠道。恶心、呕吐、腹痛、腹泻、腹胀、食欲不佳，严重者有消化道溃疡、出血、穿孔等；推荐使用 PPI，如奥美拉唑、兰索拉唑、泮托拉唑等。②肾脏。肾灌注量减少，出现水钠潴留、高血钾、血尿、蛋白尿、间质性肾炎，严重者发生肾坏死致肾功能不全。③血液系统。外周血细胞减少、凝血功能障碍、再生障碍性贫血。④少数患者发生过敏反应（皮疹、哮喘）、肝功能损害、耳鸣、听力下降和无菌性脑膜炎等。

2. 对乙酰氨基酚

（1）作用机制：通过抑制前列腺素 E_1、缓激肽和组胺等的合成和释放，提高痛阈而发挥镇痛作用，属于外周性镇痛药，作用弱于阿司匹林。

（2）适应人群：轻、中度 KOA 人群，对胃肠黏膜、肝、肾较安全。

（3）禁忌人群：对本品过敏和严重肝肾功能不全者。

（4）用药建议：KOA 伴轻、中度疼痛患者通常选用对乙酰氨基酚，每日最大剂量不超过 2 g，如有肝肾疾病、摄入危险剂量酒精、老年人，剂量应减半；对乙酰氨基酚治疗效果不佳的 KOA 患者，可个体化使用 NSAIDs。

（5）不良反应：偶见皮疹、荨麻疹、药物热及粒细胞减少。长期大量用药会导致肝肾功能异常。

3. 阿片类药物

（1）作用机制：阿片类药物的镇痛作用机制较多，如外周神经有阿片受体，阿片类药物可与阿片受体结合发挥镇痛作用；阿片类药物可与位于脊髓背角胶质（第二层）感觉神经元上的阿片受体结合，抑制 P 物质的释放，从而阻止疼痛传入脑内；阿片类药物也可作用于大脑和脑干的疼痛中枢，发挥下行疼痛抑制作用。

（2）适应人群：适用于对 NSAIDs 有禁忌或无效者，但由于其不良反应和成瘾发生率相对较高，2019 年国际骨关节炎研究学会发布的骨关节炎指南中强烈反对在骨关节炎疼痛管理中应用口服或外用阿片类药物；《中国骨关节炎疼痛管理临床实践指南（2020年版）》也不推荐将阿片类药物作为缓解骨关节炎患者疼痛的一线药物。

（3）禁忌人群：患支气管哮喘、上呼吸道梗阻、严重肝肾功能障碍、伴颅内高压的颅内占位性病变、未明确诊断的急腹症者，妊娠期、待产期和哺乳期女性，1岁以内婴儿。

（4）分类：常见阿片类药物如硫酸（盐酸）吗啡控释片、盐酸羟考酮控释片、可待因、氨酚待因、双氢可待因、盐酸布桂嗪、曲马多、氨酚羟考酮片等。

（5）用药建议：用药前需进行风险评估，关注潜在内科疾病风险。根据患者个体情况，剂量个体化，且尽量使用最低有效剂量，避免过量用药、同类药物重复或叠加使用。用药3个月后，可根据病情选择血常规、大便常规、大便潜血试验及肝肾功能等检查。

（6）不良反应：呼吸抑制、心悸、恶心、依赖性等。

（二）延缓病情进展类

1. 双醋瑞因

双醋瑞因是在桂皮属植物中发现的具有天然抗炎属性的蒽醌类衍生药物，具有抗炎、保护关节软骨的作用。

（1）作用机制：双醋瑞因是IL-1抑制剂，通过抑制IL-1的产生和活性以及后续的作用，抑制软骨降解、促进软骨合成并抑制滑膜炎，能有效改善KOA的症状，减轻疼痛，改善关节功能，还可延缓KOA病程进展。

（2）适应人群：KOA慢性疼痛患者。

（3）禁忌人群：对双醋瑞因过敏或有蒽醌类衍生物过敏史的患者以及既往有肠道不适（尤其是过敏性结肠炎）的患者。

（4）用药建议：由于双醋瑞因于治疗后2～4周显效，且具有良好的胃肠道耐受性，建议在给药的最初2～4周与其他镇痛药或NSAIDs联用，总疗程不应短于3个月。

2. 氨基葡萄糖

（1）作用机制：提供蛋白多糖合成的物质，补充内源性软骨成分；刺激软骨细胞产生有正常多聚体结构的蛋白多糖，促进滑膜合成透明质酸；抑制损伤软骨的酶，如MMPs、胶原酶、磷脂酶A_2等；抑制超氧化物自由基的产生。

（2）适应人群：轻度 KOA 患者。对关节软骨严重磨损的终末期 KOA 疗效不佳。有研究认为该类药物有缓解疼痛症状、改善关节功能、延缓病情进展的作用，但也有研究认为其并不能延缓疾病进展。目前该类药物对 KOA 的临床疗效尚存争议，对有症状的 KOA 患者可选择性使用。欧洲骨质疏松、骨关节炎及肌肉骨骼疾病临床与经济学会推荐将结晶型硫酸氨基葡萄糖作为 KOA 的长期基础治疗药物。

（3）禁忌人群：对本品过敏患者。

（4）用药建议：分为硫酸氨基葡萄糖和盐酸氨基葡萄糖，相较而言，硫酸氨基葡萄糖胃肠道刺激更小，更易吸收。大多数研究结果提示持续应用 1 500 mg 氨基葡萄糖 8 周以上才能显示一定的疗效。推荐餐时或餐后服用，可减轻胃肠道不适，特别是有胃溃疡的患者。

（三）抗骨质疏松症类

已有研究表明，KOA 与骨质疏松症具有明显的相关性，但同时也存在争议。有些药物可同时治疗 KOA 和骨质疏松症这两种疾病。

（四）抗焦虑类

抗焦虑类药物可应用于长期持续疼痛的 KOA 患者，尤其是对 NSAIDs 不敏感的患者，可改善患者的抑郁和焦虑等精神症状，还可增加中枢神经的下行疼痛抑制系统功能。其不良反应包括胃肠道反应、口干等。目前，抗焦虑类药物治疗 KOA 的远期效果尚需随访，建议在专科医生指导下使用。

三、肛门栓剂

肛门栓剂具有吸收快、起效快的特点。适应证为不便口服药物的患者。有活动性消化道溃疡、出血或重度心力衰竭患者禁用，老年患者易发生不良反应，应慎用或调整使用剂量。常用的是 NSAIDs（如吲哚美辛栓）。

四、肌内注射药

（1）适应人群：肌内注射药适用于不宜或不能静脉注射及其他治疗无效的患者，以及要求较皮下注射更迅速产生疗效及注射刺激性较强或药量较大药物的患者。

（2）分类：常用的药物有阿片类药物（盐酸布桂嗪、曲马多）等。

五、静脉注射药

静脉注射药需在医疗机构内使用。

（1）适应证：静脉注射药适用于不便口服药物及其他方式药物治疗无效的患者。

（2）特点：静脉注射药具有起效快、调整剂量方便的优点，但作用强且难于逆转，可能会为患者带来较大风险，应遵循能口服就不要静脉注射的原则。

（3）分类：静脉注射药常用的药物有 NSAIDs（如帕瑞昔布钠）、氟比洛芬酯、阿片类药物等。

六、关节腔内注射药

关节腔内注射药可有效缓解疼痛，改善关节功能。但该方法是侵入性治疗，可能会增加感染的风险，必须严格无菌操作和规范操作。常用的药物有糖皮质激素、医用几丁糖、玻璃酸钠等。

共同禁忌人群：

（1）感染性关节炎者。

（2）注射部位附近感染或有全身感染者。

（3）凝血功能异常者。

（4）对相关药物过敏的患者。

（5）其他不适宜关节腔内注射的患者。

1. 糖皮质激素

糖皮质激素起效迅速，短期内缓解疼痛效果显著。

（1）作用机制：糖皮质激素可降低毛细血管的通透性，减轻炎性反应造成的充血、组织液渗出及炎性细胞浸润。可抑制 IL-1、IL-6、干扰素（IFN）和 TNF 等炎症因子的释放，降低血管内皮细胞对白细胞的黏附性；可抑制磷脂酶 A_2 的活性，继而减少前列腺素 E_2、白三烯和血小板活化因子（PAF）的合成与释放，进而终止炎症进程。

（2）适应人群：糖皮质激素可改善轻度 KOA 患者早期肿痛症状，但对重度 KOA 引起的严重疼痛作用甚微。

（3）禁忌人群：对激素过敏者，局部或全身细菌、病毒和真菌等各种感染患者，曾患或现患严重精神疾病者，患活动性消化性溃疡病患者，新近行胃肠吻合手术者，严重高血压、糖尿病等患者。

（4）用药建议：建议同一关节每年应用不超过 3 次，注射间隔时间不应短于 3 个月。

（5）不良反应：反复多次应用糖皮质激素会对关节软骨产生不良影响，与其抑制软骨细胞的增殖和促进凋亡、影响软骨内基质的新陈代谢、破坏软骨下骨的生理环境有关。

2. 医用几丁糖

（1）作用机制：体外实验显示，医用几丁糖或经修饰过的医用几丁糖可以促进软骨细胞外基质的合成，减轻炎性反应，调节软骨细胞代谢。医用几丁糖具有的黏弹性特征类似于透明质酸，可以作为滑液的补充成分，减缓 KOA 的进展。

（2）适应人群：医用几丁糖适用于轻、中度 KOA 患者。

（3）禁忌人群：患严重的关节畸形、损伤严重的创伤性关节炎、急慢性出血性关节炎者。

（4）用药建议：每个疗程注射 2 ~ 3 次，每年 1 ~ 2 个疗程。

（5）不良反应：过敏反应、局部发热和红肿。

3. 玻璃酸钠

（1）作用机制：玻璃酸钠可保护软骨细胞；促进蛋白多糖和糖胺聚糖合成；抗炎；机械润滑；保护软骨下骨；镇痛；促进内源性玻璃酸钠分泌；保护半月板。

（2）适应人群：玻璃酸钠可用于治疗膝、肩、踝、髋、肘、腕等关节炎患者，对轻、中度 KOA 患者效果更显著。玻璃酸钠可减少 NSAIDs 等口服镇痛药的用量，特别适用于老年人，既往有消化道溃疡病史、出血史、心脑血管疾病病史的患者，可减少其他药物导致的胃肠道不良反应和心血管不良事件。

（3）禁忌人群：关节内或穿刺局部有感染者；对禽类或蛋类过敏者；其他原因引起关节肿胀和积液者。

（4）用药建议：每次注射剂量为 1 支，每周注射 1 次；根据药物不同，3 ~ 5 周为 1 个疗程，每年 1 ~ 2 个疗程。

（5）不良反应：注射局部轻或中度疼痛、肿胀或关节积液，多可自行缓解。

七、生物制剂

1. 富血小板血浆

（1）作用机制：PRP 富含多种生长因子和炎症调节因子，具有保护软骨细胞、促进软骨愈合和减轻关节内炎症的作用。但目前其作用机制和长期疗效尚需进一步研究。

（2）适应人群：PRP 对年轻、X 线轻 / 中度或 MRI 有退行性表现的症状性 KOA 患者更适用。

（3）禁忌人群：注射区周围有皮肤病或皮肤破溃，不能除外其他疾病引起的关节明显肿胀、积液，凝血功能异常者，败血症患者等。

（4）用药建议：每次注射剂量以 3 ~ 5 ml 较多见。间隔时间一般为 1 ~ 3 周，2 ~ 3 次为 1 个疗程。

（5）不良反应：关节内感染、注射区局部疼痛或红肿。

2.IL-1 受体拮抗剂

IL-1 是介导 KOA 中关节软骨破坏最重要的细胞因子。目前已证实 IL-1 受体拮抗剂有逆转 KOA 关节软骨结构和生化性能的潜力，但其对 KOA 的预防、早期诊断及治疗的作用仍处于探索阶段。抗炎性细胞因子可减少 IL-1β 和 TNF-α 的生成。细胞因子信号通路的抑制剂等生物制剂的探索为未来靶向治疗 KOA 提供了新的方向。

3. 间充质干细胞

间充质干细胞广泛存在于各类组织中，经诱导后可分化为成骨细胞或软骨细胞，可用于修复受损的骨或软骨，在 KOA 的治疗中已有应用，但其临床疗效和安全性尚需大量随机对照试验验证。

参考文献

[1]　姜泉，罗成贵，巩勋，等 . 骨关节炎病证结合诊疗指南 [J]. 中华中医药杂志 ., 2021, 36（2）：929-933.

[2]　尤彬，林志国，李存佳，等 .PRP 联合关节腔清理射频去神经化治疗膝骨关节炎疗效观察 [J]. 实用骨科杂志, 2021, 27（10）：895-899.

[3]　刘继赞, 陈静, 陈君敏. 氨基葡萄糖联合硫酸软骨素治疗膝骨关节炎的系统评价 [J]. 中华风湿病学杂志, 2019（4）: 238–246.

[4]　张怡菁. 中药贴敷联合医用几丁糖注射液在膝骨关节炎患者中的疗效及对证候积分的影响研究 [J]. 山西医药杂志, 2021, 50（19）: 2803–2806.

[5]　刘慧敏, 吴清海, 黄麟杰, 等. 青藤碱制剂联合西药治疗膝骨关节炎疗效及安全性的 Meta 分析 [J]. 中国处方药, 2021, 19（10）: 8–11.

[6]　谭河鹏, 董建东, 徐国健, 等. 通痹逐瘀方熏洗结合康复训练治疗膝骨关节炎 77 例 [J]. 浙江中医杂志, 2021, 56（10）: 738–739.

[7]　盛扬, 彭涛, 刘志霞, 等. 股四头肌训练联合复方倍他米松关节腔注射对膝骨关节炎治疗影响 [J]. 按摩与康复医学, 2015, 6（16）: 40–42.

[8]　陈庭瑞, 杨东辉, 陈超. 中药熏洗联合玻璃酸钠注射液治疗膝骨关节炎临床研究 [J]. 新中医, 2021, 53（21）: 121–124.

[9]　徐国敏. 祛痹方内服联合散寒镇痛方穴位贴敷治疗膝骨关节炎寒湿阻络证的临床疗效 [J]. 临床合理用药杂志, 2021, 14（33）: 139–141.

[10]　张华, 赵文静, 梅霞, 等. 加巴喷丁联合玻璃酸钠治疗膝骨关节炎的临床研究 [J]. 现代药物与临床, 2021, 36（11）: 2332–2336.

[11]　李飞跃, 奚小冰, 罗仕华, 等. 名老中医李国衡教授治疗退行性膝骨关节炎的用药特色 [J]. 中西医结合学报, 2003, 1（4）: 295–318.

[12]　郑建华, 阎昱. 白芍木瓜汤的临床应用 [J]. 山西中医, 1996, 12（2）: 42–43.

[13]　王文明. 骨关节炎食疗方 [J]. 药膳食疗, 2005, 3: 12.

[14]　中华医学会骨科学分会. 骨关节炎诊治指南（2007 年版）[J]. 中华骨科杂志, 2007, 27（10）: 793–796.

[15]　Nelson A E, Allen K D, Golightly Y M, et al. A systematic review ofrecommendations and guidelines for the management of osteoarthritis: The chronic osteoarthritis management initiative of the U.S.bone andjoint initiative[J].Semin Arthritis Rheum, 2014, 43（6）:701–712.

（吴　佳）

第17章 膝骨关节炎的外科手术治疗原则

KOA 的外科手术治疗包括重建性和修复性两类。修复性手术有关节镜下清理术、截骨术等。关节镜下清理术可取出游离体、修补破损的半月板、去除增生的滑膜，缓解关节交锁、髌骨轨迹不良的症状。截骨术则可纠正膝关节失稳的力线，使应力重新正确分布，能有限改善患者负重疼痛。此类手术主要针对较为年轻的 KOA 患者，其适应证明确，为非手术治疗所不具备，可延缓关节置换术的时间，避免较为年轻患者过早使用假体关节。

膝关节置换术是 KOA 治疗的"最后防线"，针对晚期、非手术治疗无效的 KOA 患者，它能有效缓解疼痛、恢复站立行走功能。根据病情差异，可选择全膝置换、单髁置换或髌股关节置换。最终是否选择膝关节置换术取决于患者本人，医生的判断和影像学检查结果不能取代患者自身对病情严重与否的评估，因患者对功能恢复的不同要求，临床存在是否选择手术和病情程度并非一致的情况，如晚期 KOA 患者因日常运动需求少而放弃膝关节置换术，仅采取非手术治疗。膝关节置换术需注意创伤大、存在感染风险、后期需配合康复治疗、恢复周期较长的问题。全膝关节置换术临床运用时间长，技术成熟，疗效已被认可。单髁置换早期受技术限制而疗效欠佳，目前经假体的完善、微创手术技术的提高，正在不断地优化，因其创伤小、出血少、恢复周期短，近期疗效可能优于全膝置换。置换术采用的假体使用年限在 15 年左右，此后可能需要行翻修手术，选择膝关节置换术的时机需考虑患者寿命超过假体使用年限的情况，这意味着多次手术的可能，且随着患者年龄的增加，手术的风险也提高了，所以患者是否选择手术需谨慎考虑。

一、关节软骨修复术

采用组织工程及外科手段修复关节表面损伤的透明软骨，主要适用于年轻、活动量大、单处小面积负重区软骨缺损，对退行性 KOA 的老年患者、多处损伤、激素引起坏死等效果较差。关节软骨修复术包括自体骨软骨移植、软骨细胞移植和微骨折术等技术。

二、关节镜下清理术

关节镜兼具诊断和治疗的作用，对伴有机械症状的 KOA 治疗效果较好，如存在游离体、半月板撕裂移位、髌骨轨迹不良、滑膜病变、软骨面不适合等，通过关节镜下清理术摘除游离体、清理半月板碎片及增生的滑膜等，能减轻部分早、中期 KOA 患者症状，但有研究认为其远期疗效与保守治疗相当。对伴有机械症状但关节间隙狭窄较明显的患者，关节镜手术的益处可能有限。

三、截 骨 术

截骨术多用于 KOA，能最大限度地保留关节，通过改变力线来改变关节面的接触面。该方法适合青中年活动量大、力线不佳的单间室病变，膝关节屈曲超过 90°、无固定屈曲挛缩畸形、无关节不稳及半脱位、无下肢动静脉严重病变的患者。膝关节截骨术包括：

1. 胫骨近端截骨术

胫骨近端截骨术多用于合并胫股关节内翻较轻，胫骨平台塌陷 < 0.5 cm，髌股关节基本正常的患者，截骨后易愈合，患者术后主观和客观临床结果评分均明显改善。

2. 股骨远端截骨术

股骨远端截骨术主要用于矫正膝外翻畸形合并膝关节外侧间室 KOA 的患者。适用于胫股外翻较轻，关节线倾斜不重，胫骨外侧平台塌陷 < 0.5 cm 患者的治疗。

3. 腓骨近端截骨术

腓骨近端截骨术是近年来兴起的技术，术后近期能缓解膝关节疼痛，适用于内翻角 < 100° 的内侧间室退行性 KOA 患者，短期随访示膝关节功能评

分（KSS）、VAS 等评分均有大幅改善，远期疗效有待高级别的循证医学证据支持。选择开放截骨与闭合截骨要根据肢体长度、韧带肌腱止点是否受干扰、骨折是否愈合等因素进行个体化选择。

四、关节融合术

实施关节融合术后会造成关节功能障碍，现已不作为大关节 KOA 的常规治疗手段。但对于严重的慢性踝关节、指或趾间关节 KOA 且非手术治疗无效者，融合术成功率高。

五、人工关节置换术

人工关节置换术是终末期 KOA 成熟且有效的治疗方法，应用日益广泛。人工关节置换术有以下几种。

1. 全膝关节置换术

全膝关节置换术适用于严重的膝关节多间室 KOA，尤其是当伴有各种畸形时，其远期疗效确切。全膝关节置换术后 15 年假体生存率为 88% ~ 89%。

2. 单髁置换术

单髁置换术适用于力线改变 5° ~ 10°、韧带完整、屈曲挛缩不超过 15° 的单间室 KOA 患者。单髁置换术后 15 年假体生存率为 68% ~ 71%。全膝关节置换术与单髁置换术后 KOS–ADLS、HAAS 评分等的短期随访结果相似，且均较截骨术有更好的运动和生存率优势。

3. 髌股关节置换术

髌股关节置换术主要适用于单纯髌股关节 KOA 患者。

参考文献

[1] Sadr K N, Pulido P A, McCauley J C, et al.Osteochondral Allograft Transplantation in Patients With Osteochondritis Dissecans of the Knee[J].Am J Sports Med, 2016, 44（11）: 2870–2875.

[2] Erdle B, Herrmann S, Porichis S, et al.Sporting Activity Is Re– duced 11 Years After First –Generation Autologous Chondrocyte Implantation in the Knee Joint[J].Am J Sports Med, 2017, 45（12）: 2762–2773.

[3] 王庆, 黄华扬, 张涛, 等 . 基质诱导自体软骨细胞移植修复膝关节软骨损伤的早期疗效 [J]. 中华骨科杂志, 2016, 36（1）:28–34.

[4] 李梦远, 马元琛, 陈宏, 等 . 自体软骨细胞结合 I 型胶原蛋白支 架治疗膝关节软骨缺损的近期疗效 [J]. 中华骨科杂志, 2015, 35（9）: 906–913.

[5] Li M Y, Ma Y C, Chen H, et al.Clinical research of 3–dimensional scaffold of type I collagen based autologous chondrocyte implan–tation for knee articular cartilage defect[J].Chin J Orthop, 2015, 35（9）: 391.

[6] Knutsen G, Drogset J O, Engebretsen L, et al.A Randomized Mul– ticenter Trial Comparing Autologous Chondrocyte Implantation with Microfracture: Long –Term Follow –up at 14 to 15 Years[J]. J Bone Joint Surg Am, 2016, 98（16）: 1332–1339.

[7] Sihvonen R, Englund M, Turkiewicz A, et al.Mechanical symp–toms as an indication for knee arthroscopy in patients with degen–erative meniscus tear: a prospective cohort study[J]. Osteoarthritis Cartilage, 2016, 24（8）: 1367–1375.

[8] Moseley J B, O'Malley K, Petersen N J, et al.A controlled trial of arthroscopic surgery for osteoarthritis of the knee[J].N Engl J Med, 2002, 347（2）: 81–88.

[9] Howell S M.The role of arthroscopy in treating osteoarthritis of the knee in the older patient[J]. Orthopedics, 2010, 33（9）: 652.

[10] Poignard A, Flouzat L C H, Amzallag J, et al.Revisiting high tibial osteotomy: fifty years of experience with the opening–wedge tech– nique[J].J Bone Joint Surg Am, 2010, 92 Suppl 2: 187–195.

[11] Coventry M B, Ilstrup D M, Wallrichs S L.Proximal tibial osteoto– my.A critical long – term study of eighty – seven cases[J].J Bone Joint Surg Am, 1993, 75（2）: 196–201.

[12] Laprade R F, Spiridonov S I, Nystrom L M, et al.Prospective out– comes of young and middle-aged adults with medial compartment osteoarthritis treated with a proximal tibial opening wedge osteotomy[J].Arthroscopy, 2012, 28（3）: 354–364.

[13] Yang Z Y, Chen W, Li C X, et al. Medial Compartment Decompres– sion by Fibular Osteotomy to Treat Medial Compartment Knee Os–teoarthritis: A Pilot Study[J]. Orthopedics, 2015, 38(12): 1110–1114.

[14] Duivenvoorden T, Brouwer R W, Baan A, et al.Comparison of closing–wedge and opening–wedge high tibial osteotomy for medial compartment osteoarthritis of the knee: a randomized con–trolled trial with a six–year follow–up[J].J Bone Joint Surg Am, 2014, 96（17）: 1425–1432.

[15] Portner O.High tibial valgus osteotomy: closing, opening or com–bined? Patellar height as a determining factor[J].Clin Orthop Relat Res, 2014, 472（11）: 3432–3440.

（沙　湖）

第**18**章 膝骨关节炎的微创手术治疗

第一节 概 述

KOA 的微创手术治疗主要指使用各种关节镜专用器械，利用关节镜技术"微创"地对 KOA 患者关节内或关节周围的多种病变进行治疗。我们需要明确的是关节镜只能作为一种治疗手段，所有的治疗都必须要在 KOA 治疗的总原则下进行。

第二节 软骨缺损

对于退行性 KOA 发展过程中出现的软骨磨损、软骨脱落可施行钻孔减压术、微骨折术，大面积缺损还可行软骨移植术。至于选择钻孔减压、微骨折术还是软骨移植术，具体方案取决于病变大小及患者自身诉求等诸多的因素。对软骨缺损面积小于 2 cm^2，且患者对膝关节功能要求不高的关节软骨损伤，可采取关节软骨修复术，包括微骨折术、Pridie 钻孔术、软骨成形术等。对软骨缺损面积较大者可选择自体软骨细胞移植术、骨软骨移植术等。临床上我们常采用的是关节镜下关节钻孔术和关节镜下微骨折术。

一、关节镜下关节钻孔术

关节镜下关节钻孔术一般是在常规关节镜检、刨削炎性滑膜、关节清理后，对骨软骨裸露区的硬化骨和不平整区域搔刮新鲜化，然后使用 2.0 mm 克氏针在裸露区按每平方厘米 3 ~ 4 孔的密度钻孔，钻孔深度以可见出血为宜。

二、关节镜下微骨折术

关节镜下微骨折术是在完成对膝内其他病变的处理后，对裸露的硬化骨面进行均匀的打磨，待其新鲜化后，选用不同角度微骨折锥（锥尖以上 3 mm 处直径 < 2 mm）在已打磨好的骨面上均匀打孔，每平方厘米 3 ~ 4 个，深度以骨质出血为有效深度。（图 18-2-1）

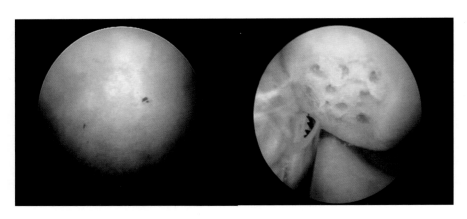

图 18-2-1 软骨损伤微骨折术（关节软骨剥脱，软骨下骨外露）

对软骨缺损区域的软骨下骨钻孔或凿洞造成细微骨折，从而刺激骨髓内细胞分化，形成纤维软骨覆盖软骨缺损区。但是这样获得的是纤维软骨，而不是正常关节软骨所特有的透明软骨，与透明软骨相比，纤维软骨的耐磨性、抗张力均较差，但比软骨缺损、软骨下骨外露要好得多。术后根据病灶位置指导患者活动，如为伸直负重区，则需避免负重 1 ~ 2 个月，下地扶拐杖，加强肌力训练，维持关节活动度。

第三节　膝关节游离体

在 KOA 发展过程中，可能出现膝关节内骨软骨游离体形成。其主要来源于剥脱性骨软骨炎、滑膜骨软骨瘤病、骨赘、关节面骨折、半月板损伤等。临床表现主要为：活动时突然出现膝关节剧痛，有时患者可因此跌倒，膝关节可突然锁住，不能伸展和屈曲。患者常能在髌周扪及可移动"包块"，犹如老鼠在关节腔内窜来窜去，别称"关节鼠"。它们可使关节出现机械性内紊乱，导致关节反复交锁、疼痛，影响关节功能。关节镜手术则是关节内游离体取出的最佳选择。

术前需对游离体的来源和位置做出判断。我们常常将前交叉韧带胫骨止点撕脱骨折误认为是髁间前窝游离体，或将半月板根部止点撕脱骨折误认为是游离体。所以术前应结合患者病史、症状、体征以及影像学检查判断游离体来源，而采用不同治疗方案。术前还可以根据影像学资料对游离体在关节腔内所处的位置做出判断，但部分患者在手术时由于灌注水流、重力作用等因素的影响，游离体位置与手术前相比可能会发生变化，手术时应注意。在手术中我们可能发现后间室游离体被滑膜组织包裹，或存在于腘窝囊肿、腘肌肌腱裂隙等隐窝内，并不会导致临床交锁等症状，认识到这一点对于患者病情判断及手术中操作均有重要意义。

游离体的术中定位是手术顺利进行的关键，我们采用 70° 关节镜，多入路、多角度系统全面地对膝关节髌上囊、内外侧间沟、髁间前后窝、腘肌肌腱管，包括半月板胫骨面进行搜寻，尽量取出关节内游离体，解除关节内机械性内紊乱，缓解由关节交锁引起的症状。但切记要告知患者，手术不能减缓 KOA 进程。（图 18-1-2）

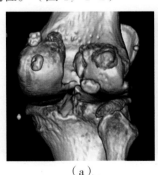
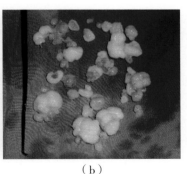

（a）　　　　　　　　　　　（b）

图 18-1-2　三维 CT 显示关节内多发游离体及取出物

注：（a）三维 CT 显示关节内多发游离体；（b）患者关节内取出的游离体。

第四节　半月板撕裂

在关节退变过程中，半月板同样会出现变性或撕裂。中老年患者半月板损伤的特点是大部分患者没有明显外伤史。损伤最常见的是内侧半月板后角或者是外侧半月板前角，损伤通常在退变的基础上形成。临床上大部分的KOA患者都会合并半月板的损伤，但是不是都需要手术呢？我们的经验是：轻、中度KOA患者合并明显内外侧半月板撕裂，比如瓣状撕裂、桶柄样撕裂等，临床表现为患者关节在屈伸活动时会有明显的弹响伴有疼痛，或出现半月板撕裂引起的屈伸活动受限，开步痛、下楼梯痛、下蹲痛、打软腿等关节机械性内紊乱表现，则作为关节镜手术的适应证。如为重度KOA，虽然合并半月板撕裂，但没有关节机械性内紊乱表现的患者，关节镜手术的疗效则较差。

手术处理这类以退变为主的半月板撕裂时，常常采取的是成形术。切除撕裂游离部分半月板时去除异常的半月板碎片，使半月板游离缘形状保持渐进性改变，避免"突兀"，尽量保留半月板边缘，对切除的范围尽量做到"保守"，并在术中多使用探针探查。

较多的研究表明KOA伴有半月板损伤时，两者可有相互加重的作用。部分KOA合并半月板撕裂患者保守治疗难以缓解膝关节症状，关节镜下行半月板手术，可明显减轻关节症状，提高生活质量，减缓KOA的疾病进程。

第五节　交叉韧带损伤

交叉韧带损伤导致关节失稳，关节应力变化进而继发出现创伤性KOA，或KOA患者不幸遭受外伤，造成膝关节交叉韧带断裂，我们则需详细评估是韧带断裂引起关节失稳更为明显还是KOA引起的症状、体征更为明显。我们的原则是：如KOA症状及影像学表现轻微，主要临床表现为关节失稳，对生活运动要求较高的患者建议行韧带修复重建术，以恢复关节稳定性。如合并明显内、外翻畸形，则考虑同期行截骨矫形术。如关节失稳在日常生活中表现不明显，而是以KOA引起关节疼痛为主要症状的患者，临床表现为膝关节行走痛、休息痛，关节间隙狭窄，关节畸形、屈伸活动度受限等，则不考虑行交叉韧带修复重建术。

KOA 患者行交叉韧带修复重建术时的注意事项：

（1）KOA 患者常常伴有髁间窝狭窄，导致重建韧带与骨性组织的撞击而引起失效。我们的经验是在行韧带修复重建时将髁间窝充分清理成形，同时在韧带植入完毕后，在关节镜监视下反复屈伸膝，观察有无异常撞击、压迫。

（2）患者关节骨质的增生在镜下容易引起视觉上的误判，造成韧带错误放置。我们的经验是在术中采取定点透视法，以影像学检查作为辅助参考，减少错误机会，或在股骨端采用过顶技术。

（3）注意旋转失稳判断，比如后交叉韧带断裂合并的后外侧旋转失稳，前交叉韧带断裂引起的前外侧或者前内侧旋转失稳。旋转失稳的患者则需在交叉韧带重建修复的同时，做后外侧复合体修复重建、前外侧结构或内侧副韧带的修复或加强重建，进一步控制旋转失稳。

第六节　滑膜或其他组织病变

KOA 患者关节内出现占位病变，比如滑膜结节、腱鞘巨细胞瘤，或关节内组织病变，比如局灶性或弥漫性色素沉着绒毛结节性滑膜炎、韧带半月板或其他组织区囊肿形成，关节镜技术则可在微创基础上对占位组织或病变组织进行切除或取组织行病理检查。该手术的优势是处理关节内病变创伤小、恢复快，缺点是对于关节腔以外组织的治疗有一定局限性。根据术中取出组织的病理检查结果，必要时征求肿瘤科意见，判断是否需进一步治疗。（图18-1-3）

关节镜手术的要点在于：

（1）关节镜手术对关节腔内局灶性病变切除较为有效，如为弥漫性病变，或病变累及关节外组织，则考虑镜下切开联合手术，以期取得更好疗效。

（2）镜下对病变组织范围的判断尤为重要。因为关节镜视野的局限性，术者可能会对病变组织切除不彻底，因此需要在术前仔细阅片，划定大致病变组织的范围，术中切除时，应在各方向寻找切除"到位"的标志，中病即止。

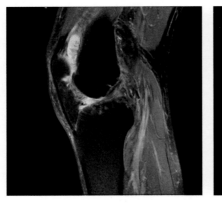
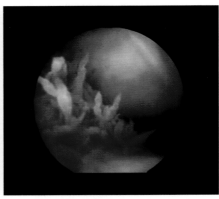

（a）   （b）

图 18-1-3　弥漫性色素沉着绒毛结节性滑膜炎 MRI 显示及镜下所见

参考文献

[1]　Canale S T, Beaty J H. 坎贝尔骨科手术学 [M]. 北京：人民军医出版社，2011.

[2]　李强,高志,程松苗,等.膝关节游离体关节镜手术取出策略 [J].实用医院临床杂志,2013,10（5）：213-215.

[3]　王达文,蔡谱,刘玉杰,等.关节镜下膝关节骨性关节炎伴半月板损伤分析 [J].中华医学杂志,2005, 85（34）：2425-2427.

（胡 勇　程松苗　蒋 旭）

第**19**章 膝骨关节炎的截骨矫形

第一节 自体骨软骨移植在膝关节软骨
修复中的应用

一、概　　念

自体骨软骨移植指取正常的骨软骨后将其移植于软骨缺损部位。在膝关节这一部位通常是指取膝关节正常区域的非负重区的骨软骨后，将其移植于股骨髁损伤区域中负重区的软骨缺损部位。

二、治疗原理

膝关节表面的关节软骨属于透明软骨，主要由软骨基质与软骨细胞组成。膝关节软骨内不含淋巴、神经及血管，由于此种解剖特点，关节软骨损伤后的再生能力较差。此外随着运动量增加，膝关节软骨常发生局部退行性改变加重，易导致患者出现严重的关节不稳、关节疼痛，对其生活质量造成影响。而传统清理术所诱发形成的一般是纤维软骨，其耐磨力差，不能达到膝关节透明软骨的机械性及生物力学要求，疗效往往欠佳。自体软骨细胞植入术所诱发形成的修复组织与透明软骨相接近，目前在治疗膝关节软骨损伤中取得了令人满意的疗效。该项手术能够在关节镜及有限的切口下完成，手术操作较为简便，并且组织相容性好，感染风险较低，多不存在移植物发生免疫排斥反应及存活困难的问题。此外，该项手术术者一般在非负重区取骨，能够有效减轻患者的不适感。

三、适 应 证

自体软骨移植的实施需要结合以下多方面因素综合而定。

（一）损伤面积

目前世界范围内关于软骨损伤的技术相对成熟，但是对于Ⅳ级关节软骨损伤范围大小及是否需要手术治疗目前尚无治疗指南。曾有学者在兔动物实验中报道，膝关节软骨的缺损直径如果达到 5 mm，就失去了自身修复的能力，而人体膝关节的组织愈合能力远远小于兔膝关节，因此人膝关节的Ⅳ级关节软骨缺损直径如果超过 4 mm，再加上症状和体征与软骨损伤部位所在的位置明确有关，应进行软骨修复手术。笔者在临床中观察到，在软骨损伤范围超过 4 mm 甚至达到 10 mm 的患者中进行的软骨修复取得了满意效果，因此关于软骨损伤范围大小与手术关节之间的关系尚值得进一步研究。不过要注意到不同的修复方法所适应的最佳软骨缺损面积是不同的，比如临床常用的微骨折术修复的软骨缺损直径以不超过 2 cm 为最佳，但自体骨软骨移植和异体骨软骨移植技术就适合大面积软骨缺损的修复。

（二）损伤原因

临床上软骨修复效果与损伤的原因有重要关系，损伤的原因可起到部分决定性作用。手术中常见的剥脱性骨软骨炎修复方法比普通软骨全层损伤修复方法更困难，手术预后更差。大多数学者认为磨损和退变性的软骨损伤的治疗效果与创伤性软骨损伤的修复效果相比要欠佳，这是由于外伤病史短，愈合能力强，退行并损伤呈渐进性改变，愈合能力较差。

（三）患者年龄

目前对于软骨损伤治疗的年龄选择尚无明确指南性认识形成，大多数学者认为越年轻的患者的软骨损伤后修复效果越好。研究发现 40 岁以下患者进行软骨修复取得的效果较佳。

（四）胫股关节稳定性

上文提及国外有学者在研究中指出合并前交叉韧带断裂的患者及合并胫股关节不稳的患者，膝关节软骨的Ⅳ级软骨损伤的发生率较高，且多合并多部位软骨损伤。对于此类患者须先恢复膝关节稳定性，否则会因为膝关节的不稳而使软骨修复的效果受到明显影响。

（五）髌股关节紊乱

合并此类损伤的患者，应该先进行髌股关节紊乱矫正术，再进行髌股关节软骨损伤的修复，这样能避免软骨修复后原来的软骨损伤区的受力大大减少，从而达到软骨修复的效果。

（六）下肢力线异常

研究表明膝关节软骨的损伤与下肢力线的异常互为因果关系。对于部分可行手术治疗的膝内翻或外翻畸形的患者的软骨损伤修复需同时进行下肢力线的矫正术才能使得软骨修复的效果得到保障。

（七）膝关节滑膜病变

术前需明确膝关节滑膜的病变或严重的膝关节骨性关节炎所伴随的典型的膝关节滑膜炎，以及对软骨同样有明显破坏作用的色素沉着绒毛结节性滑膜炎、痛风性关节炎等对关节软骨修复的影响，在治疗原发病的同时尽量不进行软骨修复手术。

（八）其他

其他膝骨关节手术及膝关节软骨修复往往都有相同的手术禁忌证，这点需同时考虑。

四、总　　结

自体骨软骨移植适用于年龄 < 50 岁，最好 < 40 岁的患者，局灶性且损伤范围较小的负重区的软骨损伤。普遍认为该技术适用于软骨缺损面积小于 3 cm^2 的病例。但有权威杂志的 Meta 分析结果表明该项技术的最佳适用软骨缺损范围为缺损面积 ≤ 2 cm^2，软骨损伤 Outerbridge 分级为 Ⅲ ~ Ⅳ 级。软骨缺损部位多见于股骨内髁负重区，其次为股骨外髁负重区。

五、临床疗效

自体骨软骨移植可以一期重建光滑关节面和软骨下骨支撑，具有较好的修复效果。Laprell 等报道了 35 例自体骨软骨移植病例，其中 29 例得以随访，12 例（约 41%）恢复正常，仅 2 例（约 7%）由于伴有膝内外翻畸形而疗效不满意，无术后严重病例，大部分患者提高了其膝关节的活动功能。

Marcacci 等对膝关节软骨缺损面积＜ 2.5 cm²，平均年龄为 29.3 岁的 30 例患者进行了自体骨软骨移植手术并随访 7 年，结果发现 76% 的患者获得了良好的治疗效果。Filardo 等对年龄（30.2±15.3）岁并已行自体骨软骨移植术的 15 例患者进行（17.5±3.5）年的随访研究发现，11 例（73%）患者末次随访时患侧膝关节 IKDC 评分及 Lysholm 评分较术前显著增加。自体骨软骨移植临床疗效较好可能与以下因素有关：

（1）自体骨软骨移植可最大限度模拟膝关节受损部位原有的生理曲度，并较大限度恢复膝关节软骨的负重力线，降低对周围正常软骨的进一步磨损，使得膝关节功能得以恢复并能长期维持。

（2）不需要任何外源性内植物或生物性材料就可以使关节软骨的缺损区获得在组织学性质上和原来关节软骨一致的透明软骨，并且在临床观察中可得知移植后的移植物多可获得临床 I 期骨性愈合，患者实施此手术后恢复较快；组织创伤小，镜下操作简单、精确清晰，术中几乎完全能以解剖复位的形式将移植的骨软骨移植体镶嵌于缺损区，移植效果确切、牢固，移植后骨与骨界面之间能够达到完全性无间隙接触，自体骨软骨移植的软骨缘能够紧密连接周围的关节软骨。自体骨软骨移植免疫排斥性低，故术后可降低关节软骨炎症的发生率，减轻膝关节的疼痛。

（3）中青年患者恢复能力较年龄大的患者强，移植的骨软骨更容易和周围软骨相融合使得缺损恢复较快且效果显著。

局限：由于自体骨软骨来源于膝关节的非负重区，供体有限，故此种方法并不能用于面积较大的膝关节软骨缺损修复。

总的来说，采用自体骨软骨移植术治疗膝关节软骨缺损后，膝关节功能恢复较好、较快而且所需愈合时间较少，是一种安全而短期即见效的临床治疗方法。

第二节　自体骨软骨细胞移植在膝关节软骨修复中的应用

一、概　　念

自体骨软骨细胞移植（ACI）是指应用细胞组织工程技术，将取自关节非负重区的自体骨软骨进行体外分离培养，并将培养的软骨细胞回植于缺损区进行局部软骨缺损修复的技术。

二、治疗原理

1997 年，美国食品药品监督管理局（FDA）批准自体骨软骨细胞可作为一种生物制剂进行体外培养，标志着 ACI 技术的成熟。ACI 技术开展以来，经历了 3 次更新换代。目前，在欧美国家已施行 10 余万例自体骨软骨细胞移植术，随访效果显示其疗效稳定。

发展历史：1987 年，瑞典医生 Peterson 采用 ACI 技术治疗关节软骨缺损，Brittberg 等于 1994 年报道 ACI 技术治疗 23 例膝关节软骨缺损患者：取非负重区软骨分离出的软骨细胞并将其进行体外扩增培养，然后将细胞悬液注射至缺损处以自体骨膜覆盖并严密缝合。第一代 ACI 技术也称 P-ACI 技术，相对复杂，步骤较多，需要获取患者骨膜，处理软骨细胞溶液，通过制作一层膜来解决软骨细胞移植后的脱落问题等，而且软骨细胞在移植区域分布不均匀，同时取骨膜会造成供区损伤，而覆盖的骨膜有过度增生肥大倾向，术后 20% ~ 50% 的患者需再次行关节镜下软骨成形术，移植后的骨膜片可生成透明样软骨组织，但其生物力学性能、耐磨持久性不佳，易退变。骨膜供体的选择、缝合以及缺损位置、深度都对移植后的骨膜能否顺利生成软骨组织有一定影响，整个手术过程操作非常复杂，对外科医生手术技巧要求过高，从而阻碍了该技术的推广。有些患者的自体骨膜过于薄或者脆弱，容易破裂，影响手术效果。因此利用可吸收 I / III 型胶原膜代替骨膜覆盖软骨细胞的第二代 ACI 技术应运而生，称为 C-ACI 技术。在一项 P-AACI 和 C-ACI 临床应用的对比研究中，C-ACI 组术后 74% 的患者效果良好，而 P-ACI 组术后达到同样效果的患者为 63%，且 36% 的患者再次接受了手术以切除增生的骨膜，而 C-ACI 组则无再次手术的病例。C-ACI 技术虽然可以减少供区的并发症，但存在缝合覆盖创面操作复杂，软骨细胞流失，注入的软骨细胞悬液固定困难、分布不均匀等问题，无法保证软骨三维填充构建。为弥补上述缺陷，出现了第三代 ACI 技术，以生物材料为软骨种子细胞载体是其主要特点，其中以基质诱导的自体软骨细胞移植术（M-ACI）为代表，大概步骤是进行软骨缺损区清创后，将载有软骨种子细胞的生物可降解三维材料支架修整成匹配缺损区的大小和形状，覆盖创面并使用纤维胶固定。不需要进行骨膜片和胶原膜的缝合固定，作为移植载体的材料最常见的是含有立体植入的软骨种子细胞的Ⅰ／Ⅲ型双层胶原膜和透明质酸支架。M-ACI技术操作方便，手术时间短，只需很小的切口便可以完成移植；移植物使用纤维胶粘合，无须进行缝合固定，因为软骨细胞是预先种植在生物支架上的，不必担心术后细胞流失的问题。

三、适 应 证

（1）软骨缺损程度为 Outerbridge 分级Ⅲ、Ⅳ级。

（2）创伤面对侧关节面 Outerbridge 分级 ≤ Ⅱ级。

（3）下肢力线正常（内翻或外翻 < 5°，如偏离 > 5° 则应矫正），关节活动度正常。

（4）BMI ≤ 30 kg/m^2。

四、临床疗效

自1994年瑞典医生Brittberg首次报告使用ACI治疗膝关节软骨缺损以来，该技术在全球范围内得到了广泛应用。目前，不同国家、地区的多位学者均有对 ACI 案例的相关报道，随访结果显示该技术疗效稳定。ACI 技术治疗膝关节软骨缺损，可有效缓解患者膝关节疼痛，减轻膝关节肿胀，改善膝关节功能。相较于自体骨软骨移植受限于取骨区供体有限，其在缺损面积 ≥ 2 cm^2 的软骨缺损中应用更加广泛，且可用于 ACI 治疗失败后的患者作为补救措施。ACI 作为一项较新的技术，在临床应用的初步阶段就已经取得了令人鼓舞的效果，已经普遍被认为是一项修复关节软骨缺损安全、可靠、有效的治疗手段。

第三节 微骨折术在膝关节软骨修复中的应用

一、概 念

微骨折术（MF）是一种基于软骨损伤的自主修复反应骨髓刺激技术。操作方法是对关节软骨缺损区裸露的软骨下骨进行钻孔，造成髓腔内小血管破裂，血液在软骨缺损表面形成一层纤维凝块，骨髓内未分化的间充质干细胞迁移到血凝块内，并不断增殖、分化为具有软骨细胞形态和特征的细胞。其原理是依靠骨髓间充质干细胞的分化以及软骨下骨的血供来完成对软骨缺损的修复。

二、治疗原理

MF 由 Steadman 等首次提出并应用于临床治疗，取得较好的效果，是软骨下骨钻孔术的改良手术，其钻孔的直径远小于软骨下骨钻孔术。根据损伤位置，MF 选取不同的入路，应用刮除器或环刮器将病变周围不稳定的软骨切除直到获得稳定的软骨边缘；然后切除钙化层并暴露软骨下骨，以确保显露修复区域，使用窄钻进行钻孔，形成直径为 2 ~ 4 mm、深 2 ~ 4 mm 和间隔 3 ~ 4 mm 的孔，孔径一般不超过 4 mm，骨髓和血液从小孔中渗出形成血凝块。这种血凝块中含有的大量干细胞可以分化成软骨细胞，从而达到填充和修复缺损的目的。因此可以为患者提供新的软骨替代物。由于 MF 具有微创、技术简单、并发症少、成本低等优点，在过去的 20 年中，该技术已被公认为膝关节软骨修复的一线治疗手段，并在临床实践中得到广泛应用。

三、适 应 证

（一）软骨损伤程度

MF 主要适用于软骨损伤 Outerbridge 分级为 Ⅲ ~ Ⅳ 级，少部分文献报道可用于 Outerbridge Ⅱ 级，不适用于 Outerbridge Ⅰ 级。

（二）软骨缺损面积

通常认为 MF 对软骨缺损面积 < 4 cm² 的软骨损伤治疗效果较好，对软骨缺损面积 < 2 cm² 的软骨损伤治疗效果最好。因为研究表明由于纤维软骨的机械质量差，不能恢复正常的透明软骨，MF 后的长期结果是可变的。虽然也有研究报道了较大的病变（ > 4 cm² ）在 MF 术后获得了改善，然而，这种改善并不像在较小的病变（ < 4 cm² ）中所看到的那样容易得到维持。研究发现 MF 是治疗运动相关性膝关节软骨缺损的有效方法，且患者年龄越小、病变越小，术后其关节活动度、症状改善程度越好，在运动员中，损伤越小（ < 2 cm² ）预测重返赛场的概率越大。

（三）年龄

年龄小于 50 岁的患者疗效较好，40 岁以下患者疗效最佳。MF 主要适用于年轻人群，尤其是年轻运动员。有研究显示该术式可使 75% 的患者（ 年轻人群 ）

疼痛缓解并恢复功能。但也有学者质疑这一方法的有效性，因为年轻患者自我修复能力强，软骨一旦受损，可通过骨髓间充质干细胞进行有效修复，而对于自主修复反应弱的人群如老年 KOA 患者，该术式在理论上没有优势。

（四）体重

BMI < 35 kg/ m^2，最低要求是患侧膝部术后免负重时健膝需能负担体重。

四、禁 忌 证

（1）膝内翻或膝外翻畸形严重。

（2）免疫系统疾病引起的关节软骨损伤。

（3）KOA 严重，关节内大面积软骨丢失。

五、临床疗效

MF 可有效改善膝关节软骨损伤患者的症状，减轻疼痛，恢复更好的活动度，有助于回归社会。患者年龄越小，病变越小，术后其关节活动度、症状改善程度越好。

第四节　富血小板血浆技术在膝关节软骨修复中的应用

一、概　　念

PRP 是新鲜全血离心后的自体产物，含有许多促进组织修复的生长因子，如血小板衍生生长因子（PDGF）、TGF-β_1 和血管内皮生长因子（VEGF）。对年轻及影像学分级较低（K–L 分级 Ⅱ ~ Ⅲ级）的 KOA 患者能发挥缓解疼痛、提升功能及改善生活质量的作用。

二、治疗原理

（一）研究热点

PRP 可释放多种活性物质，包括多种细胞因子、趋化因子、生长因子，众多研究者发现 PRP 释放的生长因子等活性物质具有促进细胞增殖、胶原合成及炎性趋化作用，而且 PRP 具有制作简便、使用方便、低成本等优点，现已成为 KOA 治疗的新热点。研究表明，与传统的关节腔内注射药物和口服 NASIDs 相比，关节内注射 PRP 法更能有效地缓解 KOA 患者的膝关节疼痛以及改善 KOA 患者的膝关节功能。

（二）PRP 生物学特性和作用机制研究

与正常血液相比，PRP 所含的生长因子浓度高 3 ~ 5 倍。关于 PRP 制备工作的第一次报道是在 20 世纪 50 年代。首先从患者体内提取静脉血液，然后将 PRP 从中分离出来，最后将自体的 PRP 注入受损的关节中。PRP 注入关节腔后会释放多种生长因子，主要包括 TGF-β、PDGF、VEGF、肝细胞生长因子（HGF）、表皮生长因子（EGF）、成纤维细胞生长因子（FGF）和胰岛素样生长因子（IGF）等。多项研究表明这些生长因子可参与到软骨修复的过程中，如 TGF-β 可促进软骨细胞外基质蛋白多糖和 II 型胶原的生成，同时抑制软骨细胞的分解和代谢；PDGF 可调节胶原、蛋白多糖的分泌和合成，促进软骨细胞的增殖；VEGF 可调节血管的生成，促进慢性损伤修复和软骨内成骨；HGF 可以通过激活 B 细胞的核转录因子 -κB（NF-κB）和 IL-1 抑制软骨细胞的炎症反应；EGF 可通过与受体结合导致受体二聚体化和酪氨酸残基磷酸化，启动下游信号传导通路，从而发挥促进损伤软骨修复的功能；FGF 是一种分泌型的信号蛋白，在细胞增殖、分化和伤口愈合中起着重要作用；IGF 是一类多功能的细胞因子，可调节蛋白质和糖原的合成与分解，参与细胞增殖、分化及凋亡过程，通过丝裂原活化蛋白激酶 / 胞外信号调节激酶（MAPK/ERK）信号通路促进软骨细胞增殖。PRP 也可以抑制活性氮引起的关节的氧化应激反应。PRP 的上述生物学特性，为其应用于修复受损的关节软骨提供了理论基础。关节软骨的进行性破坏、软骨细胞外基质减少是 KOA 的主要病理改变，因此有效预防软骨细胞外基质的减少是修复关节软骨、延缓 KOA 进展的重点。近年的基础研究证实了 PRP 对于关节软骨具有修复作用。有学者以 PRP 作为介质，在体外人工培养滑液和软骨，结果表明，PRP 不仅刺激了内源性 HA 生成，而且还降低了 MMPs 对软骨的分解代谢作用。有学者将 KOA 患者的软骨细胞在不同浓度的 PRP 培养基和普通培养基中分别进行培养，结果显示与普通培养基中的软骨细胞相比，PRP 培养基中的软骨细胞能明显抑制软骨细胞凋亡，促进软骨细胞外基质 II 型胶原和聚蛋白多糖的生成，此外，在 PRP 浓度越高的培养基，软骨细胞增殖情况越明显。一项采用关节内注射 PRP 治疗兔 KOA 的研究中发现，PRP 能够通过促进软骨基质中 II 型胶原和蛋白多糖合成，抑制软骨组织中 MMP-13 及其 mRNA 表达，防止基质胶原降解等机制，达到延缓 KOA 进展的效果。一项研究将 20 只新西兰大白兔在超声引导下行膝关节内胶原酶注射，建立兔 KOA 模型，4 周后随机分为 PRP 组和生理盐水组，并在超声引导下分别行关节内注射 PRP 和生理盐水，在实验的第 9 周取关节软骨观察软骨总体形态和软骨微形态的变化，结果显示 PRP 组软骨总体形态损伤较小且微形态评分明显低于生理盐水组，这说明 PRP 具有保护软骨的作用。有研究将 48 只新西兰大白兔随机分为正常组、空白对照组、模型组和 PRP 组，观察软骨形态的改变以及各组滑液中 II 型胶原蛋白和 IL-1β 的含量，结果表明 PRP 组的 Wnt／β-catenin 信号通路中 Wnt1 和 β-catenin 的水平显著降低，同时炎症因子 IL-1β 的水平也明显降低，而 GSK-3P 的水平显著增加，以上结果表明 PRP 在减缓关节软骨病理损伤、抑制蛋白多糖与胶原的降解方面具有重要作用。有研究表明 PRP 能够促进骨髓间充质干细胞增殖并向软骨细胞分化，这可能是 PRP 修复软骨缺损的潜在机制。

虽然目前关于 PRP 治疗 KOA 的机制仍不完全明确，但以上研究结果表明 PRP 治疗 KOA 的可能机制主要包括：

（1）PRP 注射进关节腔后能够释放多种生长因子，并参与到软骨修复过程。

（2）PRP 能够通过促进软骨基质中 II 型胶原和蛋白多糖合成，抑制炎症因子的释放，防止基质胶原降解等机制，达到降低关节软骨的分解、延缓 KOA 进展的目的。

（3）PRP 能够刺激骨髓间充质干细胞增殖并向软骨细胞分化，而且 PRP 能够刺激内源性 HA 的生成，并参与到软骨修复过程。以上基础研究结果表明 PRP 能够促进 KOA 损伤的修复，为临床应用 PRP 治疗 KOA 提供了理论依据。

三、适 应 证

影像学检查显示膝关节退行性改变程度进行评估属 K-L 分级中的 I～III 级；治疗前行全血细胞计数、红细胞沉降率、肝肾功能等相关检查，确保患者无传染性疾病，无相关血液疾病，无严重心血管疾病，无感染等可能对研究结果造成感染的基础疾病；近期未口服阿司匹林等影响凝血功能或者影响正常获取 PRP 的药物。

四、禁 忌 证

（一）相对禁忌证

痛风等关节疾病或其并发症波及膝关节，血液病、严重心血管疾病、感染、服用免疫抑制剂、服用抗凝血剂、不符合相关献血标准，治疗前行影像学检查对膝关节退行性改变程度进行评估在 K-L 分级中达Ⅳ级。

（二）绝对禁忌证

处于妊娠期及哺乳期。

五、PRP 制备

由专业护士在操作间外从肘正中静脉抽取患者静脉血 30 ml 后，由特设的传递通道将采集的静脉血送入操作间，操作者将抽血管配重，用 75% 酒精消毒外表面后置入高速离心机，参考 Aghaloo 法进行二次离心。将抽取血液第一次以离心力 275 g 离心 10 分钟后可见血液分为上清血浆层、交界白细胞血小板层及下部的红细胞层。操作者外科洗手、带无菌手套后以 75% 酒精消毒抽血管外表面，然后于超净工作台内用 1ml 注射器配 7 号注射器针头抽取上清、交界层及交界层下少许红细胞，移入无菌离心管；第二次以离心力 870 g 离心 15 分钟，然后操作者再次将离心管外表面及双手以 75% 酒精消毒擦拭后在超净工作台内用 1ml 注射器配 7 号注射器针头去除上层贫血小板血浆后得到 2.2mlPRP。取其中 0.2 ml PRP 用 0.9% 氯化钠注射液稀释至 2 ml 后送检验科急查 PRP 中血小板浓度，根据检查结果配制合适血小板浓度的 PRP。研究表明，不同血小板浓度的 PRP 对 KOA 患者的疗效在一定程度上呈剂量依赖，最适宜的血小板浓度应为（1.5 ～ 1.8）×10^{12}/ L。

六、膝关节注射操作过程

患者取平卧位，患膝垫枕、稍屈曲，放松膝关节，足中立位。局部消毒，选取髌骨外侧缘与上缘的交接点为进针点穿刺，当有突破感或能抽出关节积液时提示注射器针头已进入髌上囊关节腔（关节积液明显者先抽取部分积液，避免关节积液稀释 PRP 而影响治疗结果），注入预先制备好的自体PRP 2 ml，注射后被动屈伸活动患者膝关节 3 ～ 5 次，穿刺点以无菌敷料覆盖包扎，嘱患者自行压迫 5 分钟并休息观察 15 分钟，若无不适即可离开。嘱患者注意注射部位 24 小时避免触水，保持清洁干燥。建议患者治疗后休息 2

天，1周内避免过度负重行走及剧烈活动，且每7天重复一次膝关节注射治疗，持续6周。告知患者治疗后出现膝关节临时的酸胀、疼痛等反应属于正常，但如果出现持续的红肿热痛等情况，须及时返院复诊。

七、临床疗效

PRP治疗可有效缓解患者膝关节疼痛及改善膝关节功能。注射后1个月WOMAC总分提高最明显，之后随治疗时间的延长评分逐渐下降，相较基线水平，治疗后1年WOMAC评分仍有统计学差异。与HA相比，在膝关节疼痛评分方面，HA在早期缓解膝关节疼痛方面要优于PRP，但随治疗时间的延长，PRP在缓解疼痛方面较HA越明显。在膝关节功能方面，PRP在改善膝关节功能方面要优于HA。

不良反应：关节腔内注射PRP治疗KOA的主要不良反应是注射后膝关节肿胀和疼痛，大多在治疗数天后可自行缓解。

第五节　胫骨高位截骨术在膝骨关节炎治疗中的应用

一、概　　念

胫骨高位截骨术（HTO）是通过胫骨近端截骨，把力线从发生炎症和磨损的膝关节内侧间室转移到相对正常的外侧间室，从而达到缓解KOA症状并延长膝关节寿命的一种保膝治疗的手术方式。

二、治疗原理

Jackson于20世纪50年代首次提出将HTO应用于内翻型KOA的治疗。初衷是通过胫骨近端截骨使力线从发生炎症和磨损的膝关节内侧间室转移到相对正常的外侧间室，从而达到缓解KOA症状并延长膝关节寿命的目的。对于正常力线的膝关节来说，其内侧负重多（约60%），而外侧负重少（约40%）。如果胫骨还存在一定程度的内翻畸形，就会显著增加作用在内侧间室软骨上的压强，一旦超过软骨承受的范围，便会引发一系列软骨磨损和炎症的恶性循环，形成内侧KOA。在KOA没有发展到外侧之前，HTO可以通过纠正胫骨内翻畸形，把下肢力线适当转移到正常的外侧间室，从而有效地减少作用于内侧间室的压强，将其恢复到软骨能够承受的正常范围内，可以有效地阻止软骨的磨损，缓解疼痛症状，甚至能使已磨损的软骨和受伤的半月板有条件得以自我修复。临床实践证明，HTO 可以有效地缓解疼痛，维持膝关节功能，甚至恢复某些患者重体力劳动的能力，延长患者膝关节的自然寿命。

HTO 主流的手术方式分为外侧闭合楔形截骨术和内侧开放楔形截骨术。前者历史更久，优点是矫正角度更大，不需要植骨，愈合更快；缺点是可能需要同时行腓骨截骨术或胫腓骨近端关节松解术，腓总神经损伤风险高（3.3%～11.9%），需要进行两次截骨，但每次仅能矫正一个平面（冠状面），易导致下肢短缩，骨储备丢失，增加二期行膝关节置换术的难度。目前应用较少，近 10 年国内文献已罕有报道。内侧开放楔形截骨术也叫开放楔形胫骨高位截骨术（OWHTO），是近年来较流行的手术。其优点是能够通过进行双平面截骨矫正力线，无须腓骨截骨术，腓总神经损伤风险小，无下肢短缩，使用单次截骨，无须分离肌肉，无骨丢失，不影响二次行膝关节置换术，并能在手术中调整力线；缺点是需要骨移植，以及存在延迟愈合或不愈合的风险。在 OWHTO 后，内侧副韧带会变得略紧张。此外，应注意矫正过度时易引发胫骨后倾、髌骨高度和髌股间隙压力的变化等问题。

三、适 应 证

HTO 的最佳适应证是：患者男性＜ 65 岁（女性＜ 60 岁）；膝关节活动度基本正常，屈曲畸形应＜ 10°；胫骨内翻畸形＞ 5°，胫骨近端内侧角（MPTA）＜ 85°，外侧软骨和半月板功能正常。

四、临床疗效

Insall 所著的《膝关节外科学》中讲道，从长期随访来看，如果以转行全膝关节置换术（TKA）作为 HTO 失败的终末点的话，截骨术的失败率并不高，一般在 20% 以下。换句话说，对于一位准备接受 HTO 的患者来说，大概有 80% 的可能性无须再做 TKA 手术进行翻修。HTO 早期被很多医生认为是"争取时间"的手术，只能起到推迟关节置换时间的作用，TKA 才是最终的结局。然而最近的一些文献报告 HTO 的远期疗效可能比想象的要更好一些。

Hernigou 等报道了一组 93 例 HTO 病例，随访 5 年膝关节的生存率为 90%，10 年膝关节的生存率迅速下降到 45%。进一步分析发现，其中 20 例力线矫正满意的患者在术后 11.5 年的随访中，竟无 1 例失败。Hernigou 认为，随着时间的推移，HTO 临床结果受影响的似乎仅限于那些矫正不足或过度矫正的病例。Odenbring 等对 314 例 HTO 病例随访了 10～19 年结果显示，170 例矫正不足的患者当中，54 例接受了翻修；而在 144 例力线矫正满意的患者当中，只有 8 例接受了翻修。Odenbring 认为，如果正确地实行 HTO，膝关节生存时间可与 TKA 的生存时间相媲美。

随着医疗设备、技术的不断发展和新内置物（锁定钢板）的成功应用，OWHTO 加锁定钢板固定这一新的技术组合发展成为一种固定术式，被越来越广泛地应用到临床当中。很多文献证实了它的优越性。

（1）从手术技术上来说，OWHTO 可以更精确地控制下肢力线。在手术工具上，配置了帮助测量下肢力线的金属长杆。在 C 臂透视的帮助下，用金属长杆连接股骨头中心和踝关节中心，然后通过调整开放楔形的大小，精确地调整金属长杆通过胫骨平台的位置，也就是下肢力线的位置，这大大提高了手术的精确性。

（2）锁定钢板（胫骨近端内侧接骨板钢板）在实验室研究和临床应用中，都被证实是非常坚强的内固定物，可为 OWHTO 提供充分的稳定性。OWHTO 属于不全截骨，保留了外侧 1 cm 的骨性合页；又是双平面截骨，分为水平截骨面和上升截骨面。双平面结构更稳定；前方的上升截骨面位于血运丰富的松质骨区，愈合更迅速。外侧骨性合页和前方上升截骨面的迅速愈合，以及内侧坚强的内固定，为 OWHTO 提供了 3 点稳定结构，使患者得以迅速康复。通常患者术后第 2 天患肢就可以开始部分负重，4 周开始逐渐增加负重，6～8 周可以完全负重；即使紧贴钢板最内侧的开放间隙可能要到术后 1 年才会最终愈合，但这并不影响患者的日常负重和运动。

（3）OWHTO 的入路位于胫骨平台近端内侧，从关节线水平至鹅足上缘，这里没有重要的肌肉和血管神经组织，显露小；而外侧截骨合页位于上胫腓关节面的近端，因此 OWHTO 只是单纯的胫骨截骨，无须进行腓骨截骨，避免了腓骨侧神经的损伤以及前、外侧间室发生骨筋膜室综合征的可能，神经血管等严重并发症的发生率也非常低。

参考文献

[1]　Steadman J R, Rodkey W G, Singleton S B, et al.Microfracture technique forfull- thickness chondral defects: technique and clinical results [J].Oper Tech Orthop, 1997, 7（4）: 300–304.

[2]　Peterson L, Minas T, Brittberg M, et al. Treatment of osteochondritis dissecans of the knee with autologous chondrocyte transplantation: results at two to ten years [J].J Bone Joint Surg Am, 2003, 85（Suppl 2）:17–24.

[3]　Marcacci M, Kon E, Delcogliano M, et al. Arthroscopic autologous osteochondral grafting for cartilage defects of the knee: prospective study results at a minimum 7–year follow–up [J].Am J Sports Med, 2007, 35（12）: 2014–2021.

[4]　Pylawka T K, Wimmer M, Cole B J, et al.Impaction affects cell viability in osteochondral tissues during transplantation［J］.J Knee Surg, 2007, 20（2）: 105–110.

[5]　Lubowitz J H.A controlled trial of arthroscopic surgery for osteoarthritis of the knee[J] Arthroscopy, 2002, 18（8）: 950 — 951.

[6]　姜骆永, 陈洁琳, 崔家鸣, 等 . 自体软骨细胞移植技术修复关节软骨损伤研究进展 [J]. 中国运动医学杂志, 2016, 35（8）: 784–788.

[7]　皇甫小桥, 赵金忠, 杨星光 . 关节镜下自体骨软骨移植修复软骨缺损 [J]. 中国修复重建外科杂志, 2008, 22（007）:891–893.

[8]　张继春, 高石军, 陈百成, 等 . 关节镜下自体骨软骨移植修复股骨关节面软骨缺损 [J]. 中华骨科杂志, 2004, 24（3）:158–158.

[9]　Lane J G, Healey R M, Chen A C, et al.Can osteochondral grafting be augmented with microfracture in an extended–size lesion of articulai cartilage?[J]. Am J Sports Med, 2010, 38（7）: 1316–1323.

[10]　Henderson I, Gui J, Lavigne P, et al.Autologous chondrocyte implantation: natural history of postimplantation periosteal hypertrophy and effects of repair–site debridement on outcome [J]. Arthroscopy, 2006, 22: 1318–1324.

[11]　Haddo O, Mahroof S, Higgs D, et al.The use of chondrocyte membrane in autologous chondrocyte implantation [J].Knee, 2004, 11（1）: 51–55.

[12]　Marcacci M,Berruto M,Brocchetta D,et al.Articular cartilage engineering with Hyalograft G 3–year clinical results [J]. Clin Orthop Relat Res, 2005, 435: 96–105.

[13]　Brittberg M, Peterson L, Sjogren–Jansson E, et al. Articular cartilage engineering with autologous chondrocyte transplantation, A review of recent developments[J].J Bone Joint Surg Am,2003,85（3）: 109–115.

（徐　强、刘　颖）

第**20**章 膝骨关节炎的膝关节置换术

第一节 概　　述

人工关节置换术是指采用金属、高分子聚乙烯、陶瓷等材料，根据人体关节的形态、构造及功能制成人工关节假体，通过外科技术植入人体内，代替患病关节功能，达到缓解关节疼痛、恢复关节功能的目的。全膝关节置换术（TKA）目前被公认为可以安全有效地治疗终末期 KOA。

由于新材料的出现、假体设计的改进、外科技术和麻醉方法的发展，人工膝关节置换在更多疾病及更大年龄范围中得到推广应用，而且并发症相对减少。根据 2018 年美国国立卫生院发表的有关人工膝关节发展的共识文件，2018 年美国开展的全髋关节置换（THA）的 TKA 患者超过 170 万例，其中初次膝关节置换占比 54.4%。根据 2000—2014 年美国国家住院病例样本（NIS）及人口普查数据预测，2025 年、2030 年和 2040 年，美国每年接受初次 TKA 数量将分别达到 127.2 万、192.1 万和 341.6 万。根据中国医药数据库数据，2014 年我国开展的人工关节置换手术达到 40 万台，其中 TKA 占 40%。根据唯医骨科网站数据，2018 年我国关节置换术数量为 58.81 万台，其中膝关节置换术有 19.16 万台。

第二节　人工膝关节置换术简要发展史

人工膝关节置换术的早期探索阶段主要为 1860—1950 年。通过修整病变膝关节面，达到改善关节功能的设想最早是在 19 世纪中叶被提出的。当时的治疗方法是切除病损关节面，用生物或人造材料植入关节间隙，进行所谓"隔膜型"的膝关节成形术。继 1860 年法国 Verneuil 首次利用自体筋膜组织施行"隔膜型"膝关节成形术以后，人们还相继尝试了许多其他内置材料，诸如猪膀胱，自体皮肤、肌肉、髌前囊等生物材料以及锦纶、玻璃等合成材料。这些早期探索主要针对由于感染等疾病引起的膝关节强直、畸形的患者，术后初期的效果还可以，但后期常因排斥反应、继发感染或关节再强直而失败。1938—1940 年，受 Smith-Peterson 金属杯髋关节成形术的启发，金属股骨髁假体开始应用于膝关节成形术，但由于疗效较差，这种手术未能得到推广。

人工膝关节置换的形成阶段主要为 1950—1970 年。这段时期膝关节假体的发展主要表现为两类，即完全限制型（铰链式）膝假体和非限制型或半限制型（非铰链式）假体。限于当时对材料、膝生物力学等方面知识的匮乏，非限制型或半限制型假体研制工作受到了极大的限制，其发展速度明显滞后于限制型假体。完全限制型（铰链式）假体本身具有良好的内在稳定性，对关节周围韧带等软组织的功能完整性要求较低。较长的髓内固定柄也使得安装关节时便于对线，操作简单易行。然而，完全限制型假体容易下沉松动，感染率高，临床效果差。综合文献报道，完全限制型假体失败率在 20% ~ 30%，大部分完全限制型膝假体的使用寿命最长为 10 年。尽管大家都意识到这一问题的严重性，但在当时条件下，完全限制型假体仍是主要选择。1958 年，MacIntosh 提出了另一种形式的半膝关节置换术，即只置换病变的胫骨平台，获得了一定成功。这种置换术起初假体材料选用丙烯酸，后改为金属，采用紧压配合方式固定。这种假体尽管在矫正畸形、恢复关节功能方面效果欠佳，但能缓解疼痛，同时最大限度地减少了术中切骨量。在类风湿关节炎治疗中，该假体至今仍有应用。

膝关节置换术的成熟阶段为 1970 年后。进入 20 世纪 70 年代，随着许多相关学科的飞速发展，膝关节置换术迎来了发展的黄金时期。在这一阶段，无论是假体设计、手术器械与技术，还是手术治疗效果等方面都有了明显的进步。膝关节假体逐渐从单纯铰链式转移到非限制型假体。1973年，Insall等人设计的全髁型膝关节假体（TCP）诞生。TCP临床疗效显著，植入后20年随访优良率在93%左右。TCP的原型设计至今仍在应用，是人工膝关节发展史上最负盛名的设计之一，已成为衡量其他类型膝关节假体临床疗效的"金标准"。临床上也观察到，TCP前后稳定性除靠周围韧带维持外，部分来自假体关节面的匹配程度，因而效果欠佳，屈膝时有时会出现胫骨平台后脱位。1976年出现的TCP Ⅱ型在结构上增加了交叉韧带替代功能。目前国内应用较多的后方稳定型髁假体（如IB型），是在TCP Ⅱ型的基础上发展而来，IB–Ⅰ型假体于1978年面世。后方稳定型膝假体对此进行了改进，重新设计了平台柱的形状、位置和方向，依靠凸轮机制，模拟后交叉韧带，除获得更大的膝关节设计活动范围外，也避免了TCP Ⅱ型假体的上述弊病。标准后方稳定型膝假体设计屈伸范围为120°，为亚洲人特殊设计的膝假体屈伸范围可达140°。1981年，在聚乙烯平台下方，增加了金属底托。1987年，进一步改进假体设计，使其成为可组合式，如不同粗细、长短的柄，不同大小的楔形垫片，从而更名为IB–Ⅱ型。

第三节　全膝关节置换术

一、适应证

（1）TKA的首选适应证是减轻严重KOA引起的疼痛，伴或不伴明显的畸形。

（2）必须首先排除引起膝关节和下肢疼痛的其他原因，如腰椎疾病的放射痛，同侧髋关节疾病引起的牵涉痛，周围血管疾病、半月板病变和膝关节滑囊炎等。

（3）X线片表现应该与患者的临床症状和体征相符。

（4）术前膝关节间隙没有完全消失的患者对TKA术后效果满意度降低。

（5）患者在服用抗炎药物、减少活动量及走路时扶拐等各种保守治疗措施都无效的情况下，才考虑选择TKA治疗。

（6）中等程度关节炎伴有不同程度疼痛，当畸形不断进展，可能对TKA术后预期效果产生影响时也可以作为膝关节置换的指征。例如，屈膝挛缩进展超过20°，步态受到明显影响，而伸膝变得十分困难时，往往需要外科手术干预。与之类似，当存在严重膝关节内侧或外侧松弛时，必须选择完全限制型假体，防止出现冠状位不稳。如果在严重膝关节内、外侧不稳定出现之前，使用非限制型假体进行手术治疗，预后效果会更佳。

二、禁 忌 证

（1）绝对禁忌证：近期或当前膝关节存在感染，远隔部位的感染，伸膝装置不连续或严重的功能障碍，由于肌力不足导致的膝关节反张畸形，无痛的膝关节融合术后等。

（2）相对禁忌证：TKA 的相对禁忌证有很多，但是存在很大的争议，其中包括患者情况满足不了术后的代谢需求，对伤口的愈合和术后康复产生影响，不能保证术后效果满意。

TKA 其他相对禁忌证还包括术肢明显的动脉粥样硬化病变，术区皮肤情况不佳，如银屑病等，以及膝关节近端骨髓炎病史。对这些相对禁忌证的争论尚无一致结论，任何可能对患者的术后效果产生负面影响的术前状态都可视为相对禁忌证。

第四节　全膝关节置换术后康复

一、TKA 术后康复的重点

TKA 术后康复的重点是膝关节功能的训练，其最基本的是膝关节活动度和肌力训练。患者术前由于患膝疼痛、水肿、膝关节活动受限常导致股四头肌及腘绳肌有不同程度的肌肉萎缩、肌力下降，腘绳肌和股四头肌之间的力量不平衡，加上手术损伤了膝关节周围组织，进一步削弱了膝关节周围肌力，破坏了膝关节的稳定性。肌力训练对于维持膝关节稳定性、恢复膝关节功能、减轻膝关节负载、降低假体松动率都具有重要意义。TKA 术后要尽早开始肌力训练，术后第 1 天即开始在无痛的情况下进行患肢踝关节全范围屈伸运动，股四头肌、腘绳肌及臀肌的等长收缩练习。以后根据患者的情况酌情不断提高练习的频率、强度及进行抗阻肌力练习，使患者的膝关节周围肌力尽早得以恢复。同时，早期肌力训练可以促进下肢血液循环，防止深静脉血栓形成。文献报道，早期通过各种方式练习促进股四头肌、腘绳肌的静力性收缩，维持及增强肌力，防止失用性萎缩，可促进膝关节功能尽可能早的恢复。

二、膝关节活动度训练是恢复膝关节功能所必需的

手术疼痛减轻后就应行被动 ROM 训练，嘱患者在可耐受的情况下进行患膝的主动 ROM 训练。CPM 仅用于 TKA 术后，使膝关节进行持续时间较长的缓慢被动活动，可以消肿止痛，防治膝关节挛缩，改善局部血液循环，促进膝关节韧带、肌肉的修复。然而，也有研究认为，TKA 术后 6 个月，无论有否运用 CPM，膝关节功能的恢复并无显著差异。

三、TKA 术后本体感觉训练至关重要

TKA 术后膝关节本体感觉必将受到损害，术后暂时的固定也降低了膝关节周围的肌肉、肌腱及韧带的本体感觉，这将导致膝关节运动的控制能力、姿势的校正及平衡的维持能力均有所下降。TKA 术后膝关节的肌力训练有助本体感觉的恢复。另外，本体感觉的恢复还要靠特殊的训练。本体感觉神经肌肉促进技术（PNF）促进神经肌肉功能恢复的练习，可以改善肌肉、肌腱、韧带的本体感觉功能。

四、TKA 与加速康复

（一）概念

手术患者的康复速度与所受围手术期应激程度成反比，应激越弱，康复越快。加速康复外科（ERAS）是指外科手术前、术中及术后应用各种已有循证医学证据支持的一系列围手术期优化处理措施，以减少患者术后生理、心理创伤应激，降低术后并发症发生率及死亡率，使患者快速康复、回归社会，并减少医疗费用。

（二）治疗原理

ERAS 的核心目标是降低手术应激，其主要内容包括：运用多模式镇痛进行充分的术后镇痛；早期术后下床活动；早期经口进食；减少或尽量不使用鼻胃管减压；缩短禁食、禁饮的时间；避免术中过度补液或补液不足；鼓励使用微创技术。随着对 ERAS 研究的不断深入，其内容在不同的专业领域有所补充和完善，包括营养支持治疗、血液管理、麻醉管理、优化引流管及尿管管理、止血带应用优化、术后康复及出院后随访管理等。

各种微创理念与优化手术操作技术的兴起，使膝关节外科医生更加注重在手术过程中尽量减少剥离，避免软组织损伤；各种新型手术入路及器械的

发明，使得真正的肌肉间隙入路成为可能。同时，选择行 TKA 术患者多为老年甚至高龄，术前多并存一种或多种内科疾病；而术前正确的评估与处理，可提高患者对手术的耐受力，同时也是保证手术安全的前提。TKA 术出血量较大，患者术前、术后疼痛反应明显，睡眠质量较差，完善的围手术期血液管理、疼痛管理、睡眠管理等措施可以降低手术应激，加快术后膝关节功能恢复，缩短住院时间，提高患者满意度。术后静脉血栓栓塞、感染、脱位是 TKA 术后的主要并发症，有效的围手术期预防可显著降低术后再入院率。

因此，加速康复在 TKA 术中的实施涉及术前、术中、术后的方方面面，同时在实施过程中需要膝关节外科医生、内科医生、麻醉医生、护士、物理治疗师、心理治疗师等的联合与配合。

在骨科的各个亚专业中，加速康复在膝关节骨科中的应用较早且较成熟。其临床应用效果也获得了较多的循证医学证据支持。Auyong 等学者通过对比实施 ERAS 路径前后的患者数据，结果发现在实施 ERAS 路径后，平均住院日从 76.6 小时降低至 56.1 小时，术后 30 天再入院率从 5.6% 降低至 2.4%，术后疼痛反应更轻，阿片类药物使用更少，术后功能恢复更好。ERAS 在减少平均住院日的同时，另一重要目的在于改善患者围手术期的主观体验，提高患者满意度。Jones 通过对 8 项临床研究进行系统评价后指出，实施 ERAS 的 TKA 术后，患者的生活质量及其满意度均较实施传统 TKA 术后的患者高。

第五节　计算机导航技术在全膝关节置换术中的运用

TKA 作为治疗晚期膝关节病变的成熟手术，40 年来已得到飞速发展。传统的机械定位系统作为普遍使用的假体植入方式一直是 TKA 的主流。近年来，计算机辅助骨科手术（CAOS）的发展为骨科手术带来了极大的便利性、准确性和可重复性，对复杂的手术提供了人为难以达到的数字化和精细化水平。该技术又被称为计算机导航技术。1993 年法国的 Saragaglia 小组首先研发了膝关节手术的导航系统，并于 1997 年首次用于临床 TKA 术而取得成功；自 1998 年开始，计算机导航辅助的 TKA 在欧美国家被推广应用于临床；2001 年，美国 FDA 批准了德国的 Ortho Pilot 膝关节导航系统用于临床。至今，计算机导航辅助下 TKA 在欧美国家已有较广的普及。据澳大利亚骨科协会全国关节置换登记系统报告数据显示，计算机导航在 TKA 中的运用已从 2003 年的 2.4% 提升到了 2015 年的 28.6%；德国目前的使用率超过了 30%。计算机导航系统使用较多的有 Zimmeri Assist System、Styker Navigation System 和 The NAVIO Surgical System 等。我国在这方面的运用也方兴未艾，全国各地的许多医院已开展并积累了一定的经验。

关于计算机导航技术的优点，首先最突出的是可达到精确的下肢对线和良好的软组织平衡。TKA 术后临床效果及假体远期使用寿命主要取决于良好的假体植入、下肢力线的恢复和软组织平衡稳定。计算机导航下的解剖定位和力学轴线计算精度极高，定位误差 < 1 mm，力学轴线误差 < 1°。可以确保力学轴线和软组织平衡精确度。文献回顾指出，计算机导航下的 TKA 较传统手术可以获得更加优良的下肢力线，从而为延长假体使用寿命奠定了基础。其次，对于术前存在解剖畸形或髓腔病变的患者，如股骨干发育异常、骨折畸形愈合、股骨干内固定术后和股骨髓腔内陈旧性感染灶等情况，以往传统 TKA 术无法或不宜使用股骨髓内定位截骨，往往只能根据术前影像学或术中经验进行判断，存在难以准确判断的定位误差。另外，如果股骨还合并有屈曲、旋转和矢状位的畸形，则仅仅根据术者经验难以完成准确的截骨和下肢力线及软组织平衡，无法实现良好的假体植入，因此难以保证术后良好的手术效果。此时，计算机导航技术就能有效地解决该类问题。计算机导航通过注册后的髋关节、膝关节、踝关节中心确定下肢力线，可以有效引导截骨，确保截骨矢状面和冠状面与术者想要达到的下肢力线一致，大大提高了截骨的精确性，对于此类膝关节外畸形的复杂 TKA 具有特别的价值。再其次，计算机导航的 TKA 采取的髓外定位术可避免打开髓腔，能减少手术的总失血量和降低脂肪栓塞的风险，为手术的微创提供了技术支撑。最后，计算机导航辅助的 TKA 可将术中操作数字化后存储，为将来对比研究临床和影像学提供参考依据，具有可重复性。数字化存储的资料也可用于医务人员的教学与培训，演示 TKA 术中的常见错误及后果，这一优势是传统无导航的假骨手术操作和真实手术无法比拟的。

计算机导航的 TKA 适应证广泛，对于传统机械定位方式的 TKA 的适应证几乎都可以适用，甚至是传统手术难以胜任的部分特殊病例，如严重肥胖、股骨和胫骨的严重畸形，在计算机导航辅助下都可以较好地完成 TKA。关于计算机导航 TKA 的禁忌证则同传统膝关节置换术的禁忌证类似，包括活动的或潜在的感染、神经性关节病、关节周围无足够皮肤软组织覆盖、缺乏肌肉控制和术后康复不能配合等。因为定位固定针的需要，可能会增加骨折风险，严重的骨质疏松可视为相对禁忌证。

计算机导航系统在 TKA 领域的使用帮助了医务人员在精确数据的参考下完成手术操作，实现了截骨、力线和软组织平衡的精细把握，这是仅凭术者经验和机械测量难以企及的。计算机导航系统提供的术中实时反馈使术者有机会修正误差，从而真正做到有的放矢。其精确的数字化操作和存储，为临床效果回顾和教学提供了便利和可重复性。目前的临床使用经验已充分显示出其优越性，如精细化的截骨、良好的软组织平衡、创伤小、并发症少及远期效果良好等优势都给患者带来信心。随着科技的不断进步和医学研究的深入，计算机导航技术在 TKA 术中的应用也会越来越广，在更加友好的人机交互界面，人工智能导航系统主动参与等方面都会进一步改善。

第六节　三维打印技术在人工膝关节置换中的应用

三维打印技术是快速成型技术的一种，是基于数字文件，应用粉末状金属或塑料等可黏合材料，通过逐层堆叠累积的方式制造三维实体的先进技术。现代三维打印技术起源于 20 世纪 80 年代，美国学者 Charles Hull 于 1984 年率先在实验室中实现了将数字模型文件打印成三维立体模型的技术。2 年后，Charles Hull 对三维打印技术做出改进，推出可用于商业应用的光固化法（SLA），并开发出第一台商用立体光敏三维打印机。这是三维打印技术发展史上的里程碑。此后经过 30 余年的完善与发展，陆续出现了熔融沉积成型（FDM）、选择性激光烧成（SLS）、多点喷射建模（MJM）、黏结剂喷射技术（BJT）、分层实体制造（LOM）等不同的三维打印技术。这些三维打印技术的打印精度与材料质量与最初的技术相比已有长足的进步。我国的三维打印技术研究起源于 20 世纪 90 年代，由清华大学、西安交通大学、华中科技大学等高校率先开展，目前已处于世界先进水平。2012 年，在中华人民共和国工业和信息化部的支持下，中国三维打印技术产业联盟成立，进一步促进了我国三维打印领域技术的发展。2012 年 8 月 15 日湖南华曙高科技有限责任公司成功研制出我国第一台商用激光三维打印机，标志着我国正式具备完全自主的商用三维打印技术研发与应用能力。

在膝关节置换术领域，三维打印技术的应用主要有两大方面：一是截骨导板、截骨槽的个体化定制；二是关节假体的个体化定制，如严重畸形、肿瘤的假体关节定制等。然而，受基体材料的理化性能的限制，三维打印的人关节往往难以满足长期在体生存的要求，因此进展较为缓慢。2017年美国FDA发布了关于人造医疗植入物添加剂的技术标准，可看作是目前世界上第一个关于长期在体生存的三维打印基体材料的纲领性技术文件。我国目前尚无此类标准。目前，三维打印在临床膝关节置换术中的应用主要集中于截骨方案的个体化定制，即截骨槽、截骨板的定制。

三维打印技术因其精准化、个体化、微创化的特点而在TKA中具有无可比拟的优势。首先，个体化定制的手术方案能最大化地消除个体差异导致的手术疗效差异；其次，精准化的截骨方案或假体设计能满足不同病患的需求；最后，微创化的手术过程也能加速患者术后恢复及关节功能重建，缩短住院时间，实现术后快速康复。三维打印技术的个体化定制手术方案，在膝关节严重畸形、膝关节肿瘤等对截骨方案有特殊需求的患者身上，优势尤为明显。英强等对一组Ⅳ期KOA或严重类风湿关节炎的患者应用三维打印截骨器进行全膝关节置换，取得了较为理想的效果。林丽琼等对一组伴有严重关节外畸形的患者，包括Ⅳ期KOA、骨折后畸形愈合、先天性发育畸形的患者，采用三维打印截骨器进行了全膝关节置换，短期随访结果较为理想。该组患者的特点是均伴有严重的股骨畸形，无法采用传统的髓内定位截骨法进行截骨，而三维打印技术可以进行个体化模拟截骨，可有效解决这问题。韩文锋等对一组伴有股骨侧严重关节外畸形的患者采用三维打印截骨器进行了全膝关节置换，患者的膝关节活动度由术前平均84.55°±17.8°改善为104.3°±15.5°，美国特种外科医院膝关节评分（HISS评分）由术前的平均41.5±4.4分提高至术后的88.5±5.7分，效果令人满意。

三维打印技术正以惊人的速度渗透骨科临床领域。我国已有部分技术处于世界领先水平，目前我国是少数具有自主生产三维打印机能力的国家之一，上海交通大学医学院附属第九人民医院在外科领域应用三维打印技术取得显著进展，建立了面向临床的个体化植入物数字制造系统。我国骨科在患者数量、手术数量及手术技巧等方面不亚于西方国家，然而在先进设备，尤其是植入物方面仍落后于西方。

TKA截骨导板已进入临床应用。传统膝关节置换术通常采用机械引导装置及截骨工具进行手术操作，高年资医生对翻修及复杂病例是在髓内外定位器的辅助下凭肉眼观察和术中判断进行截骨，也可能造成手术失败。精确导向截骨在提高力线准确性、缩短手术时间及简化复杂手术流程方面具有显著优势，是提高 TKA 准确性和安全性的有效方法。然而其在提高长期疗效方面仍存在争议，仍需要长期随访结果提供依据。

个体化植入物是三维打印技术对骨科最重要和最有价值的部分。部分特殊人群无法适应传统膝关节置换假体，只能对膝关节周围骨组织进行改造以匹配假体，且骨质缺损、应力改变增加了远期假体松动的发生。三维打印个体化假体符合原位病变膝关节的形态学与生物学特征，不仅能优化宏观力学结构，而且可以实现微观结构设计。微孔结构可降低金属假体弹性模量、减轻应力遮挡并促进新生骨质长入。目前 FDA 已批准多款微孔结构假体进入临床使用，但其促进新生骨质长入的效果仍需要长期研究。个体化植入物的高费用和长周期也在一定程度上限制了其使用范围，个体化植入物的推广应用仍需要产学研多方合作以优化制备流程、降低生产成本。

三维打印技术的进步取决于材料、设备及工艺的发展。金属材料的天然属性使其无法与骨组织较好融合。目前，如何修改三维打印材料的多孔表面以提高其骨结合能力成为一项研究热点。在生物支架材料方面，水凝胶支架可显著改善软骨填充，而三维纤维蛋白填充水凝胶支架目前已基本具备骨填充能力。生物可降解材料的三维打印为临床提供了新的可能。总之，材料和制备工艺的研究进展将极大地扩展三维打印技术在骨科中的应用。

参考文献

[1]　Kremers H M, Larson D R, Crowson C S, et al.Prevalence of total hip and knee replacement in the United States[J].The Journal of bone and joint surgery.American volume, 2015, 97（17）: 1386–1397.

[2]　Culliford D J, Maskell J, Kiran A, et al.The lifetime risk of total hip and knee arthroplasty: results from the UK general practice research database[J]. Osteoarthritis Cartilage, 2012, 20: 519–524.

[3]　Kehlet H,Wilmore D W.Multimodal strategies to improve surgical outcome[J].Am J Surg,2002,183（6）: 630–641.

[4] Young B L, Watson S L, Perez JL, et al.Trends in joint replacement surgery in patients with rheumatoid arthritis[J].J Rheumatol, 2017, 45: 158–164.

[5] Namba R S, Inacio M C, Paxton E W.Risk factors associated with surgical site infection in 30, 491 primary total hip replacements[J]. J Bone Joint Surg Br, 2012, 94（10）: 1330–1338.

[6] Bayliss L E, Culliford D, Monk A P, et al.The effect of patient age at intervention on risk of implant revision after total replacement of the hip or knee: a population–based cohort study[J]. Lancet, 2017, 389: 1424–1430.

[7] Skou S T, Roos E M, Laursen M B, et al.A randomized, controlled trial of total knee replacement[J].N Engl J Med, 2015, 373: 1597–1606.

[8] Harris K, Dawson J, Gibbons E, et al.Systematic review of measurement properties of patient–reported outcome measures used in patients undergoing hip and knee arthroplasty[J]. Patient Relat Outcome Meas, 2016, 7: 101–108.

[9] Williams D P, Blakey C M, Hadfield S G, et al. Long–term trends in the Oxford knee score following total knee replacement[J].Bone Joint J, 2013, 95: 45–51.

[10] Lange T, Rataj E, Kopkow C, et al .Outcome assessment in total knee arthroplasty: a systematic review and critical appraisal[J].J Arthroplasty, 2017, 32: 653–665.

[11] Shan L, Shan B, Suzuki A, et al.Intermediate and long–term quality of life after total knee replacement: a systematic review and meta–analysis[J]. J Bone Joint Surg Am, 2015, 97: 156–168.

[12] Savaridas T, Serrano P I, Khan S K, et al. Reduced medium–term mortality following primary totalhip and knee arthroplasty with an enhanced recovery program[J].Acta Orthop, 2013, 84: 40–43.

[13] Guerra ML, Singh PJ, Taylor NF.Early mobilization of patients who have had a hip or knee joint replacement reduces length of stay in hospital: a systematic review[J].Clin Rehabil, 2015, 29: 844–854.

[14] 周宗科, 翁习生, 曲铁兵, 等 .中国髋、膝关节置换术加速康复—围术期管理策略专家共识 [J]. 中华骨与关节外科杂志, 2016, 9（1）: 1–9.

[15] 周宗科, 翁习生, 向兵, 等 .中国髋、膝关节置换术加速康复—围术期贫血诊治专家共识 [J]. 中华骨与关节外科杂志, 2016, 9（1）: 10–15.

[16] 岳辰, 周宗科, 裴福兴, 等 .中国髋、膝关节置换术围术期抗纤溶药序贯抗凝血药应用方案的专家共识 [J]. 中华骨与关节外科杂志, 2015, 8（4）: 281–285.

（陈 果、斯 焱）

第**21**章 膝骨关节炎的疗效评估及常用方法

KOA 的疗效评估包括症状（疼痛）评估、体征评估、功能评估和量表评估几个方面，现将相关方法简介如下。

第一节　疼痛评估

一、疼痛视觉模拟评分法

VAS 是常用的疼痛评分标准之一。此评分将疼痛分为 10 分，2 分表示无痛，10 分表示剧痛，中间部分表示不同程度的疼痛（图 21-1-1）。让患者根据自己的感觉在横线上画上记号，用来表示疼痛的程度，2～4 分代表轻度疼痛；5～7 分代表中度疼痛；8～9 分代表重度疼痛。轻度疼痛可以用 NSAIDs 进行镇痛，如塞来昔布等；中度疼痛可以注射曲马多等进行镇痛；重度疼痛代表疼痛已经非常明显，需要用阿片类药物如吗啡、哌替啶等进行镇痛。

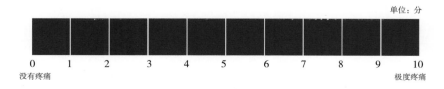

图 21-1-1　VAS

二、压力测痛法

使用压力测痛计在患者皮肤痛处逐渐施加压力，并观察患者反应。记录诱发疼痛出现所需的压力强度值，此值为痛阈；继续施加压力至不可耐受时，记录最高疼痛耐受限度所需的压力强度值，此值为耐痛阈。

三、疼痛日记评定法

疼痛日记评定由患者或其亲属、护士记录每日每时间段（4 小时、2 小时、1 小时或 0.5 小时）内与疼痛有关的活动，活动方式为坐、立、走、卧。在日记表内注明日期、时间段、活动方式、使用药物名称及剂量。用 0 ~ 10 的数字量级表示疼痛强度。

第二节 体征评估

膝关节肿胀采用无弹力卷尺测量，选择膝关节髌底 10 ~ 15 cm 为测量部位进行测量。

第三节 功能评估

一、关节活动度评估

膝关节的关节活动度评估主要包括膝屈、伸活动。患者取俯卧、侧卧或坐位，将量角器轴心置于股骨外髁处，使固定臂与股骨纵轴平行，移动臂与胫骨纵轴平行，进行测量。膝关节关节活动度正常范围，屈曲为 130°~ 140°，伸直为 0°~ 15°。

二、肌力评估

（一）徒手肌力评定

徒手肌力评定为绝大多数情况下所采用的评估 KOA 患者肌力的方法，主要评估股四头肌、腘绳肌等肌群。

徒手肌力检查分级标准与具体评估动作及方法见表 21-1-1、表 21-1-2。

表 21-1-1　徒手肌力检查分级标准

级别	名称	标　　　准	与正常肌力的比值 / %
0	零　（Z）	无可测知的肌肉收缩	0
1	弱　（T）	有轻微肌肉收缩，但不能引起关节活动	10
2	差　（P）	解除重力的影响，能完成关节全范围活动	25
3	尚可（F）	能抗重力，完成关节全范围活动，但不能抗阻力	50
4	良好（G）	能抗重力及轻度阻力，完成关节全范围活动	75
5	正常（N）	能抗重力及最大阻力，完成关节全范围活动	100

表 21-1-2　徒手肌力检查具体评估动作及方法

肌肉	评估动作及方法		
	1 级	2 级	3、4、5 级
股四头肌	仰卧，试图伸膝时，可触及髌韧带活动	向同侧侧卧，托住对侧下肢，可主动伸膝	坐位或仰卧，小腿在床缘外下垂，伸膝，阻力加于小腿下端前侧
腘绳肌	俯卧，试图屈膝时，可于腘窝两侧触及肌腱活动	向同侧侧卧，托住对侧下肢，可主动屈膝	俯卧，膝从伸直位屈曲，阻力加于小腿端后侧

（二）等速肌力测试

KOA 患者多为老年人，其对等速肌力测试的需求总体不高，部分患者有精确肌力测试需求时考虑采用此方法，往往可采用等长模式，测定股四头肌，尤其是内侧头的收缩峰力矩。

（三）表面肌电测试

严格来说，表面肌电本身并不属于肌力范畴，但其 RMS 和 MF 能较好地反映肌电信号募集速度，其与肌肉工作能力有直接关系。

三、平衡能力评估

平衡能力是老年人的重要功能指标之一，KOA 患者的平衡能力是其避免跌倒的重要身体素质，也是康复治疗的重要训练环节，因此尤为重要。常用的平衡能力评估方式包括以下几种。

（一）单腿站立测试（OLST）

受试者双手叉腰，一条腿屈髋屈膝 90° 抬起，另一条腿为支撑腿站立，时间为 30 秒，观察时间参数和姿势控制能力。

（二）定时起身测试（TUGT）

受试者将从椅子上站起来，尽可能快、安全地走 3 m，穿过地板上标记的一条线，转身往回走，坐下来。在携带一杯水（手动双重任务）和倒数 3 次（认知双重任务）时，也将进行此测试。完成该任务所需的时间将用秒表进行测量。先进行一次预测试，然后进行一次实际测试。

（三）仪器测试

采用仪器进行平衡功能的测试，一般分为动态平衡功能测试和静态平衡功能测试。

（四）量表评价

最常用采取 Berg 平衡量表（见表 21-1-3）对 KOA 患者平衡能力进行评价。Berg 平衡量表既可以评定受检者在静态和动态下的平衡功能，也可以用来预测其在正常情况下摔倒的可能性。Berg 平衡量表有 14 个项目，每个项目从易到难依次为 4、3、2、1、0 分，满分 56 分，低于 40 分表明有摔倒的危险。

表 21-1-3　Berg 平衡量表

项　目	评分 / 分	评分 / 分	评分 / 分
由坐到站	4/3/2/1/0	4/3/2/1/0	4/3/2/1/0
独立站立	4/3/2/1/0	4/3/2/1/0	4/3/2/1/0
独立坐	4/3/2/1/0	4/3/2/1/0	4/3/2/1/0
由站到坐	4/3/2/1/0	4/3/2/1/0	4/3/2/1/0
床 - 椅转移	4/3/2/1/0	4/3/2/1/0	4/3/2/1/0
闭眼站立	4/3/2/1/0	4/3/2/1/0	4/3/2/1/0
双足并拢站立	4/3/2/1/0	4/3/2/1/0	4/3/2/1/0
站立位上肢前伸	4/3/2/1/0	4/3/2/1/0	4/3/2/1/0
站立位从地上拾物	4/3/2/1/0	4/3/2/1/0	4/3/2/1/0
转身向后看	4/3/2/1/0	4/3/2/1/0	4/3/2/1/0
转身一周	4/3/2/1/0	4/3/2/1/0	4/3/2/1/0
双足交替踏台阶	4/3/2/1/0	4/3/2/1/0	4/3/2/1/0

续表 21-1-3

项　目	评分 / 分	评分 / 分	评分 / 分
双足前后站立	4/3/2/1/0	4/3/2/1/0	4/3/2/1/0
单腿站立	4/3/2/1/0	4/3/2/1/0	4/3/2/1/0
总　分			

注：① 0～20 分为平衡能力差，只能坐轮椅；② 21～40 分为平衡能力可，能辅助步行；③ 41～56 分为平衡能力好，能独立行走；④ 40 分以下提示有摔倒危险。

四、本体感觉评估

本体感觉是运动控制的重要组成部分，包含了运动觉、位置觉等。KOA 患者，尤其是重度 KOA 患者在行膝关节置换术后，本体感觉明显丢失，需要进行专门的康复训练。目前，对于膝关节的本体感觉评估主要为膝关节位置 / 角度重现法（JPR），包括同侧膝关节位置重现（IJPR）和对侧膝关节位置重现（CJPR）。

（一）IJPR

受试者主动或者在测试者的帮助下被动地将膝关节移动到预先设定的膝关节位置，并停留数秒，然后将膝关节置于起始位置。之后，受试者重复之前所体验的目标膝关节位置，当膝关节被动或者主动移动到相同的膝关节活动度时按下停止按钮指示目标膝关节位置，这便是 IJPR 测试的精髓，受试者需要记住目标膝关节位置并且运用同一肢体重现这一位置。

（二）CJPR

1. 起始位置 CJPR 测试

受试者用单侧膝关节体会目标膝关节位置后，肢体回到起始位置，然后用对侧肢体重现这一角度。

2. 终末端位置 CJPR 测试

受试者用单侧膝关节体会目标膝关节位置后，肢体停留在目标位置，然后用对侧肢体重现这一角度。

五、步态分析及评估

步态分析是 KOA 的常用评估及研究方法。它是通过运动学和生物力学的手段，从步态的特征出发，判断 KOA 导致行走功能障碍的原因、程度及影响因素的一种方法，可全面地为 KOA 的患者制订康复治疗方案及评定康复疗效提供参考。步态分析主要包括目测分析和定量分析。

（一）目测分析

（1）观察包括受检者的站立姿势、体态、骨盆前后倾向、步态的总体状况，初步识别步行周期的时相与分期及其特点，观察髋、膝、踝关节屈伸运动的分布。

（2）判定步行周期中支撑相与摆动相的分布特征，正常步行周期中骨盆及下肢各关节的角度参数见表 21-1-4。

（3）KOA 临床常见异常步态主要是步态周期增长、步频降低的减痛步态，并可见内翻、外翻步态。

另外，目前 KOA 步态参数主要研究包括膝关节内收力矩、内收冲量、屈曲力矩、内翻延伸等。

表 21-1-4　正常步行周期中骨盆和下肢各关节的角度参数

步行周期	关节运动角度			
	骨盆	髋关节	膝关节	踝关节
首次着地	5° 旋前	30° 屈曲	中立位	中立位
承重反应	5° 旋前	30° 屈曲	0° ~ 15° 屈曲	0° ~ 15° 跖屈
支撑中期	中立位	30° 屈曲至中立位	5° ~ 15° 屈曲	15° 跖屈至 10° 背屈
足跟离地	5° 旋后	0° ~ 10° 过伸展	5° 屈曲	10° 背屈中立位
足趾离地	5° 旋后	10° 过伸展 ~ 0°	5° ~ 35° 屈曲	0° ~ 20° 跖屈
摆动初期	5° 旋后	0° ~ 20° 屈曲	35° ~ 60° 屈曲	10° ~ 20° 跖屈
摆动中期	中立位	20° ~ 30° 屈曲	30° ~ 60° 屈曲	10° 跖屈中立位
摆动末期	5° 旋前	30° 屈曲	30° 屈曲至中立位	0°

（二）定量分析

借助器械或专门设备来观察行走步态，并可记录和计量。所用的器械或设备可以非常简单，如卷尺、秒表、量角器等测量工具、加上能留下足印的相应设备；也可以较为复杂，如利用电子角度计、表面肌电图、高速摄影等设备，甚至三维步态分析系统来进行此项工作。

第四节　量表评估

一、WOMAC 量表

此量表是根据患者相关症状及体征来评估其关节炎的严重程度及其治疗疗效。分为疼痛、僵硬、膝关节功能三方面来评估关节炎程度。其功能描述主要针对下肢。WOMAC 膝关节功能评定量表见表 21-1-5。

表 21-1-5　WOMAC 膝关节功能评定量表

在以下各种情况下，您的膝关节的疼痛程度	没有疼痛（0）	轻微疼痛（1）	中度疼痛（2）	严重疼痛（3）	非常严重的疼痛（4）
在平地行走的时候					
上下楼梯的时候					
晚上在床上睡觉的时候（夜间痛）					
坐着或者躺着的时候（静息痛）					
站立的时候（负重）					
在以下各种情况下，您膝关节的僵硬程度	没有僵硬（0）	轻微僵硬（1）	中度僵硬（2）	严重僵硬（3）	非常严重的僵硬（4）
在您早晨刚醒的时候，您膝关节的僵硬程度如何（晨僵）					
白天，在您坐着、躺着或者休息以后，您关节的僵硬程度如何（除早晨之外的其他时间）					
在以下各种情况下，您感觉困难程度如何	没有困难（0）	轻微困难（1）	中度困难（2）	严重困难（3）	非常严重的困难（4）

续表 21-1-5

下楼梯					
上楼梯					
从椅子上站起来的时候（坐起）					
站立					
弯腰拾物					
在平地行走					
上、下公交车					
购物					
穿鞋、袜					
起床（从床上坐起）					
脱鞋、袜					
上床躺下的时候（平躺于床）					
进、出浴缸的时候					
坐着的时候					
坐马桶或者站起的时候（上厕所）					
干比较重的家务活					
干比较轻的家务活					

注：WOMAC 根据总分评估关节炎程度。总分＜ 80 分为轻度；总分为 80 ～ 120 分为中度；总分＞ 120 分为重度。

二、Lysholm 膝关节评分表

Lysholm 膝关节评分表见表 21-1-6。

表 21-1-6　Lysholm 膝关节评分表

项目	症　状	评分 / 分
行	无	5
	轻微或偶尔	3
	重度或持续性	0
是否需要支撑	不需要	5
	手杖或拐杖	3
	不能负重	0
交锁	无交锁或别卡感	15
	有别卡感但不交锁	10
	偶尔发生交锁	6
	经常发生交锁	2
	体检时交锁	0
关节不稳定	从来没有"打软腿"	25
	体育运动或其他剧烈活动（重劳动）偶见	20
	体育运动或其他剧烈活动（重劳动）时有不稳（或不能参加）	15
	日常生活活动中偶有发生	10
	日常生活活动中经常发生	5
	每一步均不稳	0
疼痛	没有	25
	剧烈活动或重体力劳动中有时轻微疼痛	20
	剧烈活动或重体力劳动中显著疼痛	15
	步行超过 2 km 或走后显著	10
	步行不足 2 km 或走后显著	5
	持续	0
肿胀	无	10
	剧烈活动或重体力活动后有	5
	日常活动后有	2
	持续	0

续表 21-1-6

项目	症 状	评分 / 分
爬楼梯	无困难	10
	有轻微困难	6
	跟步（一次只能上一个台阶）	2
	不能	0
下蹲	无困难	5
	轻微困难	4
	不能超过 90°	2
	不能	0

注：该评分总分 100 分，＞ 90 分为膝关节功能优秀；80 ~ 95 分为良好；65 ~ 84 分为尚可；＜ 65 分为差。

三、膝关节损伤与骨关节炎评分

膝关节损伤与骨关节炎（KOOS）评分见表 21-1-7。

表 21-1-7　KOOS 评分表

这个调查会询问一些关于您的膝盖的问题，这些信息将会帮助我们了解您对膝盖的感觉以及您进行日常活动的能力。在回答每个问题时，请在合适的方框内打钩，每题只能选一个答案，如果您不是很确定怎样回答一个问题，请尽量选择一个您认为最好的答案

症 状

请想一下您上个星期膝盖的症状，然后回答这些问题

S1. 您的膝盖有肿胀吗？

没有 □	很少有 □	有时有 □	经常有 □	总是有 □

S2. 在活动您的膝盖时，您有没有感到摩擦，听到咔嚓声或是其他的声音？

没有 □	很少有 □	有时有 □	经常有 □	总是有 □

S3. 在您的膝盖活动时，有被卡住或锁住的感觉吗？

没有 □	很少有 □	有时有 □	经常有 □	总是有 □

续表 21-1-7

S4. 您能够完全伸直您的膝盖吗？

| 不能 □ | 很少能 □ | 有时能 □ | 经常能 □ | 总是能 □ |

S5. 您能够完全弯曲您的膝盖吗？

| 不能 □ | 很少能 □ | 有时能 □ | 经常能 □ | 总是能 □ |

僵　硬

以下的问题是关于上个星期您所感受到膝关节僵硬的程度，僵硬是指在活动膝关节的时候，您感受到行动受到限制或者缓慢

S6. 早晨当您醒来的时候，您的膝关节僵硬得有多严重？

| 没有 □ | 轻微的 □ | 中等的 □ | 严重的 □ | 非常严重的 □ |

S7. 在一天当中的晚些时候，当您坐下、躺下或休息时，您膝关节僵硬有多严重？

| 没有 □ | 轻微的 □ | 中等的 □ | 严重的 □ | 非常严重的 □ |

疼　痛

P1. 您有多经常会感觉到膝盖的疼痛？

| 没有 □ | 每个月 □ | 每个星期 □ | 每天 □ | 总是 □ |

上个星期，在以下活动中，您膝盖的疼痛达到何种程度？

P2. 扭动、以膝盖为中心转动

| 没有 □ | 轻微的 □ | 中等的 □ | 严重的 □ | 非常严重的 □ |

P3. 完全伸直膝盖

| 没有 □ | 轻微的 □ | 中等的 □ | 严重的 □ | 非常严重的 □ |

P4. 完全弯曲膝盖

| 没有 □ | 轻微的 □ | 中等的 □ | 严重的 □ | 非常严重的 □ |

P5. 在平坦的路面行走

| 没有 □ | 轻微的 □ | 中等的 □ | 严重的 □ | 非常严重的 □ |

P6. 上楼梯或下楼梯

| 没有 □ | 轻微的 □ | 中等的 □ | 严重的 □ | 非常严重的 □ |

续表 21-1-7

P7. 晚上在床上的时候

| 没有 □ | 轻微的 □ | 中等的 □ | 严重的 □ | 非常严重的 □ |

P8. 坐着或躺着

| 没有 □ | 轻微的 □ | 中等的 □ | 严重的 □ | 非常严重的 □ |

P9. 站直

| 没有 □ | 轻微的 □ | 中等的 □ | 严重的 □ | 非常严重的 □ |

日常活动

以下的问题是关于您的身体功能的，这些是指您行动和照顾自己的能力，对以下的每项活动，请指出在上个星期您因为您的膝盖而感受到的困难程度

A1. 下楼梯

| 没有困难 □ | 轻微困难 □ | 中等困难 □ | 非常困难 □ | 极其困难 □ |

A2. 上楼梯

| 没有困难 □ | 轻微困难 □ | 中等困难 □ | 非常困难 □ | 极其困难 □ |

A3. 从坐的姿势起身

| 没有困难 □ | 轻微困难 □ | 中等困难 □ | 非常困难 □ | 极其困难 □ |

A4. 站着

| 没有困难 □ | 轻微困难 □ | 中等困难 □ | 非常困难 □ | 极其困难 □ |

A5. 弯向地面、捡起东西

| 没有困难 □ | 轻微困难 □ | 中等困难 □ | 非常困难 □ | 极其困难 □ |

A6. 在平坦的路面行走

| 没有困难 □ | 轻微困难 □ | 中等困难 □ | 非常困难 □ | 极其困难 □ |

A7. 进、出汽车

| 没有困难 □ | 轻微困难 □ | 中等困难 □ | 非常困难 □ | 极其困难 □ |

A8. 上街购物

| 没有困难 □ | 轻微困难 □ | 中等困难 □ | 非常困难 □ | 极其困难 □ |

A9. 穿短袜/长袜

| 没有困难 □ | 轻微困难 □ | 中等困难 □ | 非常困难 □ | 极其困难 □ |

续表 21-1-7

A10. 起床

| 没有困难 □ | 轻微困难 □ | 中等困难 □ | 非常困难 □ | 极其困难 □ |

A11. 脱去短袜、长袜

| 没有困难 □ | 轻微困难 □ | 中等困难 □ | 非常困难 □ | 极其困难 □ |

对以下的每项活动，请指出在上个星期您因为您的膝盖而感受到的困难程度

A12. 躺在床上（翻身，保持膝盖位置）

| 没有困难 □ | 轻微困难 □ | 中等困难 □ | 非常困难 □ | 极其困难 □ |

A13. 洗澡

| 没有困难 □ | 轻微困难 □ | 中等困难 □ | 非常困难 □ | 极其困难 □ |

A14. 坐着

| 没有困难 □ | 轻微困难 □ | 中等困难 □ | 非常困难 □ | 极其困难 □ |

A15. 上厕所

| 没有困难 □ | 轻微困难 □ | 中等困难 □ | 非常困难 □ | 极其困难 □ |

A16. 重的家务（搬很重的箱子、擦地板等）

| 没有困难 □ | 轻微困难 □ | 中等困难 □ | 非常困难 □ | 极其困难 □ |

A17. 轻的家务（做饭、除尘等）

| 没有困难 □ | 轻微困难 □ | 中等困难 □ | 非常困难 □ | 极其困难 □ |

运动和娱乐功能

以下这些问题是关于您的身体处在较高活动水准时的功能，请根据上个早期您因为膝盖的问题而感受到的困难程度来回答这些问题

SP1. 蹲着

| 没有困难 □ | 轻微困难 □ | 中等困难 □ | 非常困难 □ | 极其困难 □ |

SP2. 跑步

| 没有困难 □ | 轻微困难 □ | 中等困难 □ | 非常困难 □ | 极其困难 □ |

续表 21-1-7

SP3. 跳跃				
没有困难 □	轻微困难 □	中等困难 □	非常困难 □	极其困难 □

SP4. 扭动、以膝盖为中心转动				
没有困难 □	轻微困难 □	中等困难 □	非常困难 □	极其困难 □

SP5. 跪下				
没有困难 □	轻微困难 □	中等困难 □	非常困难 □	极其困难 □

生活质量				
Q1. 您有多经常会意识到您的膝盖问题？				
从不 □	每月 □	每周 □	每日 □	一直 □
Q2. 为了避免可能伤害到膝盖的活动，您有改过您的生活方式吗？				
从没有 □	稍许有 □	中度的 □	很大的 □	完全改了 □
Q3. 您因为对自己的膝盖缺乏信心而受到的困扰程度有多大？				
没有 □	轻微的 □	中度的 □	严重的 □	极端的 □
Q4. 总的来说，您的膝盖会给您带来多大的困难？				
没有困难 □	轻微困难 □	中等困难 □	非常困难 □	极其困难 □

四、美国膝关节协会评分

美国膝关节协会（AKS）膝关节功能评分主要用于膝关节置换术后康复评估，以下问题用于反映患者膝关节功能情况，分为两个部分，第一部分由医生指导完成，第二部分由患者根据自身情况回答，见表 21-1-8。

表 21-1-8 AKS 膝关节功能评分

项目			评价指标	分数 / 分	患者得分 / 分
膝关节评分	疼痛	平地行走	无疼痛	35	
			轻度或偶尔疼痛	30	
			中度疼痛	15	
			重度疼痛	0	
		爬楼梯	无疼痛	35	
			轻度或偶尔疼痛	30	
			中度疼痛	15	
			重度疼痛	0	
	活动范围		每 5° 得 1 分	25	
	稳定性	前后方移位	< 5 mm	10	
			5 ~ 10 mm	5	
			> 10 mm	0	
		内外侧移位	< 5 mm	15	
			6 ~ 9 mm	10	
			10 ~ 14 mm	5	
			≥ 15 mm	0	
	减分	屈曲挛缩	< 5°	0	
			5° ~ 10°	−2	
			11° ~ 15°	−5	
			16° ~ 20°	−10	
			> 20°	−15	
		过伸	无	0	
			< 10°	−5	
			10° ~ 20°	−10	
			> 20°	−15	
		对线	外翻 5° ~ 10°	0	
			内/外翻 < 4°	−3	
			内/外翻 11° ~ 15°	−3	
			其他	−20	

续表 21-1-8

项目		评价指标	分数 / 分	患者得分 / 分
膝关节功能评分	行走	行走站立不受限	50	
		连续步行距离 > 2 000 m	40	
		连续步行距离 1 000 ～ 2 000 m	30	
		连续步行距离 < 1 000 m	20	
		仅能在室内活动	10	
		无法步行活动	0	
	上下楼	正常上下楼	50	
		正常上楼，下楼需借助护栏	40	
		上下楼均借助护栏	30	
		上楼需借助护栏，下楼困难	15	
		不能上下楼	0	
	功能缺陷	行走需借助单手杖	-5	
		行走需借助双手杖	-10	
		行走需借助腋杖或助行架	-20	

注：该量表评分得分越高则说明膝关节功能越好。

参考文献

[1] 中医骨伤科临床诊疗指南·膝痹证（膝骨关节炎）[J]. 康复学报, 2019, 29（3）：1–7.

[2] 陈卫衡, 膝骨关节炎中医诊疗指南（2020 年版）[J]. 中医正骨, 2020, 32（10）:1–14.

[3] 王波, 余楠生. 膝骨关节炎阶梯治疗专家共识（2018 年版）[J]. 中华关节外科杂志（电子版）, 2019, 13（1）：124–130.

[4] Heller G Z, Manuguerra M, Chow R.Chow, How to analyze the Visual Analogue Scale：Myths, truths and clinical relevance[J].Scand J Pain, 2016, 13:67–75.

[5] Williamson A, Hoggart B.Hoggart, Pain: a review of three commonly used pain rating scales[J].Journal of clinical nursing, 2005, 14（7）：798–804.

[6] Shumway C A, Brauer S, Woollacott M.Woollacott, Predicting the probability for falls in community–dwelling older adults using the Timed Up & Go Test[J].Phys Ther, 2000, 80（9）：96–903.

[7] Jonsson E, Seiger A, Hirschfeld H.One–leg stance in healthy young and elderly adults: a measure of postural steadiness?[J].Clin Biomech（Bristol, Avon）, 2004, 19（7）：688–694.

[8] Agarwala P, Salzman S H.Six–Minute Walk Test: Clinical Role, Technique, Coding, and Reimbursement[J].Chest, 2020, 157（3）：603–611.

[9] Whitney S L, Wrisley D M, Marchetti G F.Clinical measurement of sit–to–stand performance in people with balance disorders: validity of data for the Five–Times–Sit–to–Stand Test[J].Physical therapy, 2005, 85（10）：1034–1045.

[10] Csuka M, McCarty D J.Simple method for measurement of lower extremity muscle strength[J].Am J Med, 1985, 78（1）：77–81.

[11] 常青, 王伟, 杨增华, 等. 黄芩苷对 IL–1β 诱导大鼠软骨细胞凋亡和炎症反应的抑制作用及相关机制研究 [J]. 中国免疫学杂志, 2020, 36（21）：2603–2607, 2618.

[12] 罗安玉, 刘瀚霖, 谢小飞, 等 .TGF–β1 和 BMP2 在骨关节炎患者的关节软骨细胞中诱导的代谢特征 [J]. 中国免疫学杂志, 2020, 36（15）:1884–1888.

[13] 赵玺, 赵文, 孙璟, 等 . 骨代谢指标与骨关节炎及绝经后骨质疏松症的关系 [J]. 中国组织工程研究, 2014（2）:245–250.

[14] 代李嘉, 潘胜杰, 杨君 . 老年膝骨关节炎中医证型与骨代谢指标及炎性因子相关性研究 [J] 湖北中医药大学学报, 2020, 22（6）：98–101.

[15] 张延辉, 高春阳, 李少华 . 骨性关节炎患者退变软骨及滑膜组织中细胞因子的表达 [J]. 中国组织工程研究, 2013（37）：6671–6675.

（张 鑫）

第**22**章 膝骨关节炎的运动处方

第一节 概　述

　　运动对于人体的益处已被证实，无论是对心血管、呼吸、内分泌等内脏系统，还是对肌肉骨骼等运动系统，无论是对身体功能，还是对心理健康均具有良好的提高、改善作用。但运动也是把双刃剑，合理的运动方式、运动强度有利于身心健康，反之，不合理的运动方式和强度则可能带来损伤。

　　膝关节是人体最复杂的关节之一，也是下肢承重关节，其在运动中具有极高的使用频率，外伤和劳损很常见，因此 KOA 是骨科临床中的常见病、多发病。KOA 的发生可能与先天遗传有关，但后天体重过大、运动不当、外伤、感染等因素才是主要的病因，治疗方法如前面章节所述有很多，最终目的都是为了改善活动功能。因此对 KOA，不管是预防还是治疗，运动康复训练都是最重要的手段。在早期，预先评估发现的下肢力线及膝关节承重负荷异常，通过合理运动可予以纠正，同时运动可改善关节软骨的营养代谢，对 KOA 的发生有良好的预防作用。在 KOA 的治疗过程中，科学地运动可提高肌力，增加关节活动度，改善神经肌肉控制能力。大量循证医学证据表明，运动疗法是一项安全且有效的 KOA 保守治疗方法，国内外多家学术机构颁布的指南也都将运动疗法纳入 KOA 的一线治疗措施。本章及下一章将通过对 KOA 运动处方的介绍、运动功能的评估、运动处方制订与实施、运动处方的预防作用四个方面进行讲述，以科学合理的运动处方预防和缓解 KOA。

第二节　膝骨关节炎运动处方的概念及内涵

一、运动处方的概念

运动处方的概念是在 20 世纪 50 年代由美国生理学家卡波维奇（Karpovich）提出来的。20 世纪 60 年代，随着康复医学的发展，运动处方开始逐渐受到重视，直到 1969 年 WHO 开始使用"运动处方"的术语，运动处方才在国际上获得了正式的命名。运动处方的完整概念是：康复医生或康复治疗师，对体育锻炼者或患者，根据医学检查资料（包括运动试验和体力测验），按其健康、体力以及心血管功能状况，用处方的形式规定运动种类（Type）、运动强度（Intensity）、运动时间（Time）、运动频率（Frequency）、运动量（Volume）及运动进阶（Progression），即 FITT-VP，并提出运动中的注意事项，科学地指导体育锻炼者或患者有目的、有计划地锻炼的一种方法。

二、运动处方制订的 FITT-VP 原则

（一）运动频率

运动频率是指每周运动的次数。不同类型的运动每周运动的频率各不相同。通常有氧运动 3 ~ 7 天 / 周，连续不运动的时间不超过 2 天；抗阻运动至少每周 2 天（非连续日），3 天更佳；柔韧性训练与平衡性训练、神经肌肉训练至少 2 天 / 周。

（二）运动强度

运动强度是运动处方的核心。有氧运动的运动强度可用最大摄氧量（VO_2max）或储备摄氧量（VO_2R）、最大心率（HRmax）或储备心率（HRR）以及代谢当量（MET）值来表示，也可根据运动时的自觉疲劳程度（RPE）来判断。小强度下呼吸模式保持不变，出汗很少；中等强度下运动 10 分钟即出汗，呼吸将加深、加快，但可自由交谈而不费力；大强度下运动 5 分钟即出汗，呼吸明显加快，只能用短句交谈。以最大摄氧量表示运动强度时，一般低强度运动量为小于 45% 最大摄氧量；中等强度为 55% ~ 65% 最大摄氧量；高强度为 75% ~ 85% 最大摄氧量；亚极量强度为 90% ~ 95%；当最大摄氧量大于 95% 则为极量强度。以最大心率表示时，运动时心率在 40% ~ 54% 最大

心率为低强度；在 55% ~ 69% 最大心率为中等强度；而运动时心率大于 70% 的最大心率为高强度。以储备心率表示时，储备心率在 20% ~ 39% 为低强度；40% ~ 59% 为中等强度；60% ~ 84% 为高强度。以 MET 表示时，1 MET 为静坐时的能耗，低强度运动的能耗为 1.5 ~ 3.0 METs；中等强度为 3 ~ 6 METs，而高强度运动为 > 6 METs。抗阻运动的运动强度可以用能够连续维持某个负荷量的最高重复次数（RM）表示，1 RM 代表最大重复次数，一般 1 ~ 5 RM 为高强度，主要发展肌肉最大力量；中等强度一般为 6 ~ 15 RM；30 RM 以上为低强度，主要增加肌肉耐力。

（三）运动类型

运动类型分为有氧运动、抗阻运动、柔韧性训练和神经肌肉训练等。

1. 有氧运动

有氧运动是在全身大肌群参与下，通过增强机体有氧代谢能力，提高全身耐力的运动方式。适度的有氧运动可减轻 KOA 患者的疼痛症状，改善关节功能，提高其生活质量。根据美国运动医学学院（ACSM）运动测试与运动处方指南建议，有氧运动的适宜频率为每周 3 ~ 5 天；推荐强度为中低强度，即 40% ~ 59% 的储备心率强度。较低强度的有氧运动，如 30% ~ 39% 的储备心率强度适用于膝关节功能较差的关节炎患者。每周至少 150 分钟有氧运动的目标适用于大多数骨性关节炎患者，但是长时间连续运动对有些患者来说是困难的，因此，应根据患者疼痛程度，以每次 10 分钟有氧运动为起点，如果需要可以以更短的时间为起点，逐步增加运动时间，以个体化方案为宜。对 KOA 患者而言，骑车和水中运动等下肢关节负荷较小的有氧运动方式则更为适宜。

2. 抗阻运动

肌肉肌力下降与 KOA 的发生发展密切相关，两者互相影响。针对性的肌力训练可以增强下肢肌力，促使应力平衡和膝关节稳定，从而改善 KOA 患者症状，延缓病情发展。抗阻运动的频率建议为每周 2 ~ 3 天；运动强度建议为中等强度，10 ~ 15 RM；抗阻运动的重复组数，可根据患者的疼痛程度制订，一般以 2 ~ 4 组为宜。

3. 柔韧性训练

KOA 患者的膝关节的关节活动度锻炼分为主动锻炼和被动锻炼。主动锻炼指患者不借助任何外力，依靠自身肌力进行的膝关节屈伸锻炼；而关节周围肌肉因损伤或炎症等无法主动锻炼者，可在旁人辅助下进行屈伸锻炼，称为被动锻炼。关节活动度的锻炼可避免关节粘连或挛缩。必要时，可进行提高关节活动度的拉伸运动。各运动应强调在尽量无痛及减少负重的情况下进行。

4. 其他训练

KOA 患者还存在神经肌肉控制减弱及本体感觉受损的问题，增加了跌倒损伤风险。本体感觉，也称运动觉，是使我们能自由移动而无须考虑周围环境的一种机体感觉。影响肌肉、神经和大脑的疾病及衰老都会导致本体感觉障碍。故 KOA 的训练还应该包含神经肌肉控制训练，通过改善感觉运动控制来建立下肢动态稳定，尽量恢复中立位下肢的动态力线，并恢复膝关节的正常动态负荷。

（四）运动时间

运动时间指每周 / 日累计运动的时间或一次运动持续的时间。运动时间与运动频率、运动强度共同决定运动量的大小。通常有氧运动每次的持续时间为 30 ~ 60 分钟，包括 5 ~ 10 分钟的热身和整理运动，一般按照运动处方靶强度目标施行的运动时间须在 20 分钟以上，才能有效达到运动处方规定的强度目标；抗阻运动一次总时间一般为 30 ~ 45 分钟；牵拉肌肉群和肌腱每次维持时间建议为 30 秒，即可起到肌群和肌腱的放松减张作用。

（五）总运动量

有氧运动总运动量一般要求每周不少于 150 分钟；抗阻训练建议 8 ~ 10 个训练项目，完成 1 ~ 3 组练习，每组 10 ~ 15 次，以接近疲劳，不达到疲劳为度；柔韧性训练中每个拉伸动作须至少伸展 30 秒，每项练习重复 2 ~ 4 组；平衡性训练并无严格要求。

（六）运动进阶

有氧运动进阶须在中等强度运动无并发症发生，且以增强体能为首要目标的前提下，开展高强度有氧运动；抗阻运动，一般开始时训练强度为中等轻度，建议每组 10 ~ 15 次（10 ~ 15 RM），随着能力提升再逐渐增加阻力至 8 ~ 10 RM，进而再增加训练组数，最后增加训练频率；柔韧性训练和平衡性训练通过逐渐增加持续时间和（或）频率即可实现运动的进阶。

三、运动处方的总体原则

（一）个体化原则

运动处方需因人而异，要根据具体情况制订出符合个人条件的运动处方。不同的疾病、同一疾病的不同时期、同一个人在不同的功能状态下，运动处方也应有所不同。

（二）有效性原则

运动处方的制订和实施应使患者的功能状态有所改善。制订时应科学合理地安排各项内容，实施时应保质保量认真完成训练。

（三）安全性原则

在运动处方的制订和实施过程中，应严格遵循各项规定和要求，以确保处方实施的安全性。

（四）全面性原则

运动处方应遵循全面身心健康的原则，注意维持人体生理和心理的平衡，以达到"全面身心健康"的目的。

四、运动处方的适应证与禁忌证

运动治疗可以减轻疼痛，改善躯体功能，提高生活质量和步行能力，降低跌倒风险，是 KOA 的一线治疗方式，广泛适用于 KOA 的各个时期。

运动治疗相对安全，但同样应在患者开始治疗前确定有无禁忌证。迄今未发现 KOA 运动治疗导致严重不良事件的证据。可参考其他疾病指南列出的运动治疗的禁忌证，如近期心肌梗死、不稳定型心绞痛、严重外周血管疾病和未控制的血糖异常等，建议内科基础疾病评定为稳定的 KOA 患者方进行运动治疗。

五、运动处方的注意事项

（一）有氧运动的注意事项

（1）严格把握运动的适应证和禁忌证。

（2）在有氧运动处方中应指出须立即停止运动的指征，如运动中无力、头晕、气短、胸痛等。

（3）须对运动强度的监控提出具体的要求，以保证有氧运动的有效和安全。

（4）做充分的准备活动。

（5）明确有氧运动须与其他临床治疗相配合。如：糖尿病患者的运动疗法须与药物、饮食治疗相结合，以获得最佳的治疗效果。运动时间应避开降糖药物血药浓度达到高峰的时间，在运动前、中或后，可适当增加饮食，以避免出现低血糖等。

（二）抗阻运动的注意事项

（1）抗阻运动不应引起躯体的明显疼痛。

（2）抗阻运动前、后应做充分的准备活动及放松整理活动。

（3）运动时须保持正确的身体姿势。

（4）必要时给予锻炼者保护和帮助。

（5）经常检修器械、设备，以确保场地安全。

（三）柔韧性运动的注意事项

（1）应根据动作的难度、幅度等，循序渐进、量力而行。

（2）动作宜缓慢柔和，防止拉伤。

第三节　膝骨关节炎的运动功能评估

KOA 在病理上表现为关节软骨脱失、鞍裂、纤维化或者出现溃疡，超过 40 岁的中老年人为高发人群，其伴随的疼痛、关节活动受限对人体的运动功能有着巨大的影响。因此在患 KOA 后，要及时对膝关节剩余的运动功能进行评估，并根据评估结果制订康复运动处方，以帮助患者获得最大的功能恢复。

一、测评方法

（一）基本信息采集

KOA 患者进行运动功能测评之前，除对其姓名、性别、年龄、身高、体重等进行基础信息采集之外，还需对其伤病史、运动史等进行采集，以确定进一步检测方向及针对检测结果进行解读。

1. 伤病史

KOA 患者伤病史包括两大部分内容，即内科疾病（如心脏病、糖尿病、高血脂等）和运动创伤及骨关节退变史（如半月板损伤、交叉韧带损伤、侧副韧带损伤等）。

2. 运动史

KOA 患者运动史包括进行规律性体育运动的项目、频率、强度、年限、运动后主观感受等。

（二）体姿体态观察

体姿体态观察是指在人体处于站立位时从正方、后方、侧方观察人体姿态，静态状态下的骨骼位置排列反映了肌肉静力收缩与柔韧性之间的平衡。

正常的体姿体态为：正面观，头部无侧屈，两侧锁骨对称、胸廓对称、髂前上棘等高、下肢各关节力线位置良好，无高足弓、扁平足等；后面观，头部无侧屈，双侧耳垂等高、肩峰等高、肩胛骨对称、臀纹及腘横纹等高、跟腱对称且垂直地面；侧面观，无头前倾，肩峰与耳垂在同一条与地面垂直的线上，无圆肩驼背，脊柱生理曲度良好，骨盆无旋转，膝关节过伸 $5° \sim 10°$，小腿与地面垂直等。

KOA 患者的观察重点为膝关节的力线位置，是否存在膝关节变形；是否存在膝内翻、膝外翻等力线异常；是否存在扁平足、高足弓等影响下肢力线的情况；双膝髌骨位置是否等高，双侧股四头肌和腘绳肌的肌肉维度是否差距小于 2 cm，均为 KOA 患者体姿体态应观察评估的重点内容。

（三）膝关节活动度

关节活动度指关节的活动范围，是与关节相关的肌肉、韧带、关节囊情况的综合反映，也是身体灵活性的反映。关节活动度不足容易导致运动伤病，加速关节退化，而 KOA 患者常伴有膝关节活动受限，因此对于膝关节活动度的评估非常重要。膝关节活动度主要体现在屈曲和伸展活动，其正常屈曲活动度为 $135° \sim 140°$，伸展为过伸 $5° \sim 10°$，对其测量评估时推荐使用量角器。测量时主要注意以下几个方面。

（1）关节的活动轴（活动平面），是一个活动轴，即只在一个平面（矢状面）活动。

（2）测量轴心、固定臂与移动臂的轴线确定，测量轴心在股骨外上髁，固定臂与大腿平行，移动臂与小腿平行。

（3）选择坐位测量，避免相邻关节代偿。

（4）注意膝关节的正常活动度。

（四）膝关节肌力

肌肉收缩时克服和对抗阻力来完成运动的能力称为肌力。肌力是评估人体运动能力最基本、最重要的指标之一。除了大家熟知的徒手肌力评定，目前最常用的是等速肌力测试系统，可进行膝关节各活动范围的等速（离心／向心）肌力测试。等速肌力测试的指标及意义如下。

1. 肌力评估

峰值力矩：反映力矩曲线的最高点，对下肢负重肌群的力量评定有较大意义。

相对峰力矩：峰力矩与体重的比值，有利于横向比较。

2. 肌肉做功能力评估

峰力矩做功：反映肌肉的做功能力，对于评定肌肉功能状态具有重要作用。

3. 肌耐力评估

耐力比值：是在等速测试仪上以 180°/s 的运动速度进行耐力测试时，连续最大收缩 25 ~ 30 次，最末 5 次（或 10 次）与最初 5 次（或 10 次）做功量的比值，以百分比表示。

4. 肌力均衡度评估

屈伸肌峰力矩比值（H/Q）：反映膝关节屈伸肌力平衡情况，弱肌力侧容易发生肌肉和韧带的损伤。H/Q 参考值为 50% ~ 80%，比值过大或过小都容易导致损伤的发生。

肌力测量的注意事项主要有几个方面：

（1）目前不能单独测量某一块肌肉的力量，只能测量关节活动轴上某一肌群的力量。

（2）测量时注意受试者体位摆放，避免代偿。

（3）注意肌肉初长度、疼痛等因素对肌力的影响。

（五）膝关节肌肉柔韧性

肌肉柔韧性指肌肉的长度，通常用其跨越关节的活动度来表示。肌肉过紧、长度不足，会影响其跨越关节达到最大活动度；肌肉过松，容易被拉长，会影响其跨越关节的稳定性。膝关节肌肉长度测量的方法同关节活动度的测量方法基本一致，但需注意柔韧性不能简单用关节活动度表示。影响关节活动度的因素有构成关节的骨骼、韧带、关节囊、肌肉等相关组织，但只有肌肉是可以通过运动干预进行调整的组织。膝关节肌肉的柔韧性测量时，需注意单关节肌（股内侧肌、股中间肌、股外侧肌等）的长度即可表示此关节的活动度，测量跨双关节肌（股直肌、腘绳肌）要注意被测量肌肉所跨越的关节均处于打开状态才能准确测量该肌肉的长度。

第四节　膝骨关节炎运动处方的制订与实施

一、急性期 KOA 的运动处方

（一）处方目的

通过运动周围关节缓解急性期 KOA 疼痛症状，保持膝关节的正常活动范围，维持膝关节的运动能力，为缓解期 KOA 膝关节自身功能恢复进行预先准备。

（二）适应人群

适宜急性期 KOA，关节疼痛症状较重，膝关节活动受限，日常生活步行及上、下楼难以完成者。

（三）禁忌人群

有高热、感染、皮肤破损及严重心脑肾等内科疾病的患者。

（四）具体内容

动作 1：踝泵运动

训练目的：促进下肢的血液循环和淋巴回流，促进消肿，维持小腿肌力及肌泵作用。

运动量：10 秒 / 次，20 次 / 组，每天 3 组。

动作要领：仰卧位，下肢伸展，大腿放松，踝关节背屈至最大限度后保持 5 秒，再跖屈至最大限度保持 5 秒，分别感受小腿前侧及后侧肌肉的发力感。（图 22-3-1）

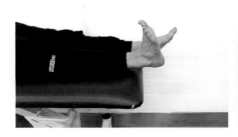
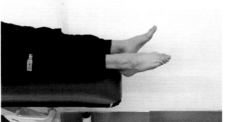

（a）　　　　　　　　　　　　　（b）

图 22-3-1　动作 1：踝泵运动

动作 2：卧位直腿抬高

训练目的：增强股四头肌力，促进下肢血液循环。

运动量：60 秒 / 次，10 次 / 组，每天 6 组。

动作要领：卧位，一侧下肢屈髋屈膝支撑于床上，另一侧下肢踝关节保持背伸，在膝关节伸直的情况下主动抬起下肢并维持，感受膝关节伸直腿大腿前侧的发力感。（图 22-3-2）

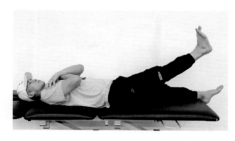

图 22-3-2　动作 2：卧位直腿抬高

动作 3：髋关节外展肌力训练

训练目的：加强髋关节外展力量，提升髋周稳定性。

运动量：20 次 / 组，每天 3 组。

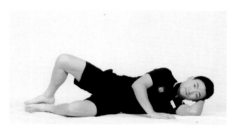

图 22-3-3　动作 3：髋关节外展肌力训练

动作要领：侧卧位，身体与地面垂直，大腿和身体呈 120°，小腿和大腿呈 90°，两脚掌内侧始终扣在一起，抬腿使双侧膝关节内侧远离，并保证身体不向后倾。（图 22-3-3）

动作 4：腹式呼吸

训练目的：训练呼吸模式，改善心肺功能，缓解疼痛。

运动量：10 次 / 组，每天 5 组。

动作要领：仰卧位，屈髋屈膝约 60°，两膝关节之间夹一物体使大腿内侧发力，用鼻深吸气将腹部鼓起、胸廓保持不动，停顿 1 秒后用口呼气将腹部凹陷至最低，一次呼吸约 5 秒。（图 22-3-4）

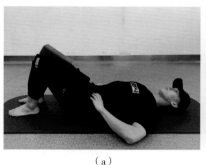

（a）

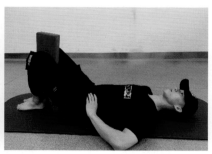

（b）

图 22-3-4　动作 4：腹式呼吸

二、缓解期 KOA 的运动处方

（一）处方目的

改善膝关节周围肌群肌力，恢复膝关节周围肌群柔韧性，强化膝关节稳定性，提升膝关节功能，重建膝关节在日常生活使用中的良好动作模式。

（二）适应人群

适宜缓解期 KOA 关节疼痛症状不重，以膝关节乏力、打软为主，日常生活步行可以完成，上下楼及下蹲受限者。

（三）禁忌人群

有高热、感染、皮肤破损及严重心脑肾等内科疾病的患者。

（四）具体内容

动作 5：坐姿臀肌拉伸

训练目的：改善臀肌的柔韧性。

运动量：30 秒 / 次，3 次 / 组，每天 3 组。

动作要领：坐位，将单侧踝关节置于对侧膝关节上，使单侧髋关节外展外旋，躯干挺直前倾，感受单侧臀部拉伸感，维持 30 秒。（图 22-3-5）

禁忌人群：运动时产生腰椎局部或下肢放射痛的患者。

动作 6：顶天立地

训练目的：改善腘绳肌的柔韧性。

运动量：40 秒 /1 次，3 次 / 组，每天 3 组。

动作要领：站立位，双脚并拢，保持收腹、夹臀，大腿前侧用力，保持膝关节完全伸直，吸气同时将双手十指交叉向头顶托举，双上臂内侧紧贴耳朵，保持 10 秒；呼气同时缓慢将双手向前下方移动、臀部向后移动，同时保持膝关节、脊柱伸直，直至大腿后侧有明显拉伸感即可，保持 30 秒。（图 22-3-6）

禁忌人群：严重腰部疾患、血压异常、头晕及青光眼患者。

动作 7：站姿股四头肌拉伸

训练目的：改善股四头肌的柔韧性。

运动量：30 秒 / 次，3 次 / 组，每天 3 组。

动作要领：站立位，可协助抓握其他物体维持身体重心平衡，手握同侧下肢踝关节向身体后侧提起，使小腿尽量贴于臀部，保持大腿前部拉伸感。（图 22-3-7）

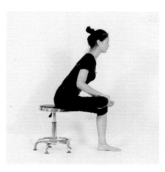

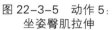

图 22-3-5　动作 5：
坐姿臀肌拉伸

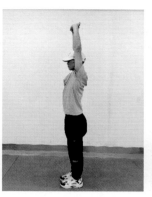

（a）

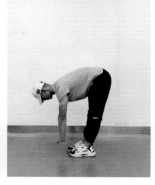

（b）

图 22-3-6　动作 6：顶天立地

禁忌人群：眩晕患者。

注意事项：拉伸时避免膝关节出现疼痛，若出现，可于床上侧卧位进行。

动作 8：标准臀桥

训练目的：加强臀肌及腘绳肌肌力，提升膝周稳定性。

运动量：30 秒 / 次，3 次 / 组，每天 3 组。

动作要领：仰卧位，双足自然分开与肩宽，核心收紧，骨盆后倾后主动发力将臀部抬起至大腿与身体平行呈一条直线。感受臀肌及大腿后侧发力感，维持 30 秒。（图 22-3-8）

禁忌人群：眩晕患者。

注意事项：动作中避免出现腰部疼痛症状，若出现则提示核心未收紧；骨盆无后倾。

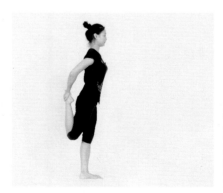

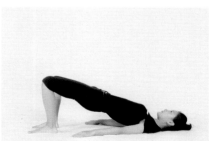

图 22-3-7　动作 7：站姿股四头肌拉伸　　　图 22-3-8　动作 8：标准臀桥

动作9：靠墙静蹲

训练目的：增强股四头肌肌力，提升膝关节稳定性。

运动量：30秒/次，5次/组，每天3组。

动作要领：背靠墙，踝关节向前移动至小腿与地面垂直，大腿主动发力将骨盆顶向墙壁，核心收紧，感受大腿前侧发力感并维持30秒。（图22-3-9）

禁忌人群：高龄患者。

注意事项若训练过程中出现膝前疼痛，则应调高身体重心，减小屈膝角度。

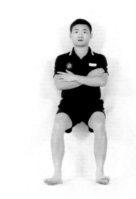

图22-3-9　动作9：靠墙静蹲

动作10：站立位侧抬腿

训练目的：增强髋外展肌的肌力，提升髋及膝周稳定性。

运动量：1分钟/次，3次/组，每天3组。

动作要领：站立位，支撑侧下肢保持膝关节伸直，锻炼侧下肢保持踝背伸、膝伸直并向外侧摆动至约45°，维持1分钟后交换支撑下肢。（图22-3-10）

禁忌人群：患侧负重时出现明显疼痛者。

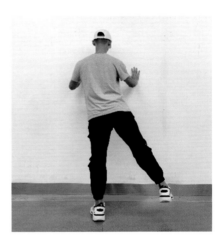

图22-3-10　动作10：站立位侧抬腿

动作11：弹力带屈膝抗阻

训练目的：增强腘绳肌肌力。

运动量：30秒/次，10次/组，每天3组。

动作要领：俯卧位，将弹力带环绕于单侧脚踝处，主动抗阻屈膝并维持30秒，感受大腿后侧发力感，发力注意缓慢，避免造成肌肉痉挛。（图22-3-11）

禁忌人群：高龄患者。

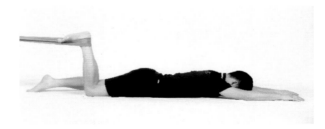

图22-3-11　动作11：弹力带屈膝抗阻

三、恢复期 KOA 的运动处方

（一）处方目的

提升膝关节功能，强化下肢整体柔韧性，改善下肢力线，恢复膝关节在日常生活中的良好使用能力。

（二）适应人群

适宜恢复期 KOA 无明显关节疼痛症状，日常生活膝关节功能可完成，久站久行、上下楼及下蹲动作膝关节乏力、打软，无明显疼痛症状者。

（三）禁忌人群

有高热、感染、皮肤破损及严重心脑肾等内科疾病的患者。

（四）具体内容

动作 12：坐姿臀肌拉伸

同缓解期 KOA 的运动处方动作 5。

动作 13：顶天立地

同缓解期 KOA 的运动处方动作 6。

动作 14：站姿股四头肌拉伸

同缓解期 KOA 的运动处方动作 7。

动作 15："幻椅"训练

训练目的：增强下肢力量，进行"下蹲"动作模式训练。

运动量：30 秒 / 次，5 次 / 组，每天 3 组。

动作要领：站立位，想象后方有一把椅子，双脚分开与肩同宽，脚尖朝正前方，双手十指交叉向前推出，保持膝关节伸直，将臀部向后移动，至极限后再屈膝下蹲，控制双膝不超过脚尖且与脚尖方向保持一致，维持 30 秒。（图 22-3-12）

禁忌人群：高龄患者。

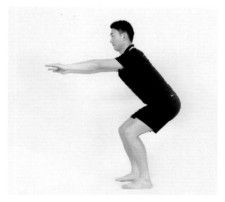

图 22-3-12　动作 15："幻椅"训练

动作 16：单腿臀桥

训练目的：增强腘绳肌肌力，提升骨盆及下肢稳定性。

运动量：30 秒 / 次，3 次 / 组，每天 3 组。

动作要领：仰卧位，屈髋屈膝约 60°，双手置于身体两侧，收腹、夹臀

将腰后侧紧贴与地面，然后将臀部抬高至躯干与大腿相平，再将健侧腿伸直，维持 30 秒。（图 22-3-13）

禁忌人群：膝关节屈曲活动受限，或运动时产生腰部局部或下肢放射痛的患者。

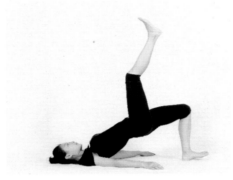

图 22-3-13　动作 16：单腿臀桥

动作 17：箭步蹲

训练目的：训练下肢力量及单膝稳定性。

运动量：30 秒 / 次，3 次 / 组，每天 3 组。

动作要领：站立位，患腿向前弓步支撑，其小腿与地面垂直，健腿在后脚尖支撑，保持躯干直立，重心维持于躯干正下方，保持膝关节中立位，避免内旋、内收，保持 30 秒，感受双侧大腿前侧发力感。（图 22-3-14）

禁忌人群：高龄患者，双膝 KOA 患者。

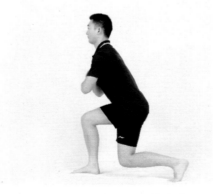

图 22-3-14　动作 17：箭步蹲

（罗小兵）

第**23**章 膝骨关节炎的预防

第一节 概 述

　　KOA 是以膝关节局部疼痛、晨僵、肿胀、畸形伴有活动受限为主要症状的退行性关节病变，晚期会出现明显的功能障碍及活动受限，甚至会出现关节变形，从而导致关节功能丧失。因此，预防和早期控制 KOA 的进展是其治疗的重点内容之一。

　　中医药在防治 KOA 方面发挥着重要的作用，"治未病"理论提倡"未病先防"及"既病防变"，对于中老年高危人群应"未病先防"，改善其生活方式及对膝关节的使用方式；而早期 KOA 患者应"既病防变"，运用多种治疗方法将疾病尽量控制在早、中期，以控制疾病的进一步发展。KOA 的临床治疗方法多种多样，包括药物、手术、细胞因子、运动、局部和干细胞疗法等，现均以缓解疼痛、延缓病程进展、保护关节、提高生活质量为治疗目标。运动疗法作为非药物、手术治疗的重要环节，临床上逐渐形成了以中国传统功法为核心的康复治疗处方。太极拳作为中国传统医学文化中运动疗法的代表，结合药物辅助治疗 KOA 被证明是安全有效的，在 2012 年发表的《手部、髋部和膝部骨关节炎的非手术和药物治疗指引》中，ACR 明确地将太极拳列为一种重要的 KOA 运动干预方式。Bennell 等研究发现，太极拳有助于缓解疼痛，提高患 KOA 的成年人的膝关节物理功能。运动干预在减轻 KOA 患者临床症状、改善关节功能及延缓病情进展方面的作用已被广泛证实。但不同个体发病的生物力学因素以及导致生物力学异常的因素均存在一定差异，加上运动干预虽然能在一定程度上防治KOA，但应用不当也会增加发生KOA的风险，所以根据患者身体状况和运动功能检测结果制订个体化的运动干预方案显得尤为重要。

第二节　运动干预

一、力量训练

力量训练在KOA运动干预方案中应用最多。肌力的提高，能够增加关节稳定性，改善膝关节力线结构，预防关节间隙变小，减轻疼痛症状。

（一）股四头肌肌力训练

股四头肌肌力不足被认为是影响KOA发生、发展及患者生理功能的最主要因素。进行股四头肌肌力训练能够减小膝关节内翻力矩，平衡胫股关节和髌股关节的压力，提高膝关节稳定性。Mikesky等的研究发现，增加股四头肌和腘绳肌力量能够预防KOA的发展。Oliveira等认为单独对KOA患者进行股四头肌肌力训练可有效减轻KOA患者的关节疼痛，改善关节功能。当股四头肌受到创伤、制动或手术等因素影响时，股内侧肌首先发生失用性萎缩，导致股四头肌各部分肌力失衡，进而影响髌股关节的接触应力和分布状态以及髌骨的位置。因此，在进行股四头肌肌力训练的同时，应注意股四头肌各部分肌力的均衡性。

（二）腘绳肌肌力训练

KOA患者在股四头肌肌力减弱的同时，其腘绳肌肌力也在下降，这导致膝关节稳定性下降和下肢力线异常。马利华等的研究表明，维持腘绳肌和股四头肌合适的肌力比值也是维持膝关节稳定性的关键因素，在进行股四头肌肌力训练时，适当提高腘绳肌肌力，对于防治KOA具有良好的效果。

（三）髋外展肌群肌力训练

Sled等对40位内侧间室KOA患者的研究发现，其外展肌力均较弱，进行8周髋外展肌群肌力训练后，患者的膝关节功能增强，疼痛减轻。

髋关节外展肌群能够保证骨盆的稳定，维持正常的膝关节力线结构和横向稳定性。如果髋关节外展肌力不足，步态支撑相时骨盆倾斜，重心向对侧内移，会增加膝关节内侧间室的负荷，所以通过髋外展肌群肌力训练能够保护同侧膝关节内侧间室，避免其过度负荷引发KOA。

二、拉伸训练

拉伸训练可以增加关节周围软组织的伸展性、降低肌张力、缓解疼痛，改善或恢复关节的活动范围，防止关节周围组织发生挛缩。目前KOA运动干预方案中的拉伸训练主要针对下肢肌群。股四头肌柔韧性不足会直接造成髌股关节间的压力增大，引起关节软骨代谢异常；腘绳肌柔韧性不足会造成膝关节伸展受限，使股四头肌屈髋收缩时对髌股关节的刺激加重，造成髌骨周围疼痛。因此，下肢的拉伸训练可恢复膝关节及周围关节的活动范围，减小髌股关节的负荷，改善症状。目前常用的拉伸方法是静力拉伸和PNF。

三、本体感觉训练

膝关节周围的本体感觉在控制关节活动、校正姿势和维持平衡等方面具有重要作用。膝关节本体感觉功能减退，使神经系统对膝关节周围的肌肉和感觉的控制能力下降，出现膝关节不稳及步态异常。本体感觉训练可以增加机体的平衡性、关节的稳定性、动作的协调性以及神经肌肉控制能力，对于KOA的预防和治疗具有积极作用。本体感觉的训练方法有PNF、平衡训练、运动觉训练、全身震动训练（WBV）等。刘晓林等发现，联合运用PNF进行腘绳肌快速收缩的功能性训练能够明显提高KOA患者关节的本体感觉。Diracoglu等发现应用平衡锻炼联合运动觉训练对KOA患者进行干预，能够明显改善患者的本体感觉，增强其膝关节功能。WBV是通过超声波使平台垂直上下震动，这种震动能够引起全身肌肉非自主收缩，减轻KOA患者关节疼痛，增强股四头肌肌力，提高平衡能力。Trans等研究发现，在稳定平面上进行WBV可增强力量，在平衡板上进行WBV能够提高本体感觉。

四、有氧运动

有氧运动是增强有氧代谢能力的全身性耐力练习方法，常用的运动方式有快步走、慢跑、游泳、骑自行车等。有氧运动能增加机体的能量消耗，预防肥胖，减轻体重，降低膝关节负荷，从而降低KOA的发生风险，而且有氧运动和力量训练一样，能够减轻关节疼痛，提高机体功能。Mangani等的研究发现，KOA患者经有氧运动治疗后，其关节疼痛明显减轻、关节功能明显改善。中国传统运动属于有氧运动，能明显改善呼吸系统、循环系统、运动系统以及神经系统的功能，在KOA预防中应用最多的有太极拳、八段锦、五禽戏等，这些锻炼能够提高肌力，增强肌肉韧带的柔韧性，增加关节的稳定性，维持膝关节活动度，改善血液循环，促进滑液的分泌，提高机体本体感觉，缓解 KOA 症状。

五、关节活动度训练

关节活动度训练的主要目的是增强关节肌肉的柔韧性和关节的灵活性，其训练方法主要包括主动运动和被动运动。严重 KOA 患者关节僵硬、变形，关节活动范围较小，恢复膝关节正常的活动范围是主动运动临床康复治疗的前提。

综上所述，运动干预在 KOA 防治中的应用越来越广泛，力量训练、拉伸训练、本体感觉训练、有氧运动、关节活动度训练以及肌肉训练、运动模式和姿势控制等整体训练均有助于 KOA 的防治。但根据患者身体状况和运动功能检测结果制订科学合理、个体化的分期运动处方才能更好地对 KOA 起到预防及治疗作用。

第三节　膝骨关节炎的预防运动处方

（一）处方目的

预防 KOA 的发生，防止 KOA 的进一步发展，维持及提升膝关节的功能。

（二）适应人群

适宜偶发性出现 KOA 膝周疼痛症状，偶感久站久行、上下楼及下蹲膝关节乏力、打软，日常无明显疼痛症状的患者。

（三）禁忌人群

有高热、感染、皮肤破损及严重心脑肾等内科疾病的患者。

（四）具体内容

动作 1：靠墙静蹲

训练目的：增强股四头肌力量。

运动量：30 秒 / 次，5 次 / 组，每天 3 组。

动作要领：背靠墙，踝关节向前移动至小腿与地面垂直，大腿主动发力将骨盆顶向墙壁，核心收紧，感受大腿前侧发力感并维持 30 秒。（图 23-3-1）

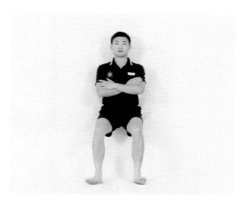

图 23-3-1　动作 1：靠墙静蹲

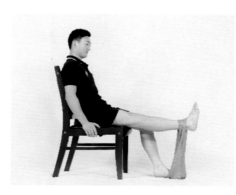

图 23-3-2　动作 2：弹力带伸膝抗阻

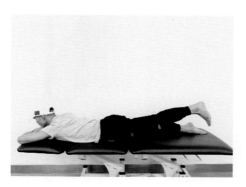

图 23-3-3　动作 3：俯卧直膝后抬腿

注意事项：若训练过程中出现膝前疼痛，则应调高身体重心，减小屈膝角度。

动作 2：弹力带伸膝抗阻

训练目的：增强股四头肌力量。

运动量：30 秒 / 次，10 次 / 组，每天 3 组。

动作要领：坐位，小腿悬吊于床边，将弹力带一脚踩住，一脚套于脚踝处，大腿前侧发力伸直膝关节维持 30 秒。（图 23-3-2）

禁忌人群：有膝周疼痛症状者。

注意事项：伸膝末端感受大腿前内侧发力感，避免膝周疼痛。

动作 3：俯卧直膝后抬腿

训练目的：臀肌腘绳肌激活。

运动量：30 秒 / 次，10 次 / 组，每天 3 组。

动作要领：俯卧位，臀部收紧主动发力直膝后抬腿，踝背伸，足趾抬离床面高度即可，减少腰部发力，维持 30 秒。（图 23-3-3）

禁忌人群：腰椎间盘突出症急性期，本动作引发腰背部疼痛的患者。

动作 4：弹力带屈膝抗阻

训练目的：增强腘绳肌力量。

运动量：30 秒 / 次，10 次 / 组，每天 3 组。

动作要领：俯卧位，将弹力带环绕于单侧脚踝处，主动抗阻屈膝并维持 30 秒，感受大腿后侧发力感，发力注意缓慢，避免造成肌肉痉挛。（图 23-3-4）

禁忌人群：高龄患者。

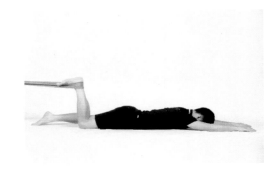

图 23-3-4　动作 4：弹力带屈膝抗阻

动作 5："幻椅"训练

训练目的：增强下肢力量，进行"下蹲"动作模式训练。

运动量：30 秒 / 次，5 次 / 组，每天 3 组。

动作要领：站立位，想象后方放置一椅子，双脚分开与肩同宽，脚尖朝正前方，双手十指交叉向前推出，保持膝关节伸直，将臀部向后移动，至极限后再屈膝下蹲，控制双膝不超过脚尖且与脚尖方向保持一致，维持 30 秒。（图 23-3-5）

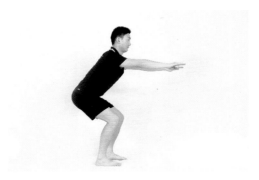

图 23-3-5　动作 5："幻椅"训练

动作 6：箭步蹲

训练目的：训练下肢力量及单膝稳定性。

运动量：30 秒 / 次，3 次 / 组，每天 3 组。

动作要领：站立位，患腿向前弓步支撑，其小腿与地面垂直，健腿在后脚尖支撑，保持躯干直立，重心维持于躯干正下方，保持膝关节中立位，避免内旋、内收，保持 30 秒，感受双侧大腿前侧发力感。（图 23-3-6）

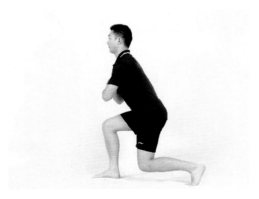

图 23-3-6　动作 6：箭步蹲

禁忌人群：高龄患者，双膝骨关节炎患者。

动作 7：**重心转移**

训练目的：改善单足支撑能力，恢复机体正常承重机制。

运动量：10 秒 / 次，5 次 / 组，每天 3 组。

动作要领：双足分开与肩同宽，膝关节伸直，身体重心向单侧腿移动，移动至最大幅度后停留 10 秒，交替移动重心至另一侧。（图 23-3-7）

动作 8：**单脚平衡**

训练目的：改善机体平衡能力，提升本体感觉，步态单足支撑期稳定训练。

运动量：30 秒 / 次，3 次 / 组，每天 3 组。

动作要领：重心转移后，逐渐抬起对侧脚，进行直膝单脚睁眼站立，维持 30 秒。（图 23-3-8）

禁忌人群：高龄患者。

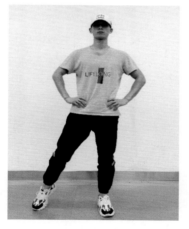

图 23-3-7　动作 7：重心转移

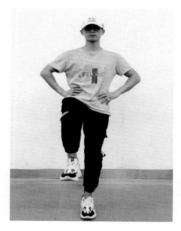

图 23-3-8　动作 8：单脚平衡

动作 9：**站姿股四头肌拉伸**

训练目的：改善股四头肌的柔韧性。

运动量：30 秒 / 次，3 次 / 组，每天 3 组。

动作要领：站立位，可抓握其他物体维持身体重心平衡，手握同侧下肢踝关节向身体后侧提起，使小腿尽量贴于臀部，保持大腿前部拉伸感。（图 23-3-9）

禁忌人群：高龄患者、眩晕患者。

注意事项：拉伸时避免膝关节出现疼痛，若出现，可于床上侧卧位进行。

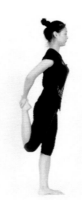

图 23-3-9　动作 9：站姿股四头肌拉伸

动作 10：顶天立地

训练目的：改善腘绳肌的柔韧性。

运动量：40 秒 / 次，3 次 / 组，每天 3 组。

动作要领：站立位，双脚并拢，保持收腹、夹臀，大腿前侧用力，保持膝关节完全伸直，吸气同时将双手十指交叉向头顶托举，双上臂内侧紧贴耳朵，保持 10 秒；呼气同时缓慢将双手向前下方移动、臀部向后移动，同时保持膝关节、脊柱伸直，直至大腿后侧有明显拉伸感即可，保持 30 秒。（图 23-3-10）

禁忌人群：严重腰部疾患、血压异常、头晕及青光眼的患者。

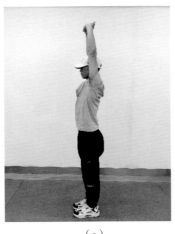
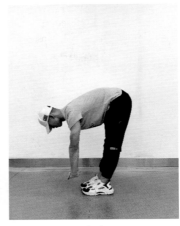

（a）　　　　　　　　（b）
图 23-3-10　动作 10：顶天立地

参考文献

[1]　刘金宝.青少年田径运动损伤研究 [J].长春师范大学学报, 2015, 34（4）: 69–72.

[2]　廖婷,李丹阳,闫琪.青少年身体功能整体性发展与功能性力量训练[J].首都体育学院学报, 2015, 27（2）: 146–150.

[3]　陈杰,陈月亮,王沂,等.功能性训练及其在运动损伤预防中的作用研究—以青少年篮球运动员为例 [J].湖北理工学院学报, 2015, 32（2）: 83–86.

[4]　李玉飞.湖南省中老年膝骨关节炎的流行病学调查研 [D].长沙:中南大学, 2014.

[5]　尹丽,邱丽丽.中老年膝骨关节炎发病的相关因素分析 [J].吉林医学, 2015, 36（18）: 4139–4140.

[6]　张宏,王旭昀,郑伟康,等."治未病"理论在 KOA 防治中的应用[J].医学综述,2018,24（14）: 2837–2840.

[7]　邵敏,黄建烽,徐绍俊,等.三级预防、五级治疗理念应贯彻膝骨关节炎治疗始终 [J].黑龙江医药, 2017, 30（2）: 289–291.

[8]　Singh J A, Furst D E, Bharat A, et al.2012 update of the 2008 American College of Rheumatology recommendations for the usevof disease–modifying antirheumatic drugs and biologic agents in the treatment of rheumatoid arthritis[J].Arthrit Care Res, 2012, 64（5）: 625–639.

[9]　Bennell K L, Hinman RS.A review of the clinical evidence for exercise in osteoarthritis o f the hip and knee[J].J Sci Med Sport, 2011, 14（1）: 4–9.

[10]　Fransen M, Nairn L, Winstanley J, et al.Physical activity for osteoarthritis management: A randomized controlled clinical trial evaluating hydrotherapy or Tai Chi classes[J]. Arthrit Care Res, 2007, 57（3）: 407–414.

[11]　Saleki M, Ahadi T, Razi M, et al.Comparison of the effects of acupuncture and isomet ric exercises on symptom of knee osteoarthritis[J].Int J Prev Med, 2013, 4（Suppl 1）: S73–S77.

[12]　玄勇,鲁艳莉,李晶.膝关节骨性关节炎的运动疗法 [J].中国康复医学杂志, 2003, 18（9）: 12–14.

[13]　Jansen M J, Viechtbauer W, Lenssen A F, et al.Strength training alone, exercise therapy alone, and exercise therapy with passive manual mobilisation each reduce pain a nd disability in People with knee osteoarthritis: a systematic review[J].J Physiother, 2011, 57（1）: 11–20.

[14]　Ciolac E G, Greve J M.Muscle strength and exercise intensity adaptation to resis– tance training in older women with knee osteoarthritis and total knee arthroplasty[J]. Clinics, 2011, 66（12）: 2079–2084.

（罗小兵）